Dieter Schulz

NFP

Natural and Functional Prosthetics

Full prosthetics

DaehanNarae Publishing, Inc.

#903 IS Biz Tower
147 Sungsu 2-ro,
Sungdong-gu
SEOUL 133-120, KOREA
TEL: +82-2-922-7080
FAX: +82-2-922-0841
E-mail: nrpub@naver.com
Website: www.dhpub.com

Translation of Natural and Functional Prosthetics—Full Prosthetics
by Dieter Schulz

Translated into Korean by DaehanNarae Publishing, Inc.

ISBN 978-89-5741-472-9

Printed in Korea

Dieter Schulz

NFP

자연과 기능에 부합하는 총의치

Natural and Functional Prosthetics

정 승 미 역

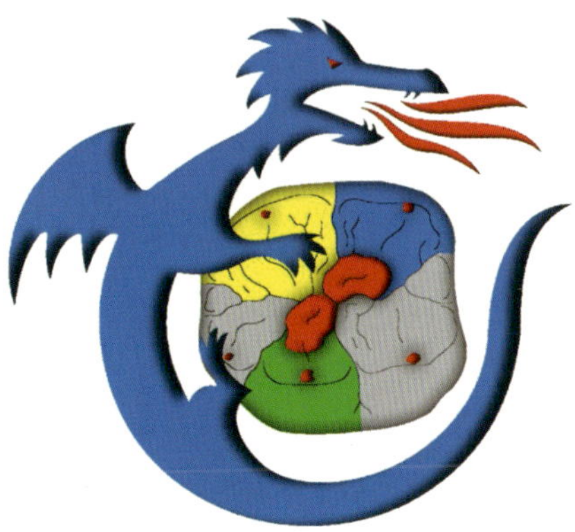

대한나래출판사

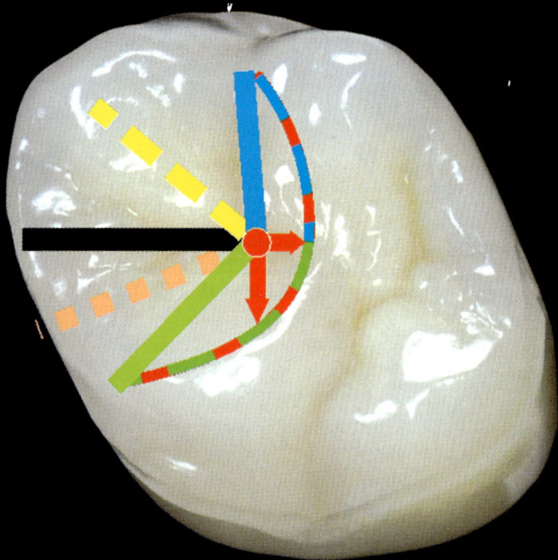
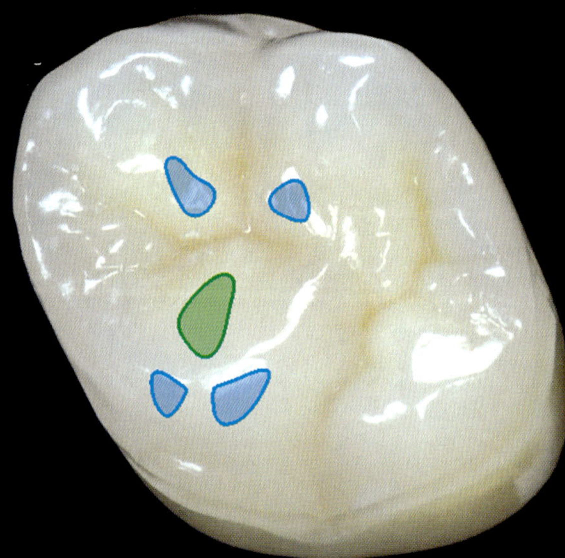
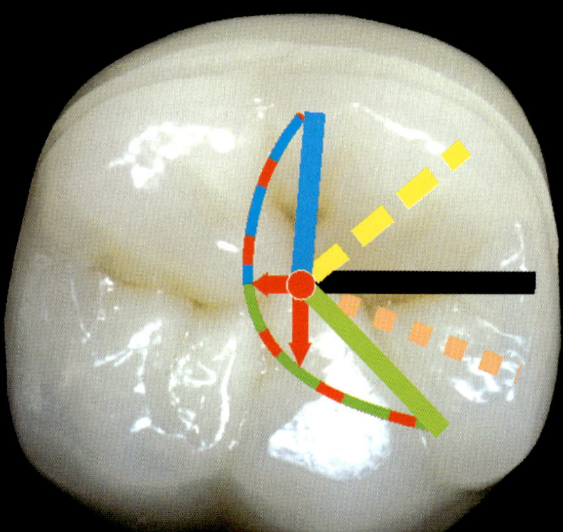
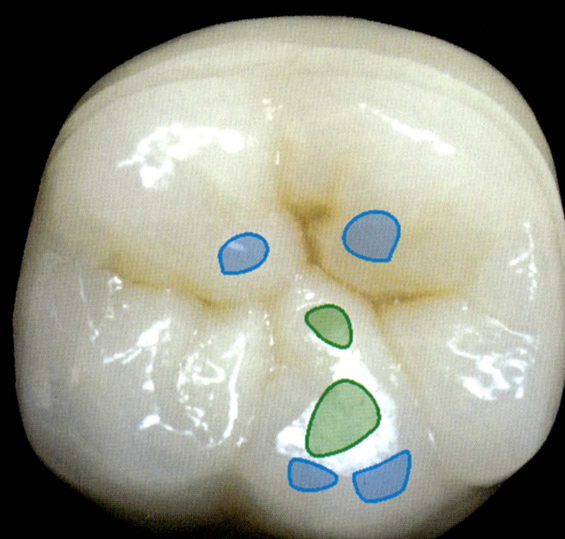

디터 슐츠 선생님을 알게 된 인연은 저에게 참으로 의미가 큰 것 같다. 그 인연으로 하여금 그 분의 모든 저서를 한국어로 계속 번역을 하게 만들었다. 지금까지 10년에 걸쳐 "NAT — 자연에 부합하는 WAX-UP 기법: 전치부"가 처음 출판되고, 뒤이어 "DATA TRANSFER의 기본 원리와 활용"을 소개하게 됨으로써 교합기를 이용해 임상과 기공 작업에 최대한 활용할 수 있는 능력을 키우고 더 나아가 교합나침판 이론을 구강 내에서 손쉽게 조절할 수 있는 능력을 알려주었다. 그로부터 5년을 기다려서야 비로소 "NAT — 자연에 부합하는 WAX-UP 기법: 구치부" 책이 완성되었다. 그리고 유치악에서의 교합나침판 이론을 무치악에서도 실제 임상에 응용할 수 있도록 비로소 "NFP — 자연과 기능에 부합하는 총의치" 책이 작년에 마지막으로 출간하게 되었다. 참으로 혼자서 오랜 시간 투병하시면서 만들어 낸 이 마지막 책은 유치악에서의 교합나침판 이론을 무치악에서도 실제 임상에 누구나 이용할 수 있도록 총의치 인공치까지 개발하셨다.

이 책을 읽으면서 그 분의 연구와 고뇌의 흔적을 느끼지 않을 수 없으며, 유치악처럼 무치악에서도 자연과 기능에 부합한 NFR에 근거한 치아를 사용할 수 있도록 총의치 교합을 재정립해 줌으로써 환자의 삶의 질을 높여 줄 수 있을 거라고 생각한다.

모든 사람이 고유의 지문을 가지고 있듯이 치아의 교합면도 개인마다 다르므로 그 사람의 지문처럼 만들어 줘야 한다는 디터 슐츠 선생님의 NAT/NFR 이론이 우리나라에 10년 전에 소개되어 이제는 많은 치과기공사 선생님들이 사명감을 가지고 노력하는 분들이 점점 확산되고 있어 저로서도 기쁘기 그지없다. 시간을 다투어 불철주야 진심으로 감사의 마음으로 번역에 착수할 수 있었던 이유도 바로 그 분들의 간절한 바람이 있었기에 가능했던 것 같다.

끝으로 이 책을 한국어로 출판할 수 있도록 도와주신 최용원 사장님께도 감사를 드린다.

2016년 6월 연세대 원주세브란스 연구실에서
정 승 미

목 차

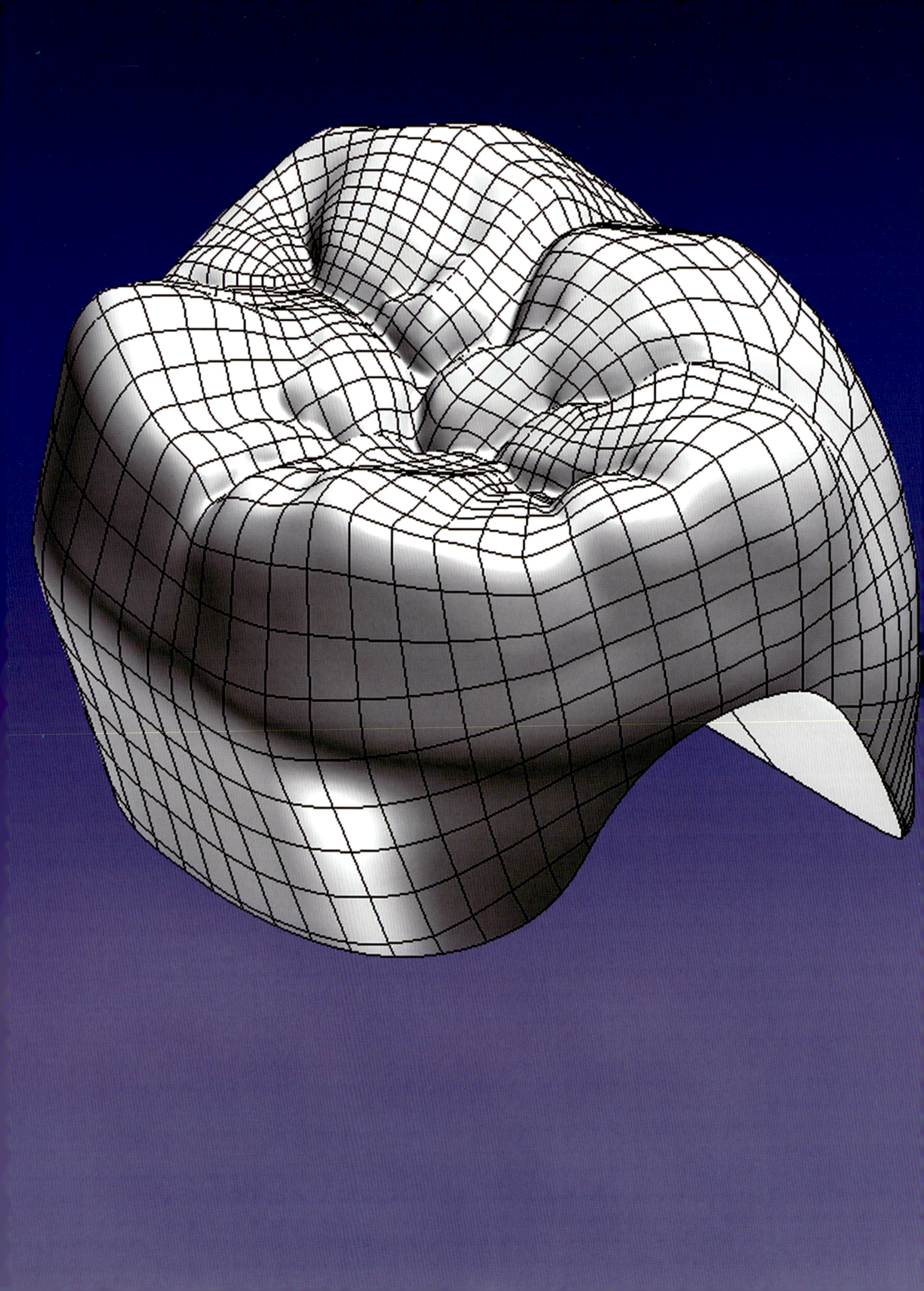

내가 디터 슐츠를 만난 것은 30여 년 전에 그가 이탈리아에서 처음으로 개최한 연수 과정에 통역을 맡아주도록 리미니(Rimini)에 위치한 당시의 연수 기관인 ISTAD로부터 초대를 받았을 때입니다. 나는 당시에 이미 그의 풍부한 교합 지식에 매료되었을 뿐 아니라 그의 교수법에 더욱 큰 인상을 받았습니다. 연수 참가자들은 모두 상이한 교육 수준을 배경으로 가지고 있었지만 연수가 끝나는 시점에 이르러서는 모두 동일한 결과에 도달했습니다. 그 이후로 나는 독일에서 출판되는 그의 책을 이탈리아에서 성공적으로 출간하였습니다. 하지만 여태까지 메워지지 않은 부분이 있었습니다. 지금까지 디터 슐츠의 논문과 저서는 모두 고정성 보철물에 관한 NAT를 다루었습니다. 이제 이 공백이 마침내 메워지게 되었습니다.

저자는 이 책에서 NAT를 총의치에 적용하는 방법을 기술하고 있습니다. 이제 보철물을 다루는 치과기공사는 어느 분야를 막론하고 모두 디터 슐츠의 기법과 가르침을 적용할 수 있게 되었습니다. 총의치 전문가들은 이 책에서 틀림 없이 자신의 일상 업무에 유용한 많은 아이디어를 얻게 될 것입니다. 수십 년에 걸쳐 그가 보여준 우정과 이 책을 다양한 언어로 출판할 수 있도록 나를 신뢰해 준 데 대해 디터 슐츠에게 감사 드리고 싶습니다. 여러분도 재미있게 읽으시길 바랍니다.

2015년 2월
페터 아쎌만(Peter Asselmann)
Brescia, Italy

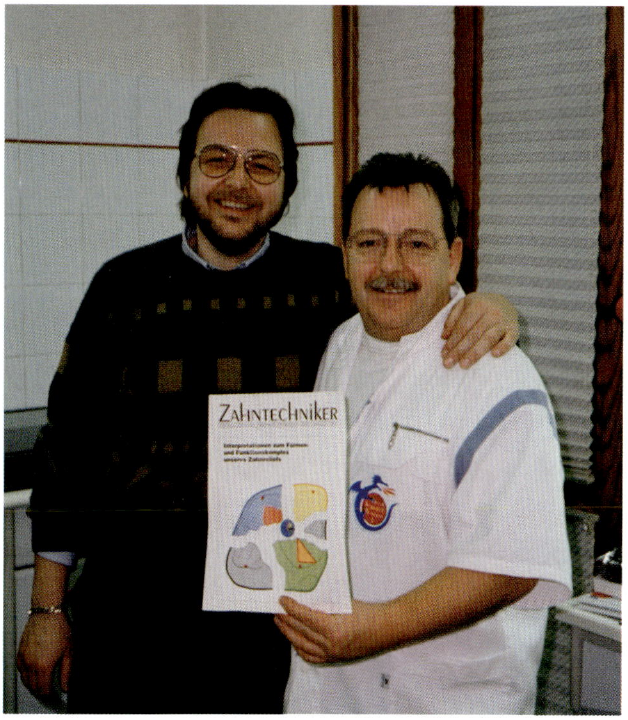

80년대에 이탈리아에서 개최된
최초의 연수회에서 포즈를 취하고 있는
디터 슐츠와 페터 아쎌만

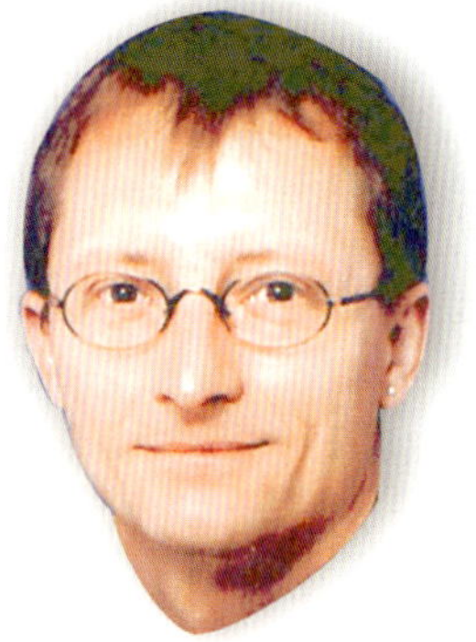

오트마 쿨머(Ottmar Kullmer) 박사
젠켄베르크(Senckenberg) 연구소
프랑크푸르트

트리보스페닉형(tribosphenic) 대구치

소위 트리보스페닉형 어금니의 발생은 포유류의 진화에 중요한 역할을 한 단계로 여겨지고 있다. 자르고 으깨는 역할을 하는 이 음식물 분쇄용 정밀 도구는 지금부터 약 1억 6천만 년 전인 쥐라기 중기에 초기 포유류에게 결정적인 진화상의 장점을 가져다 주었다. 교합면에 절단 기능과 분쇄 기능이 조합된 덕택에 완전히 새로운 식량원이 개발되었다. 질긴 식물 섬유까지도 가공해서 화학적 소화 과정에 적합하게 처리할 수 있었다. 트리보스페닉형 대구치 시스템은 상악 대구치에 위치한 강력한 교두인 protocone이 중요 요소로 자리하고 있다. 이 protocone이 하악 대구치에 형성된 구(basin)인 talonid와 맞물린다. Protocone은 인접한 작은 교두인 paracone, metacone과 함께 삼각형 모양을 형성하고 있으며, 이 삼각형의 근심(mesial)측 가장자리가 하악 대구치에 형성된 삼각융선인 trigonid의 원심(distal)측 가장자리와 서로 마주 작용해서 절단연(incisal edge)을 형성한다(그림 2, 3). 이렇게 해서 잎이나 열매, 씨앗 등이 절단연에서 잘라진 다음, talonid 구(basin)에서 절구통과 절구공의 원리에 의해 분쇄된다.

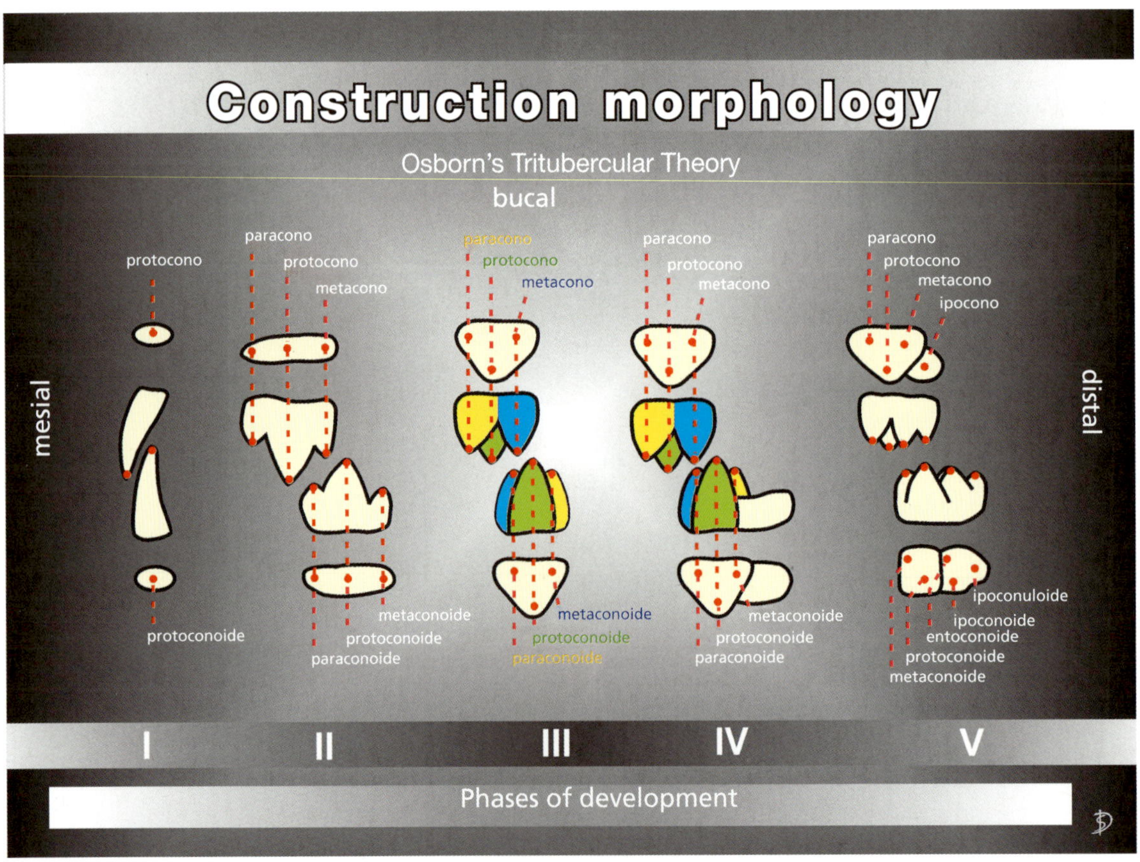

그림 1. 오스본(Osborn)의 이론에 따른 5가지 발달 단계. 3번째 단계에서 하악의 교두 3개가 상악의 교두 3개와 서로 맞물리면서 교두(cusp)–와(fossa)의 관계가 뚜렷이 형성되기 시작한다.

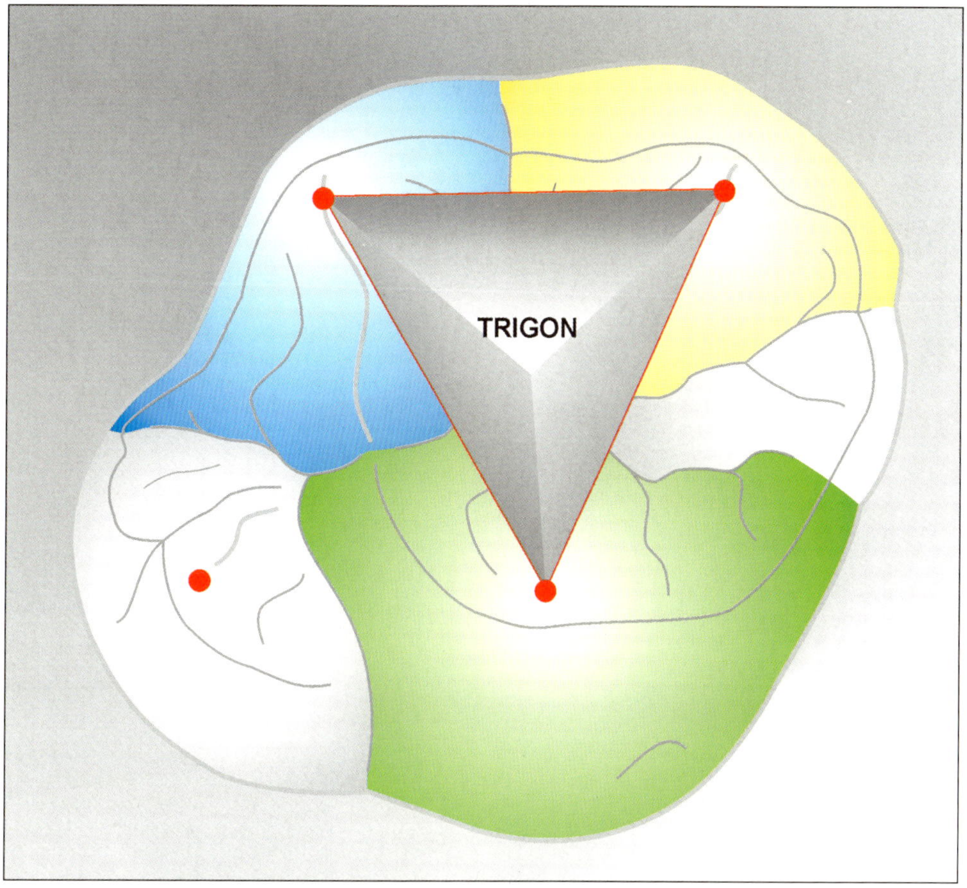

그림 2. 상악의 기능구(functional basin).

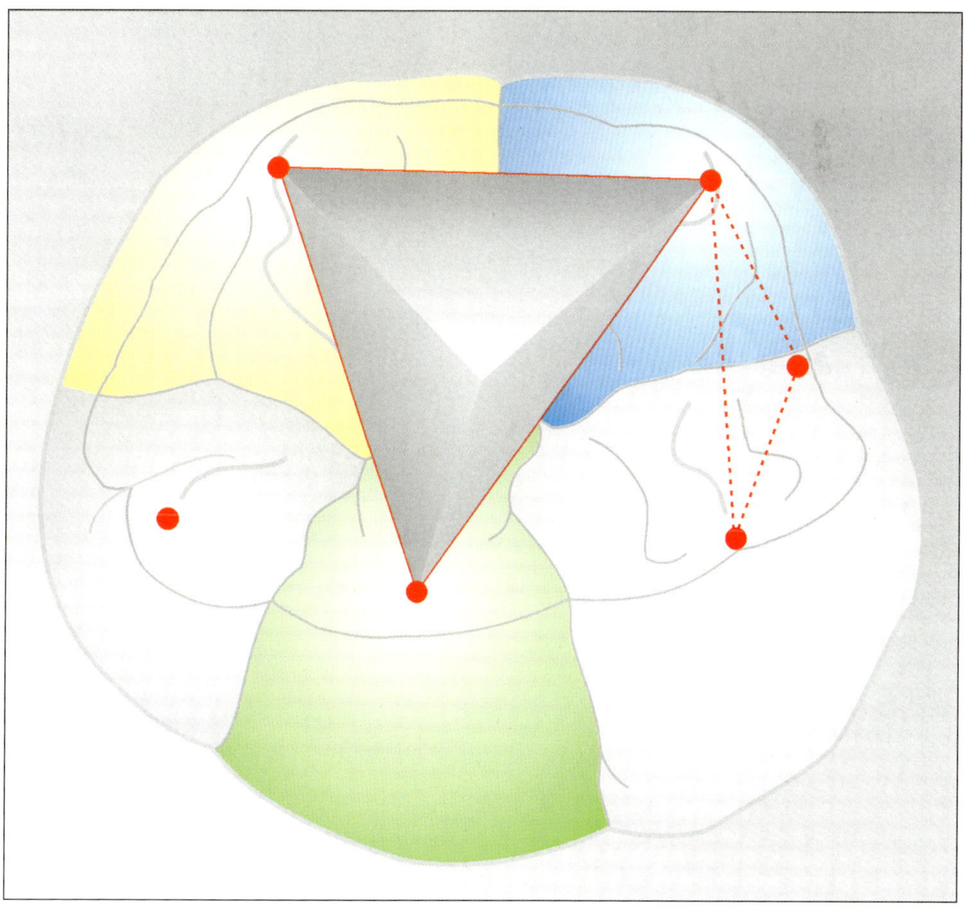

그림 3. 하악의 기능구(functional basin).

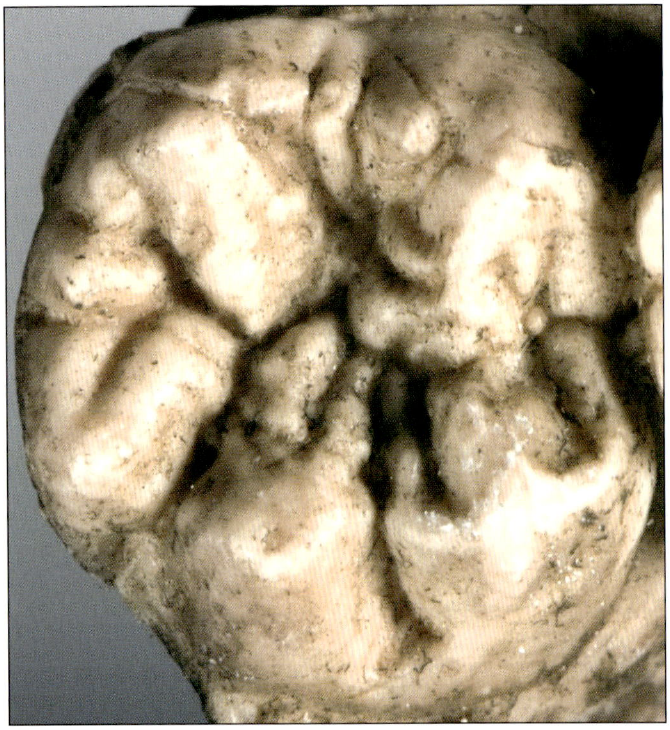

그림 4. 약 2백만 년 전의 어린이 두개골 화석인 타웅 아이(Taung child)의 하악 대구치와…

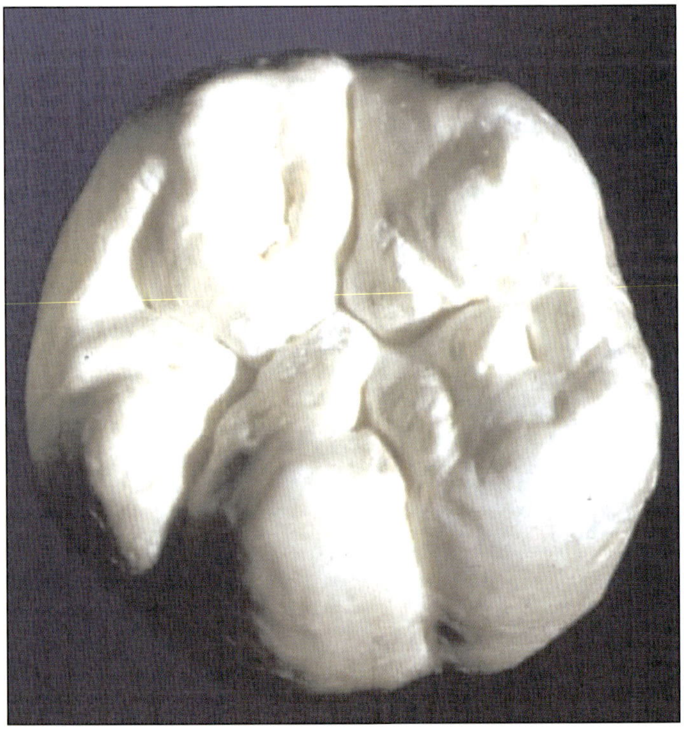

그림 5. 대략 동일한 연령(약 4세)의 오늘날 어린이의 두개골에서 표본 채취한 하악 대구치.

이러한 발달의 전제 조건은 아마도 단순한 원뿔 형태의 파충류 치아에 주 교두(main cusp)의 앞과 뒤에 세로축 방향으로 작은 교두가 각각 추가되어서 발달하게 되었다는 점이었을 것이다. 이로 인해 주교두의 위치가 변하게 되어서, 상악 대구치의 protocone은 구개(palatal) 쪽으로 이동하고 하악 대구치의 protoconid는 협측(buccal)으로 이동하였다. 치아 교체가 도입된 이후로, 이렇게 생겨난 삼각형의 가장자리에 정밀한 절단 도구가 형성되었다. 이를 가능하게 만든 결정적인 요소는 하악 치아의 변연융선(marginal ridge)에 추가로 작은 교두를 가진 작은 융기부(heel spur)가 형성되었다는 점이다. 마지막으로 talonid가 상악 대구치와 하악 대구치가 서로 완전한 교합 접촉을 이룰 수 있도록 만들었다(그림 3).

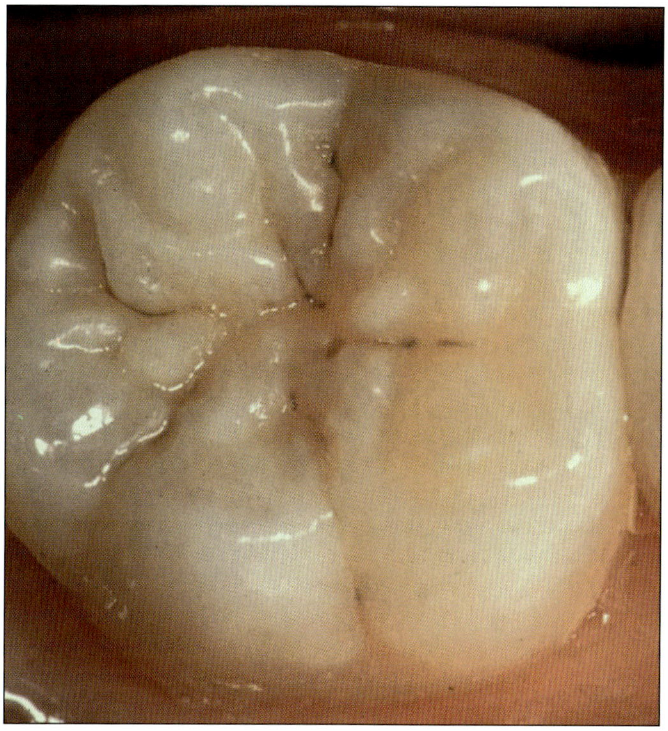

그림 6. 하악 제1대구치의 구강 내 모습(#46 치아). (사진: G. Seubert)

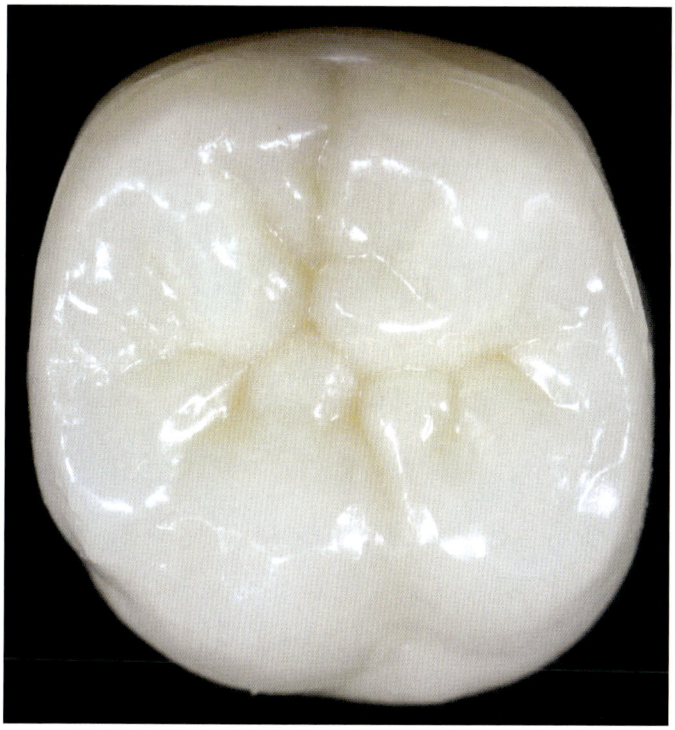

그림 7. 기능과 형태 측면에서 자연에 부합하는 Tribos 501 Primary morphology 시리즈의 #46 치아의 세부 모습.

트리보스페닉 치아 형태는 모든 포유류의 진화에서 발견되는 것으로서, 이 원시 치아 형태가 다양하게 발전해서 각각 자신의 필요에 부합하는 교합 접촉을 가진 마모면(facet) 시스템으로 변형되었다. 우리 인간의 치아가 가진 복잡한 요철 구조도 트리보스페닉형 치아에서 유래했다(그림 4~6).

이는 수백 년에 걸친 사용 역사의 산물이다. 'Tribos 501'은 자연이 지닌 기능성과 심미성의 개념을 성공적으로 모방한 복제품으로서, 여기에는 우리의 저작 기관이 자연스러운 교합을 가지고 제 기능을 발휘하도록 하는 데 반드시 필요한 모든 중요한 치아 요소가 고려되어 있다(그림 7).

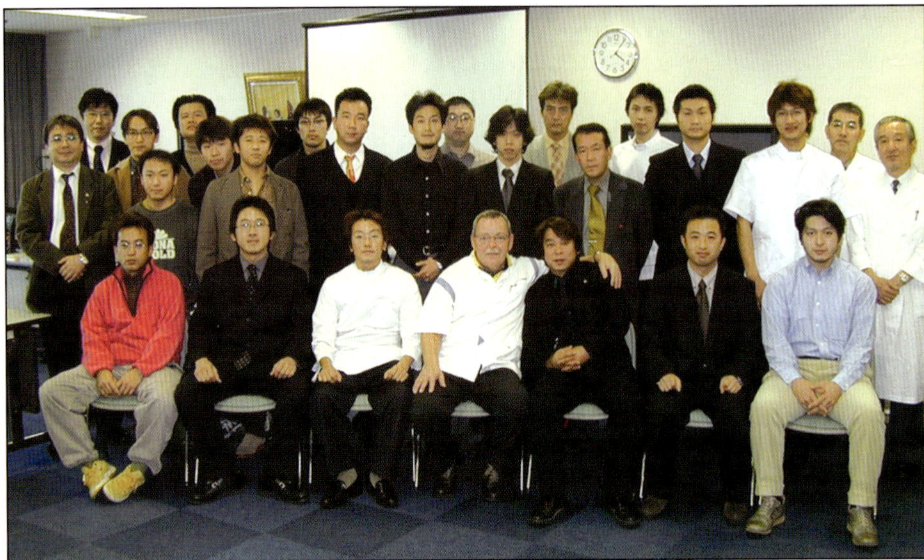

일본

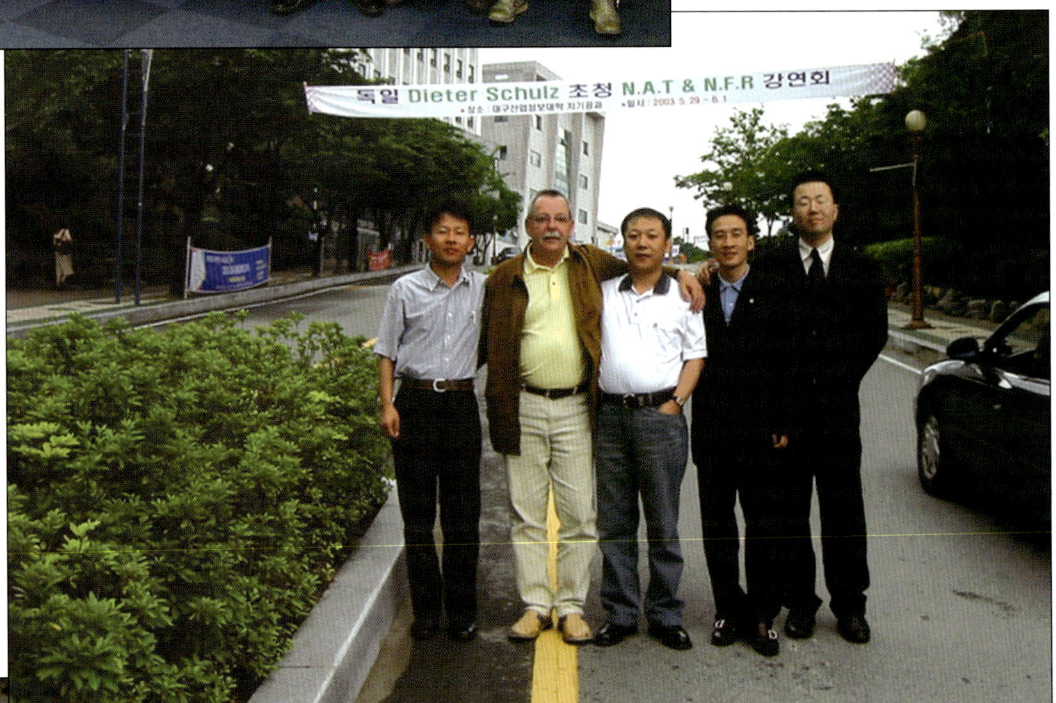

대한민국

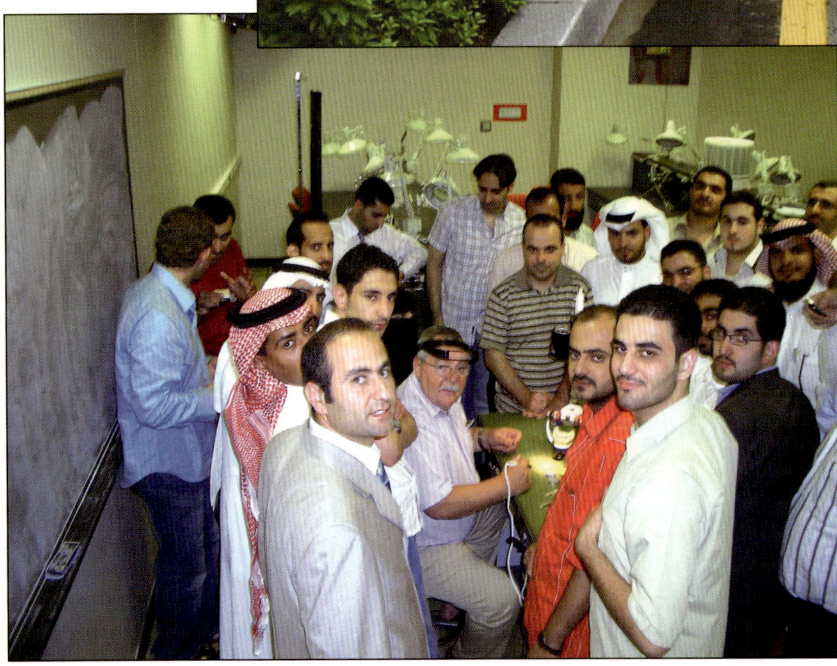

사우디아라비아

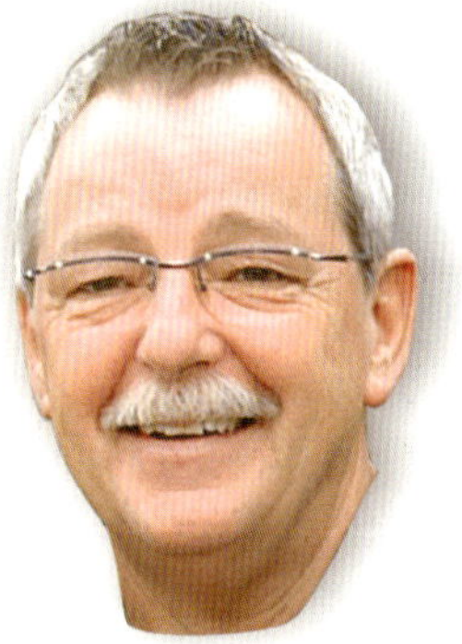

디터 슐츠(Dieter Schulz)
Dental Workshop Bensheim
Bensheim an der Bergstrasse
독일

"맞춤 수복" 용 기성 치아

저작 기관은 물리적인 과정을 통해 음식물이 소화되도록 만든다. 사람은 살기 위해서 음식물을 섭취한다. 전체적으로 음식물 섭취는 치아에 의한 물리적인 분쇄를 시작으로 위에서의 산을 이용한 소화 과정과 장에서의 효소를 이용한 소화 과정이라는 3단계로 진행된다.

먼저 치아가 음식물을 잘게 분쇄한다. 음식물이 특정 크기와 경도를 가지고 있어야만 다음 단계가 이상적으로 완전하게 진행될 수 있기 때문이다. 치아가 이 전제 조건을 제대로 충족시킬 수 없다면 소화 과정이 조화롭게 일어날 수 없게 된다. 이는 쉽게 간과되는 상관관계이다.

나는 치아를 모델링(modelling)한 다음, 자연에 의존해서 기능 데이터(functional data)에 맞게 치아의 형태를 수정했다. 다시 말해 기능적인 표면(functional surface)을 갖춘, 즉, functional pattern을 갖춘, "사용 흔적이 없는" 치아를 구상했다. 이 두 요소(사용 흔적이 없는 형태와 기능적인 표면)는 기정값(default) 역할을 하는 것으로, 각각의 환자에게 맞게 개별적으로 변형시켜야 한다. 첫째 요소는—자연 그대로의—구조적 형태(constructional morphology)이고, 두 번째 요소는 기능적 형태(functional morphology)이다. 이는 대합치 두 개가 서로 맞물려서 작용하는 과정에서 마모(abrasion)와 적합(adaption)이 발생하면서 비로소 기능적 형태가 생겨나기 때문이다. 따라서 primary morphology는 구조적 형태이며, secondary morphology는 기능적 형태이다.

나는 facebow 데이터나 기능 데이터(functional data)가 제공되지 않아서 보철물 제작에 필요한 전제 조건이 갖추어지지 않았다는 이유로, 교합면이 평평한 치아가 선호된다는 사실을 알고 있다. 실제 이런 이유로 평균값(average value)에 의거해서 보철물이 제작되고 있다. Facebow 데이터나 기능 데이터의 기반 없이 두드러진 교두(steep cusp)를 사용할 경우, 치과기공사는 보철물을 set-up 하는 과정에서 대단히 심각한 문제에 봉착하게 된다. 나는 이상적인 조건이 갖추어진 상황이라면, steep cusp 사용이 반드시 필요하다고 생각한다. 사람은 자신이 섭취하는 음식물은 무엇이던 제대로 저작할 수 있어야지, 자신의 치아로 분쇄할 수 있는 음식물만 먹어서는 안 되기 때문이다. 물론 치아는 음식물을 저작하는 것뿐만 아니라 전체 신체의 안정성을 유지하는 데도 중요한 역할을 한다.

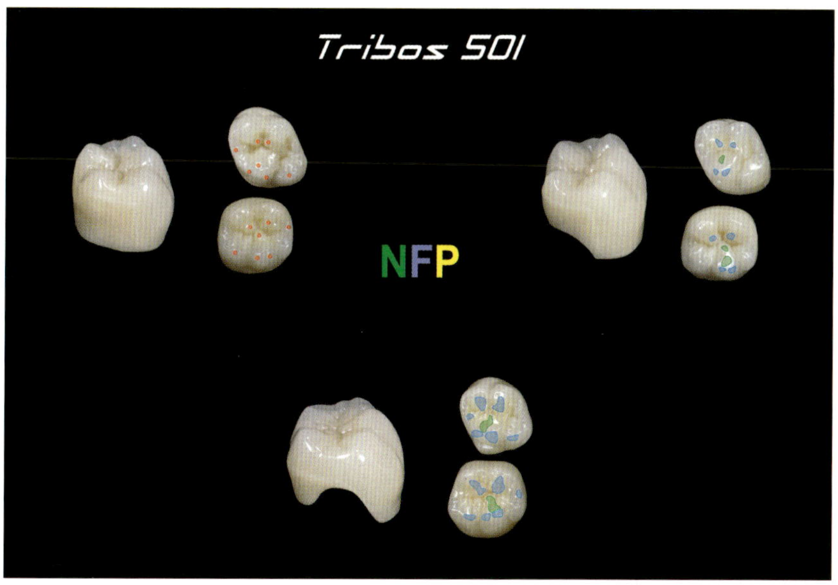

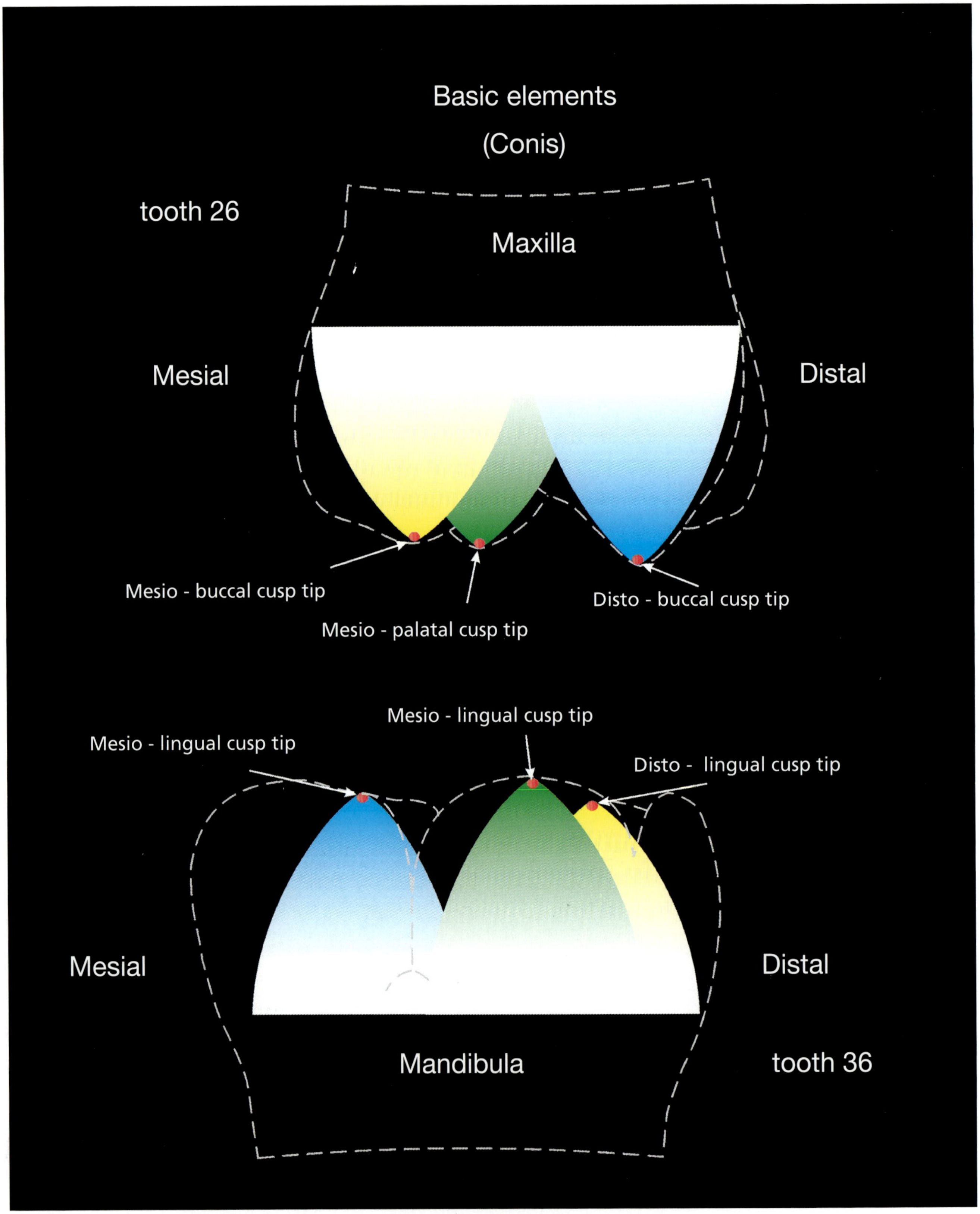

Osborn의 Tritubercular 이론. NAT(Natural Wax-up Technique)에 의거한 색상으로 표시되어 있다.

제 1 장 역사 / UR 501

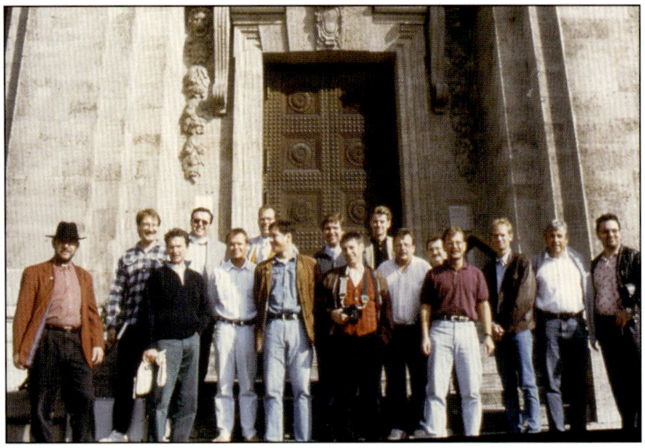

그림 1–1. 박물관 앞에 모인 Work Group Bensheim의 회원들.

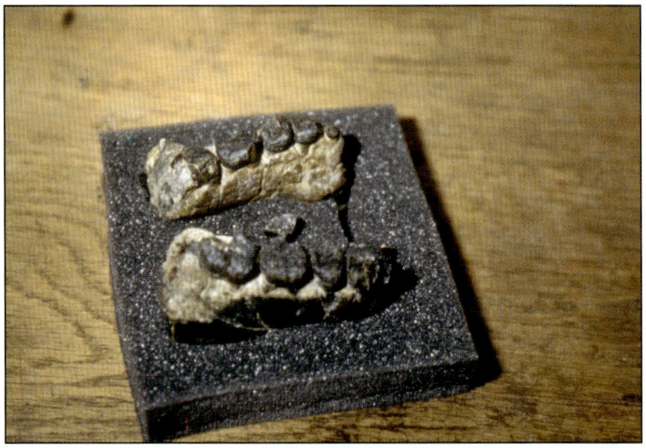

그림 1–2. UR 501 원본. 가운데 있는 작은 조각은 1년 후에 발견되었다.

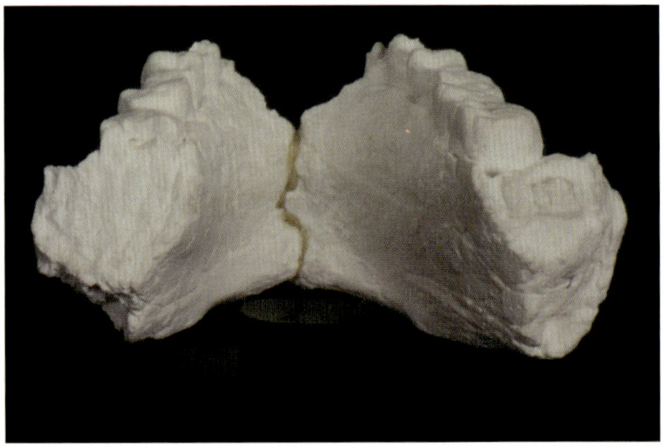

그림 1–3. 이 복제본이 수복에 사용할 base model이다.

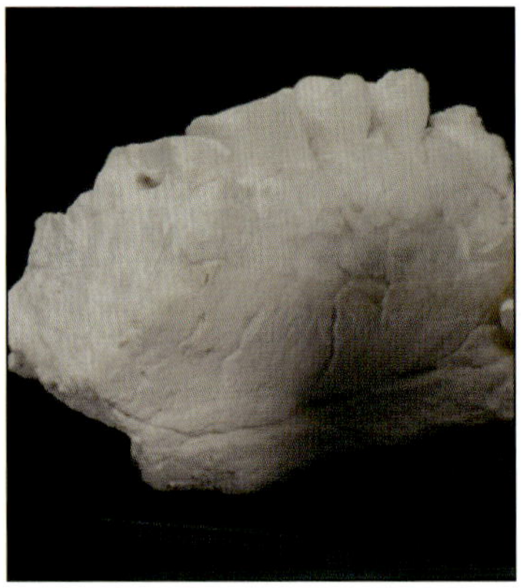

그림 1–4. 좌측 원심쪽 모습.

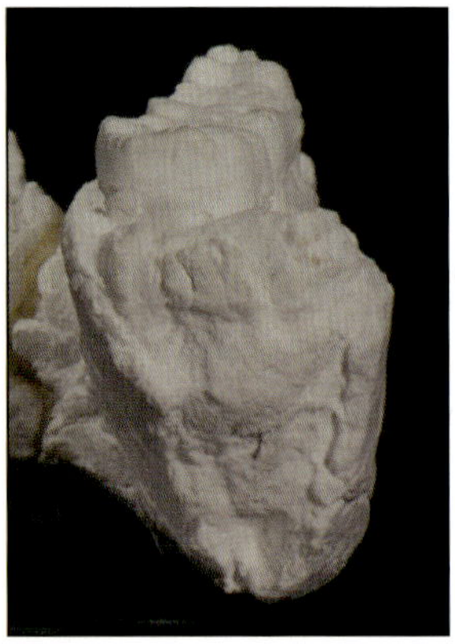

그림 1–5. 우측 원심쪽 모습.

소원(wish)

이 자연의 선물(그림 1–2)(약 250만 년 전, Friedemann Schrenk와 Timothy G. Brommage에 의해 발견)은 분명 우리의 조상인 선행 인류와 초기 인류를 연결하는 중요한 고리이다. 내가 Bensheimer Work Group for Dentistry and Dental Technology에 참가하기 위해 다름슈타트(Darmstadt)에 있는 헤센주 박물관의 Friedemann Schrenk를 방문했을 당시, 처음으로 UR 501을 접하면서(그림 1–1) UR 501을 수복하는 것이 가능할지 의문이 들었었다. 만일 가능하다면 우리 직무에 직접 적용할 수 있고, 나의 전문 지식을 재확인하고 치과기공술을 뒷바침할 수 있는 지식을 얻을 수 있지 않을까?

그러다 이러한 지원을 받게 된 기회가 다가왔다. 즉, 501의 복제 모형을 제공 받게 된 것이다(그림 1–3). 다음에 나온 사진들은 501을 처음 접하면서 찍은 것으로, 더욱 깊은 사고와 아이디어로 이어지는 기반이 되었다.

1.1 모형 준비

먼저 해야 할 작업은 이 복제물(duplicate)(그림 1–3~5)을 교합기에 장착하는 작업이었다. 이 작업 단계를 위해 특별히 calotte를 제작했다. 제2소구치(P4)와 제1대구치(M1)의 경우에는 mesio–lingual cusp가 매우 잘 보존되어 있었다. 그래서 이들 교두가 calotte 장착에 필요한 변수 역할을 했다(그림 1–6~10). 이로써 교합평면과 교합만곡(curve of Spee and Wilson)이 설정되었다. 이어서 하악 양측의 원심측을 보완하고, 제3대구치(M3)의 기초를 wax–up 했다(그림 1–10).

1.2 기본 요소와 구조 요소 (base & structural elements)의 구성

계속해서 Osborn의 Tritubercular 이론에 의거해 기본 요소(cones)를 만들어주었다. Wax–up한 구조 요소는 대략 비슷한 시대에서 유래한 치아를 참조했으며, 항상 교합나침반(occlusal compass)을 고려하였다(그림 1–11~24).

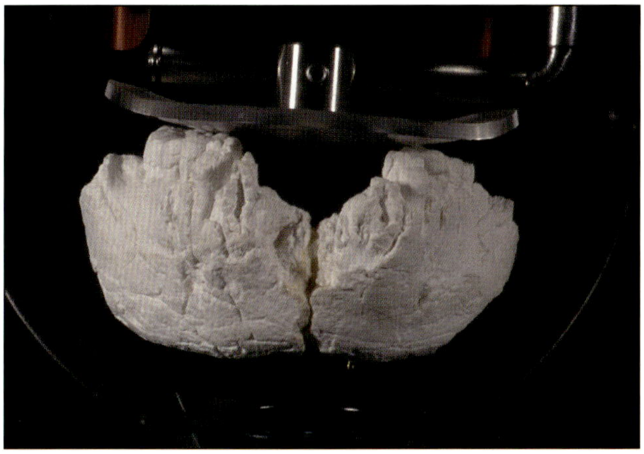

그림 1-6. Calotte를 이용해 모형을 마운팅한다.

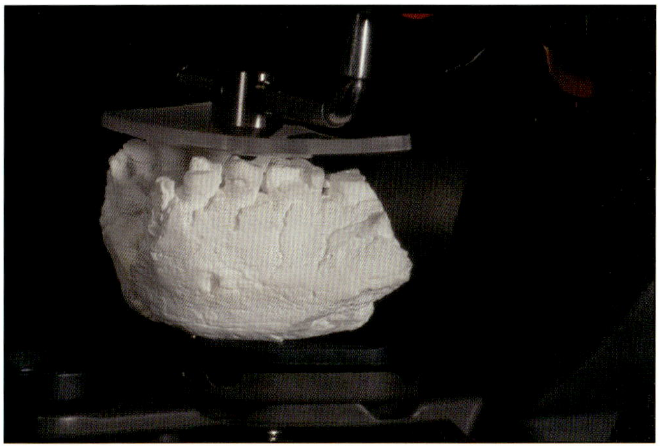

그림 1-7. Calotte를 좌측 소구치와 제1대구치의 설측 교두 상에 위치시킨다.

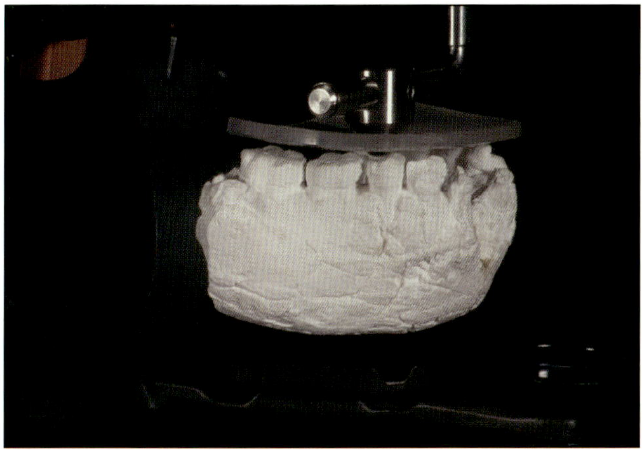

그림 1-8. 우측도 마찬가지로 calotte가 설측 교두 위에 올라오도록 위치시킨다.

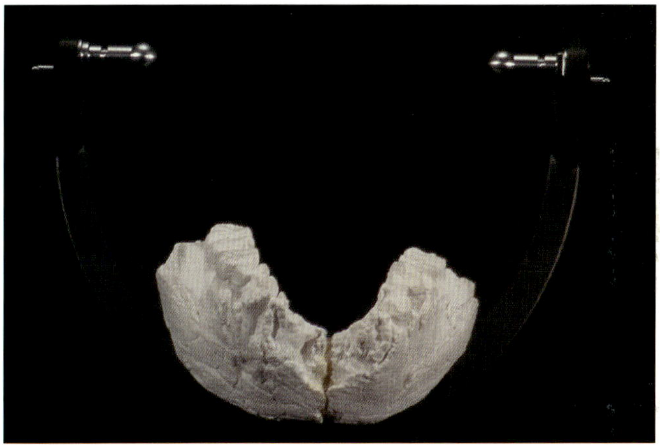

그림 1-9. 교합기 상에 마운팅된 모형의 전체 모습.

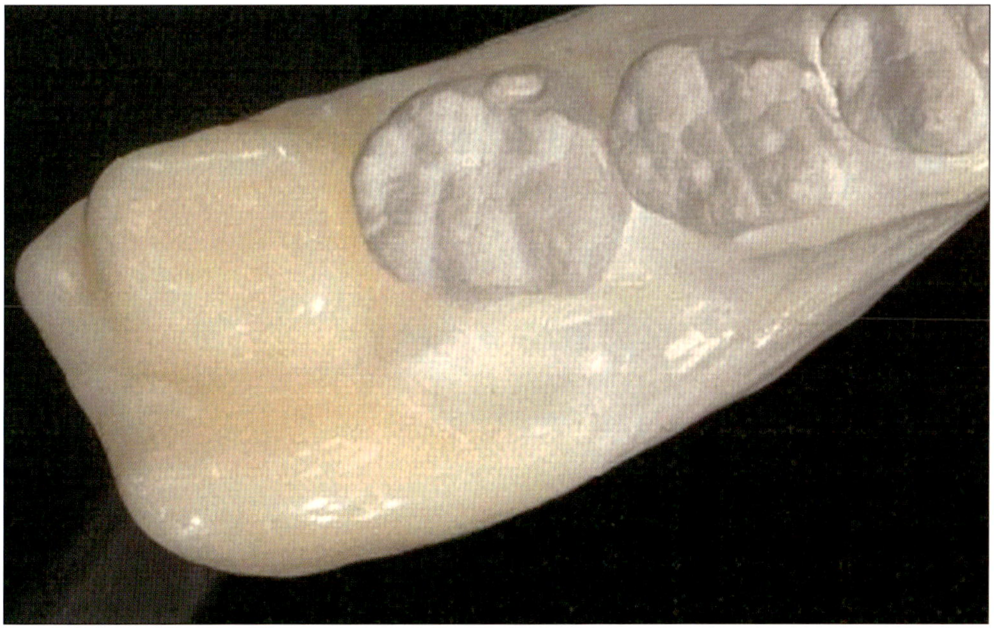

그림 1-10. 제3대구치를 형성할 수 있도록 하기 위해서는 양측의 원심쪽을 보완해주어야 했다.

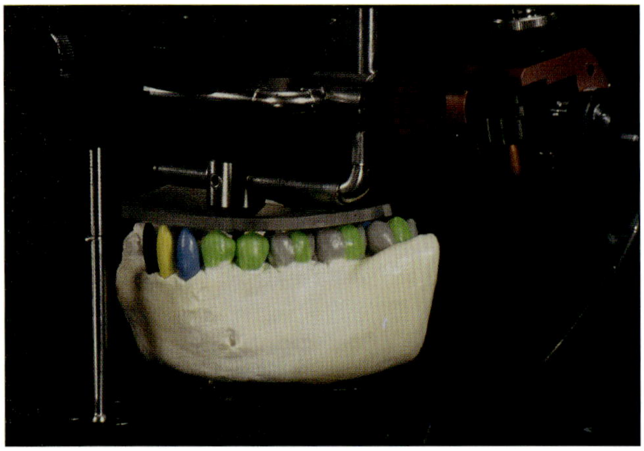

그림 1-11. Calotte는 conus의 길이를 결정하는 척도 역할도 한다.

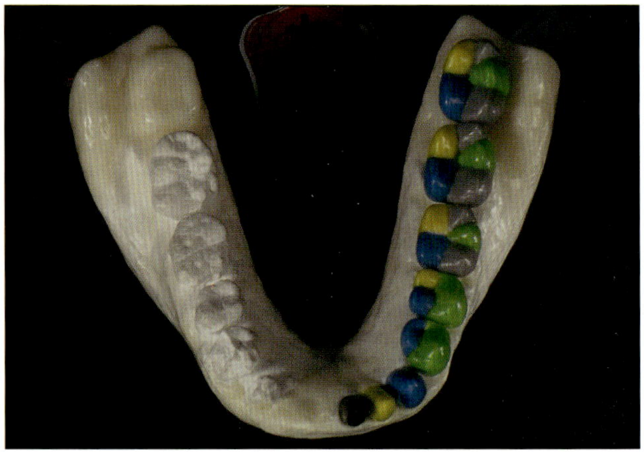

그림 1-12. 1차 작업 과정의 교합면 모습.

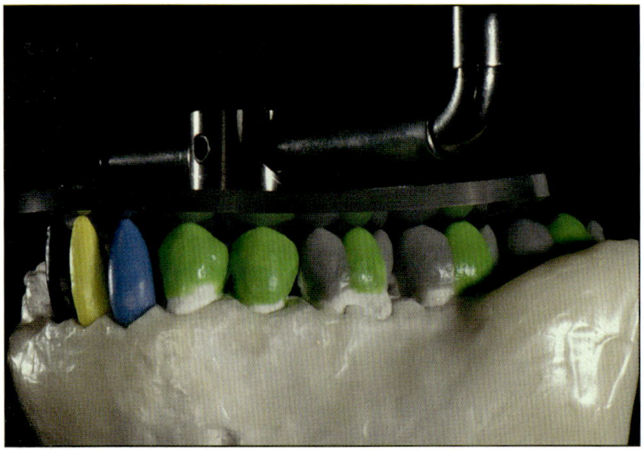

그림 1-13. 나중에 환자 사례를 통해 설명하겠지만, 모든 교두가 calotte와 접촉하는 것은 아니다.

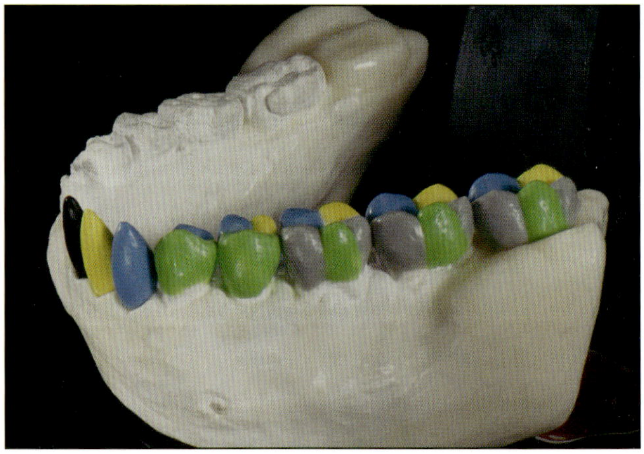

그림 1-14. Wax-up한 기본 요소의 시상측(sagittal) 모습.

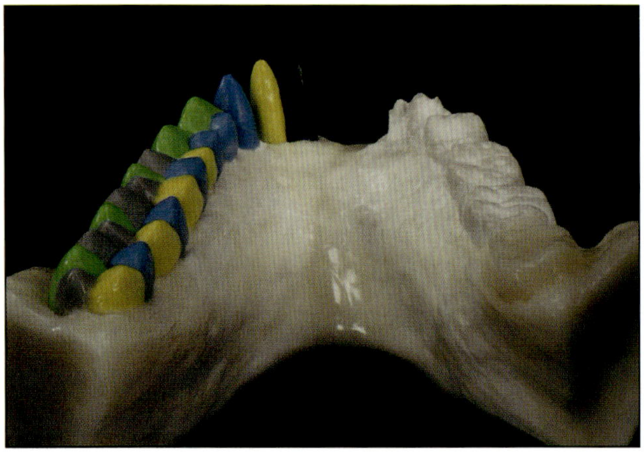

그림 1-15. 수복을 시작하는 단계를 원심측에서 본 모습.

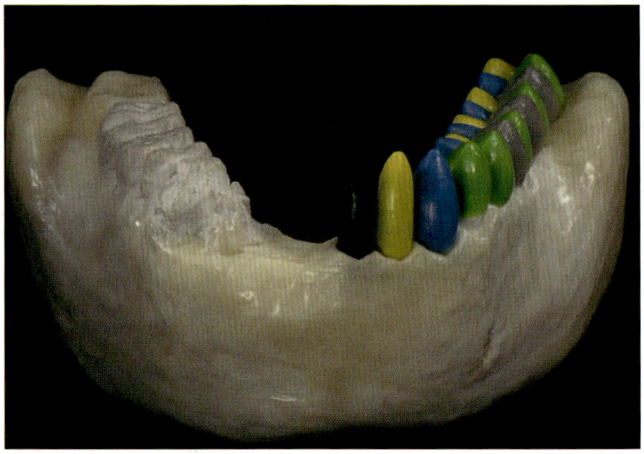

그림 1-16. 예전의 색상 부호(colour code)로 구성된 하악 왼쪽 사분악의 전면 모습.

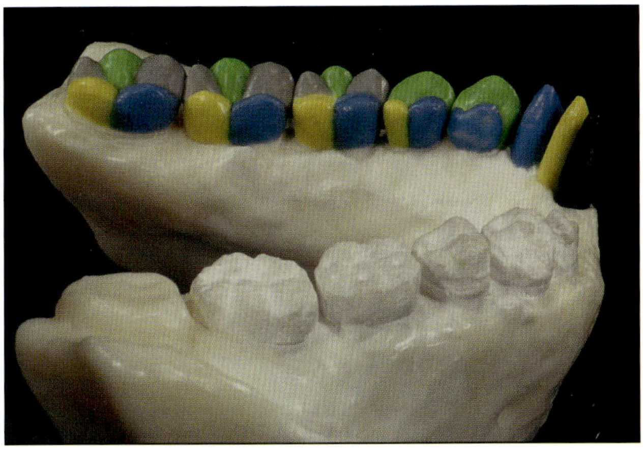

그림 1-17. 왼쪽 사분악의 설측 모습.

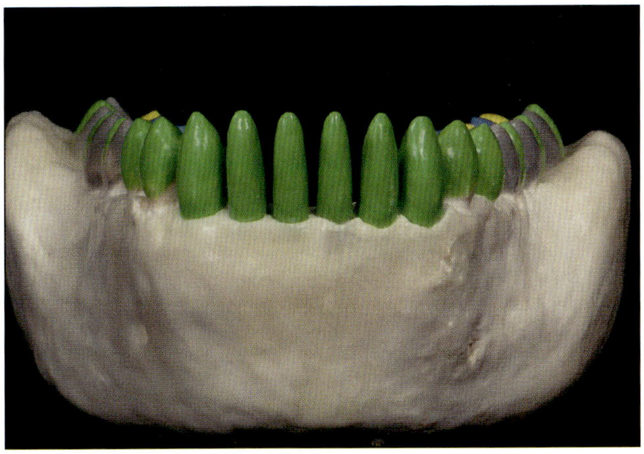

그림 1-18. 새로운 색상 부호로 완성된 전치부 conus의 전체적인 모습.

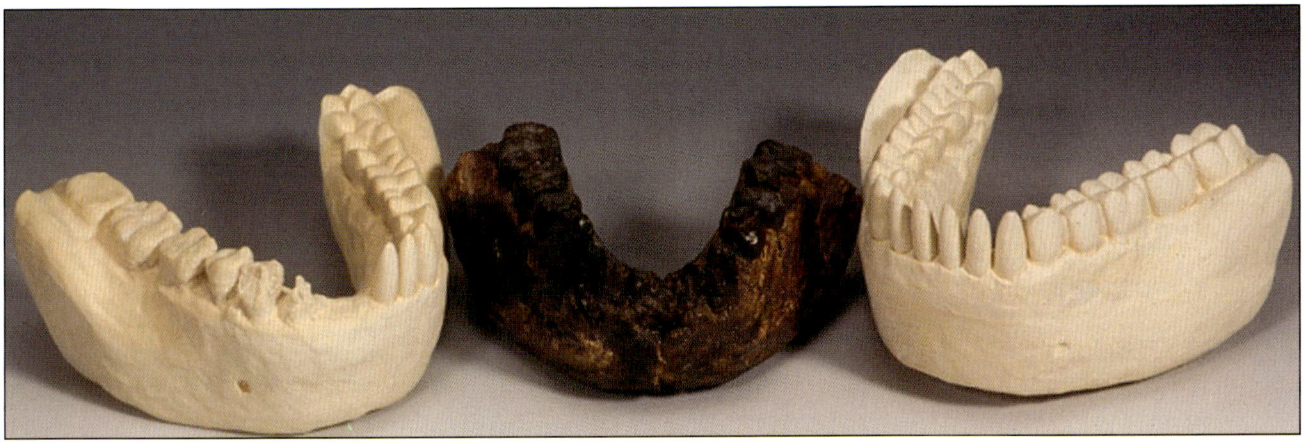

그림 1-19. 1차 작업 단계와 2차 작업 단계의 복제 모형.

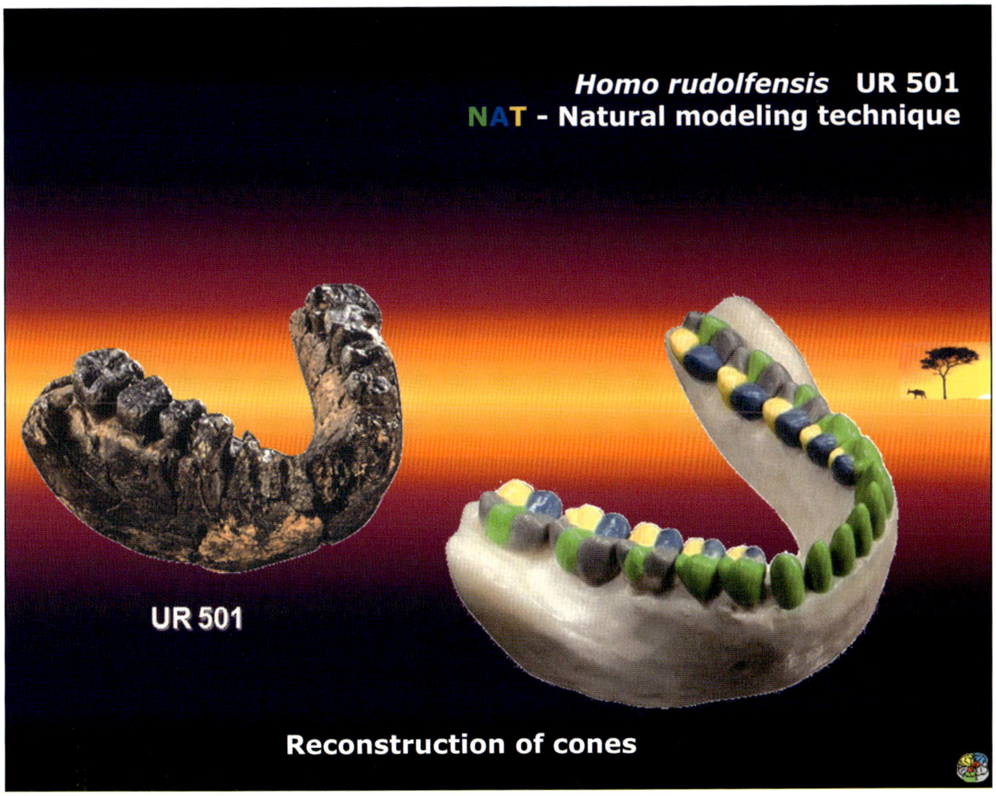

그림 1-20~24. 기본 요소를 구성한 다음, 거기에 구조 요소를 보완하고, 적합한 기능 과정(functional process)을 고려해 주면 구조적 형태(constructional morphology; primary morphology)가 점차적으로 형성된다. NAT(natural wax-up technique)도 이러한 발생학적 기본 원리를 기반으로 한다.

21

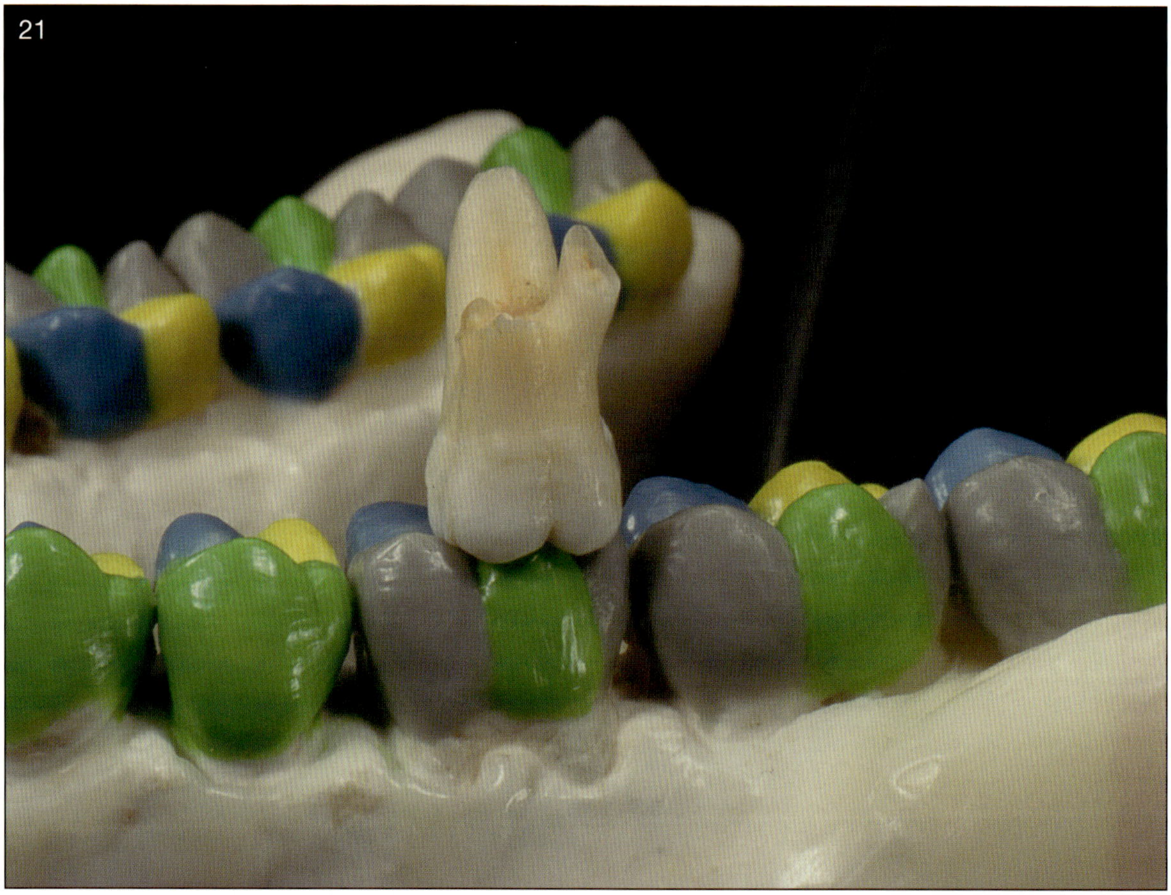

22

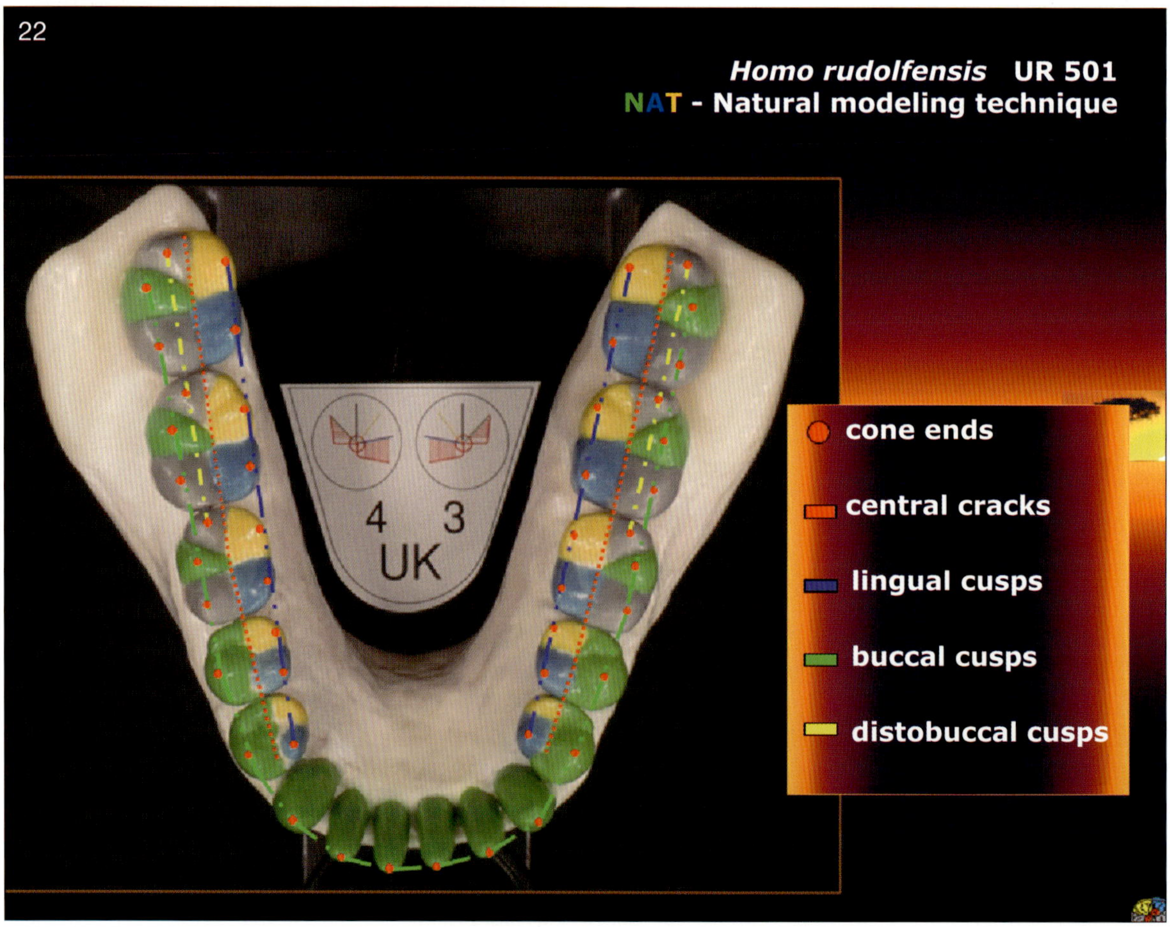
Homo rudolfensis UR 501
NAT - Natural modeling technique
4 3
UK
cone ends
central cracks
lingual cusps
buccal cusps
distobuccal cusps

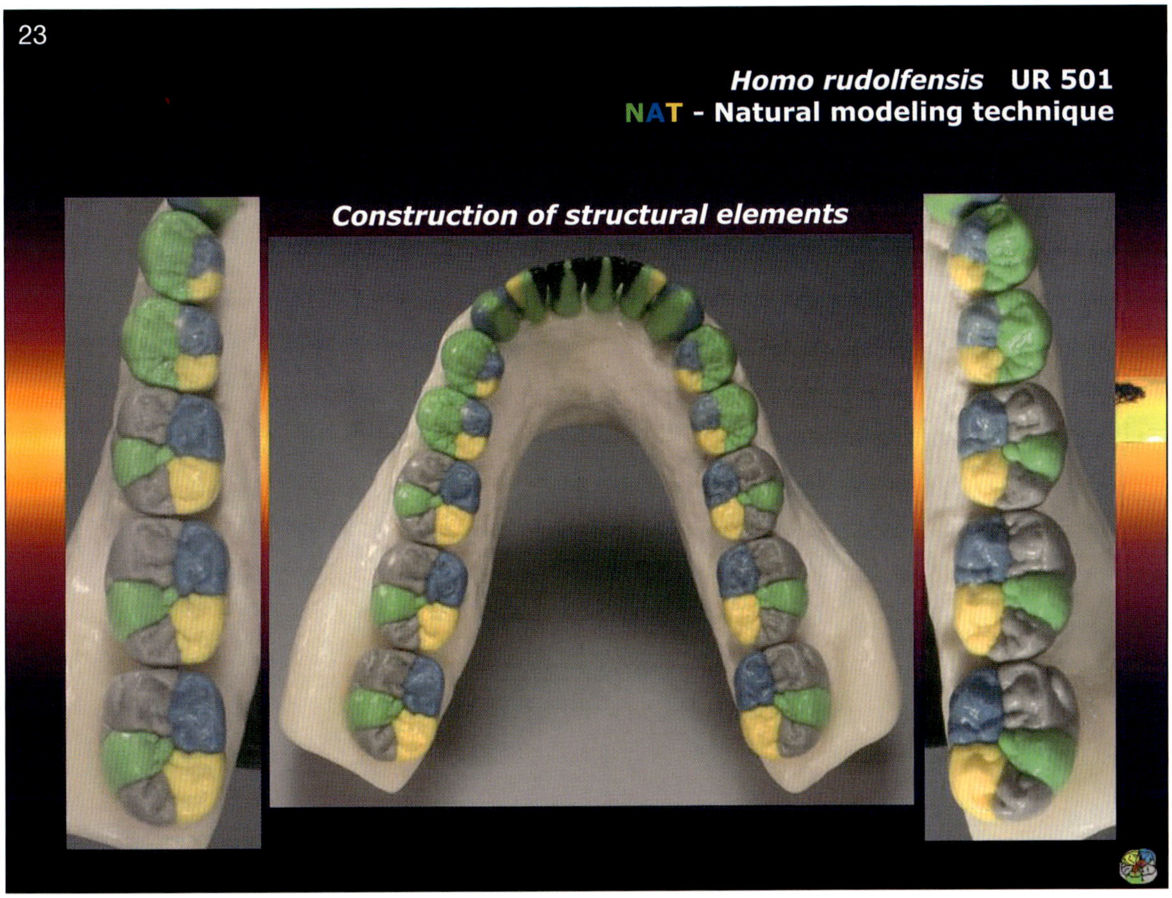
23
Homo rudolfensis UR 501
NAT - Natural modeling technique
Construction of structural elements

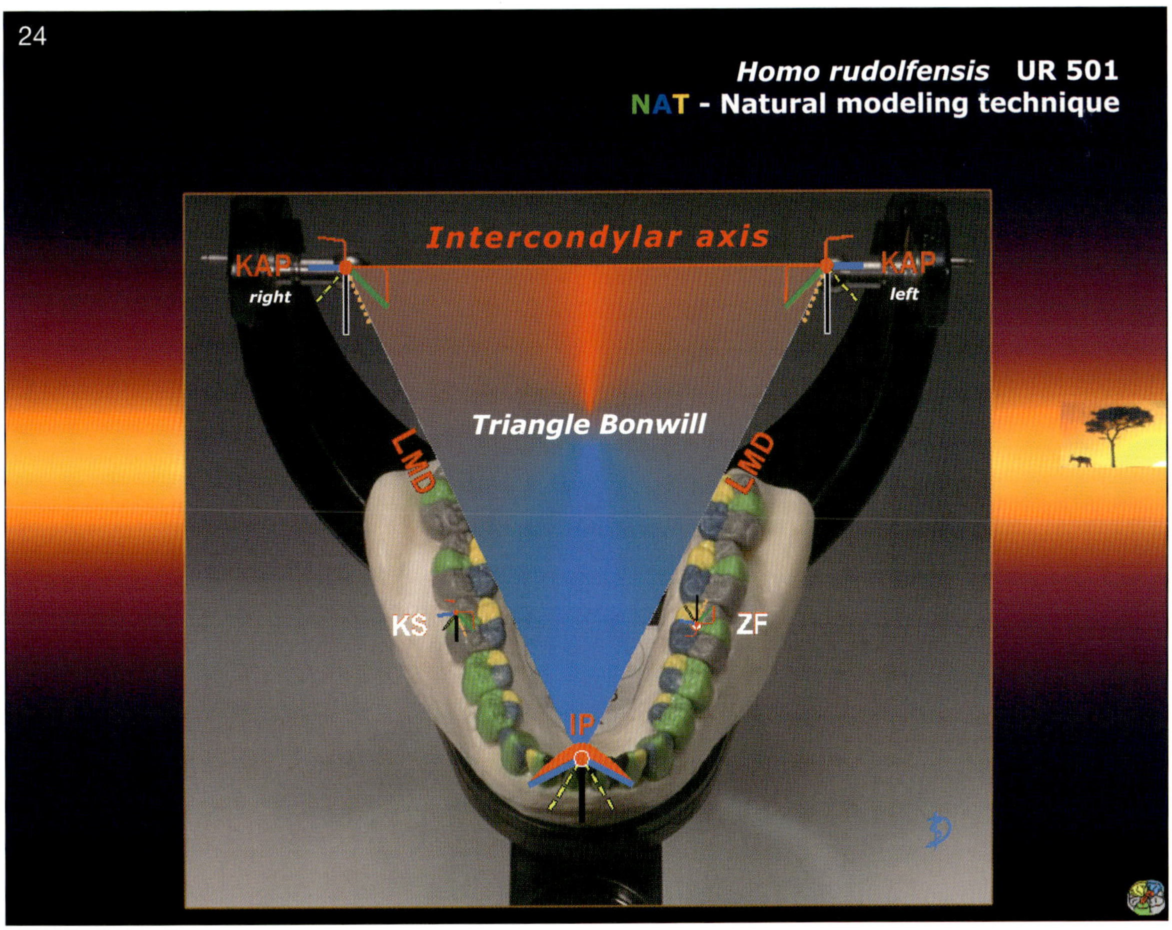
24
Homo rudolfensis UR 501
NAT - Natural modeling technique
Intercondylar axis
KAP
right
KAP
left
Triangle Bonwill
LMD
LMD
KS
ZF
IP

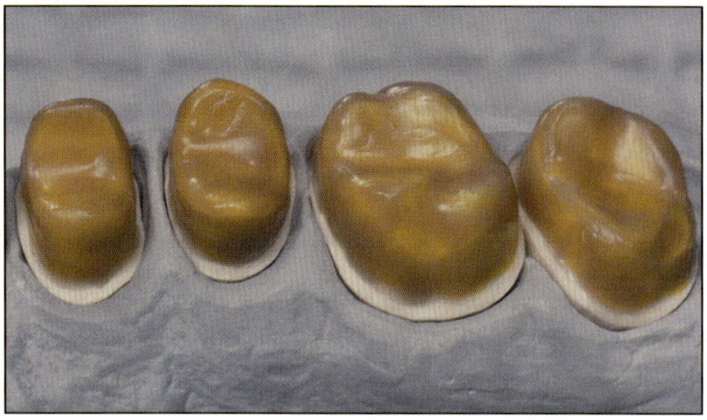
그림 1-25. 첫 번째 작업 단계에서는 상악과 하악에 base wax를 바른다.

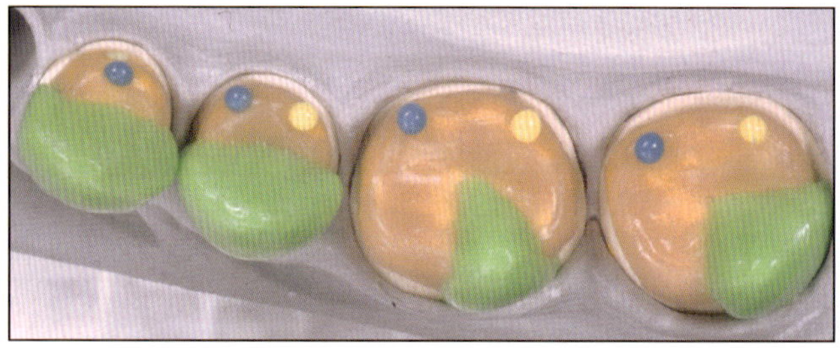
그림 1-26. 하악에 색상코드를 부여하고 main segment를 wax-up 한다.

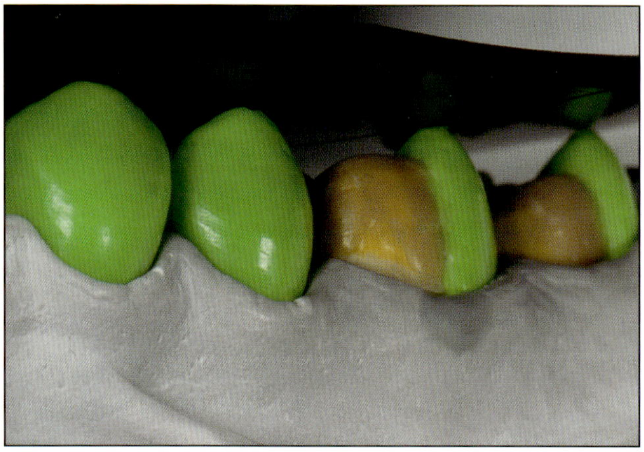
그림 1-27. 녹색 구획(segment)은 모두 calotte와 접촉한다.

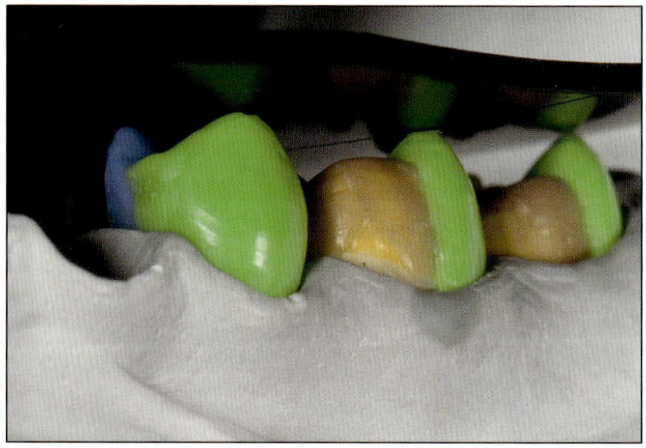
그림 1-28. Calotte가 Spee 만곡과 Wilson 만곡에 필요한 정보를 제공해 주었다.

1.3 수복

총의치나 국소의치에 필요한 모형 치아(model teeth)를 제작하는 과제는 힘들고 책임이 막중한 도전이었다. 수없이 분석하고 동료와 치과의사, 학자들과 논의하고 나의 경험을 총동원함으로써 이 과제를 수행하는 데 필요한 요구 조건을 충족시킬 수 있었다. 지난 세월 동안 쌓아 와서 NAT에도 반영되어 있는 지식이 이 작업의 기반이 되었다. 첫째 작업 단계에서는 구조적 형태(constructional morphology)를 구성했다. 그런 다음, 이 모델 치아를 교합기에 장착하고 적절하게 수정해서 기능적 교합면(functional surface)의 기본 형태(base design), 즉, 기능적 형태(functional morphology)를 완성했다. 그림 1-25~81에서 이 작업 과정과 그 결과를 볼 수 있다.

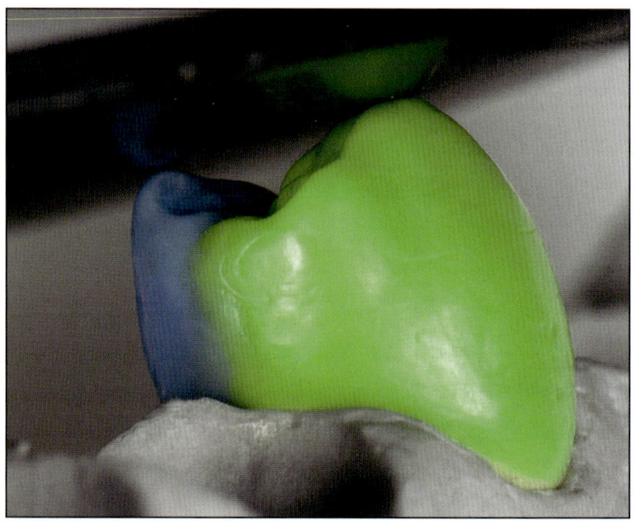
그림 1-29. 세부 모습의 사진에서 파란색 구획(segment)도 calotte와 접촉한다는 점을 볼 수 있다

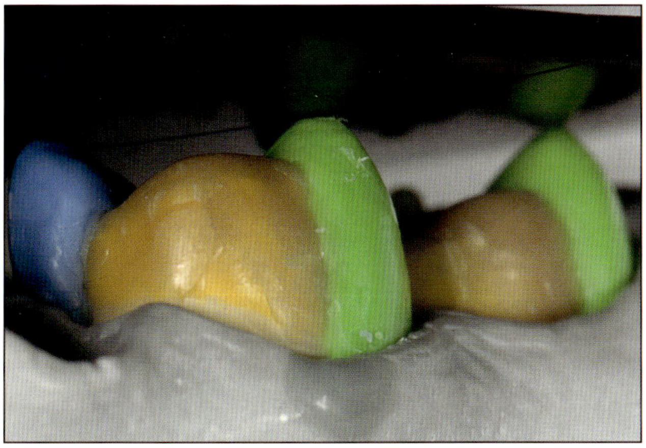

그림 1-30. 36번 치아의 근심설측 교두(cusp)가 calotte와 접촉한다.

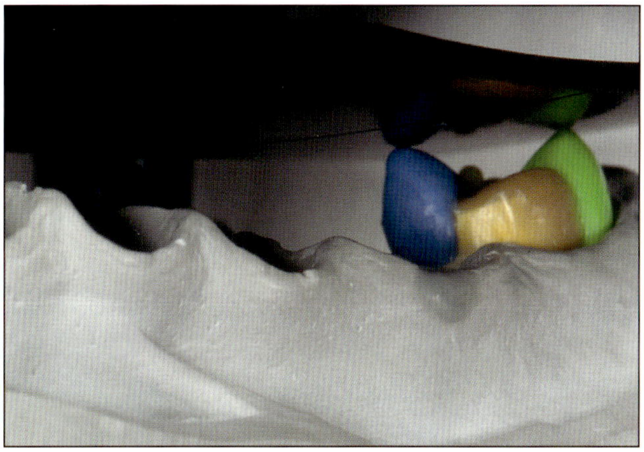

그림 1-31. 37번 치아의 근심설측 교두(cusp)가 calotte와 접촉한다.

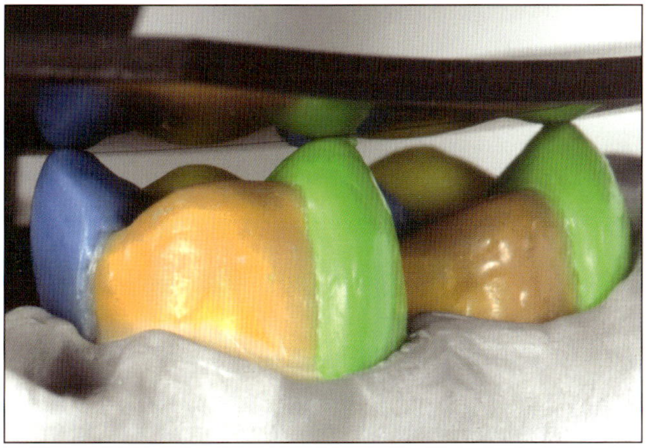

그림 1-32. 노란색 conus의 끝은 calotte와 접촉하지 않아야 한다.

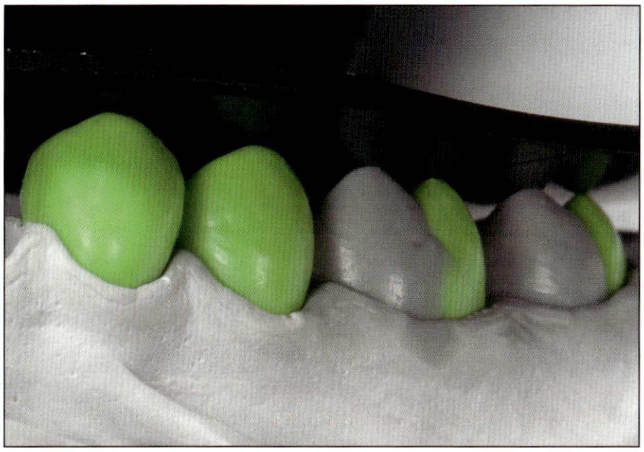

그림 1-33. (36번 치아의 원심협측 교두를 제외하고) 회색 교두는 calotte와 접촉한다.

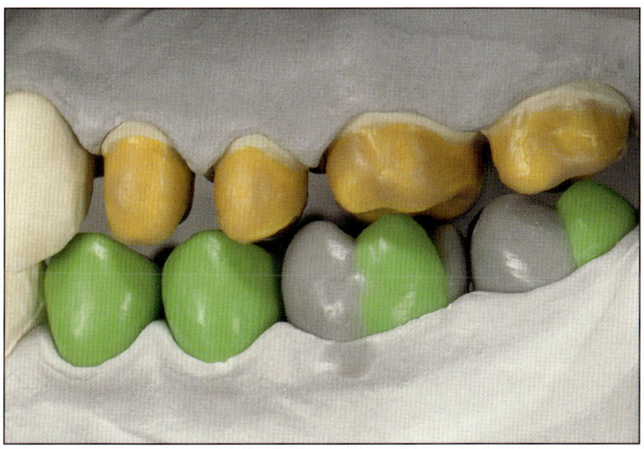

그림 1-34. 상악과 하악 사이의 공간 모습(spacing conditions).

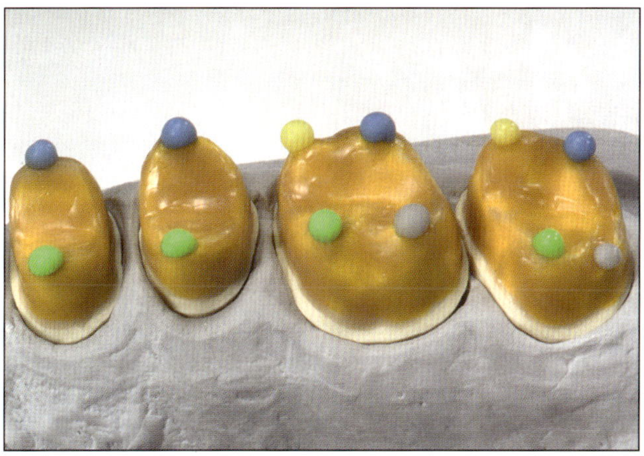

그림 1-35. 상악에 색상 부호(NAT)를 부여한다.

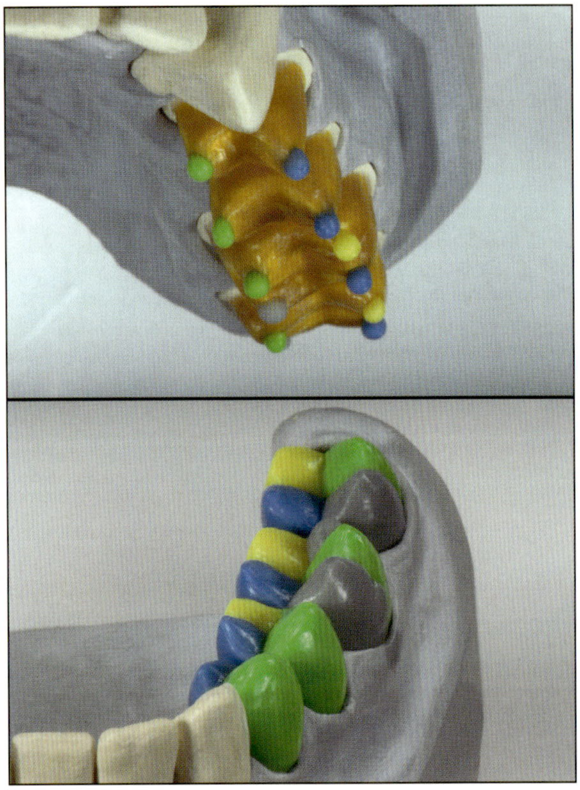

그림 1-36, 37. 하악 치열과 상호작용하도록 상악 치아를 set-up 한다.

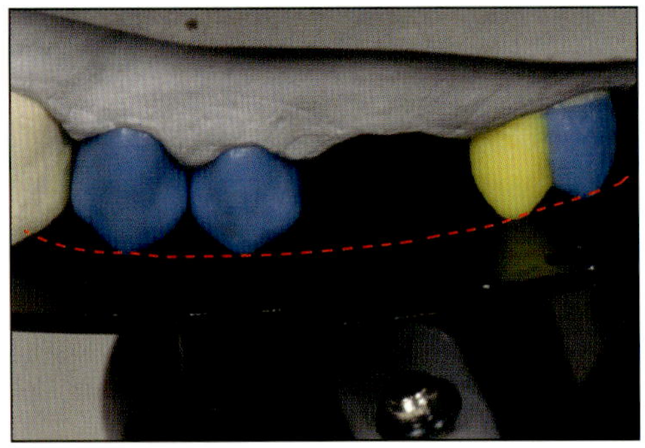

그림 1-38. 소구치와 제2대구치의 협측(buccal) 교두가 calotte와 접촉하고 있다.

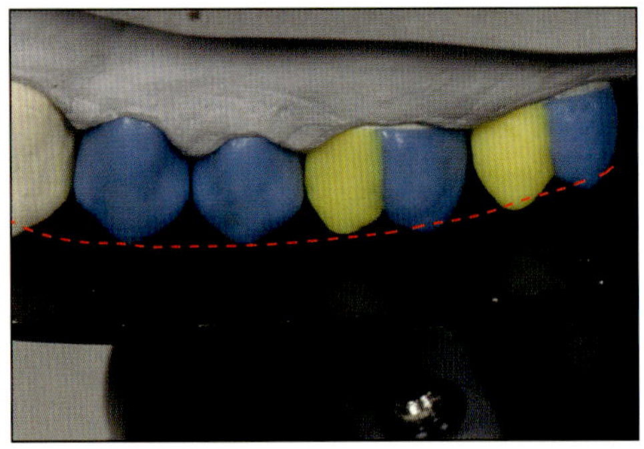

그림 1-39. 교두의 길이가 차이나는 상악 제1대구치는 이 도식에 부합하지 않는다.

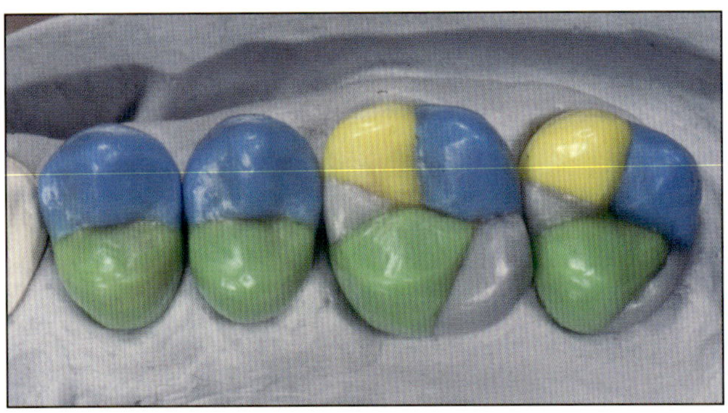

그림 1-40. 구획(segment)으로 나누어진 상악 치아의 교합면 모습.

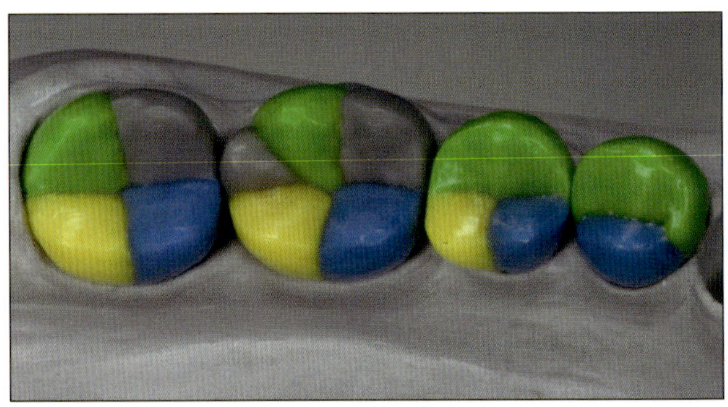

그림 1-41. 구획으로 분할되어 있는 하악 치아.

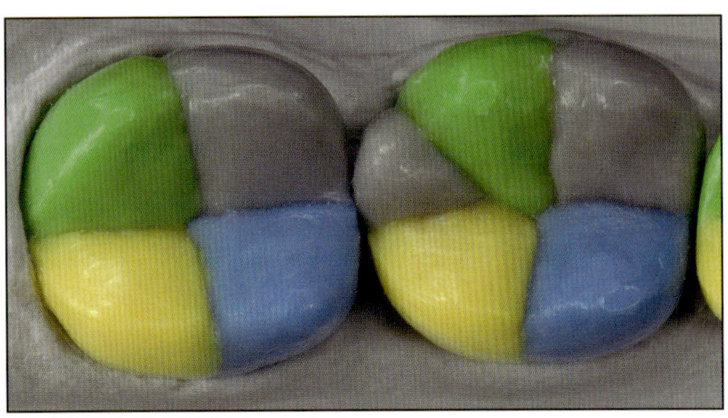

그림 1-42. 대구치를 구획으로 분할한 모습(기본 요소).

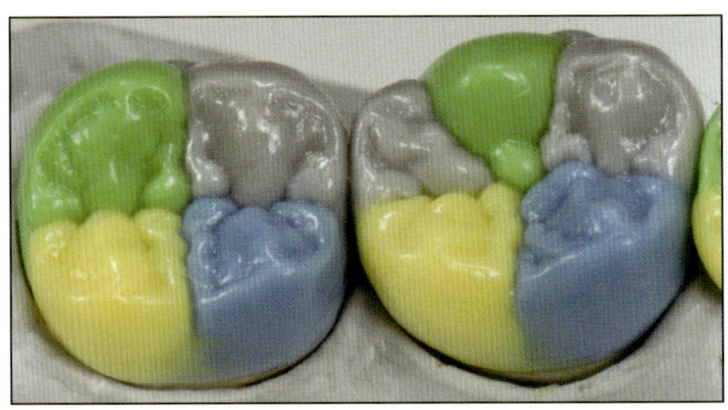

그림 1-43. 기본 요소(base element)에 구조 요소(structural element)를 추가해서 완성한다.

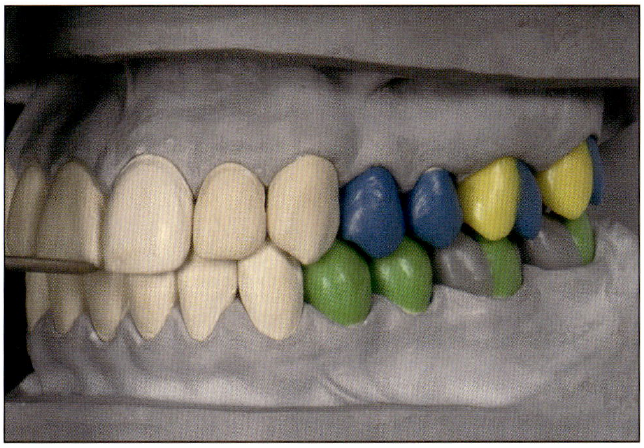

그림 1-44. 제2사분악과 제3사분악을 구성하는 작업이 완료된 모습.

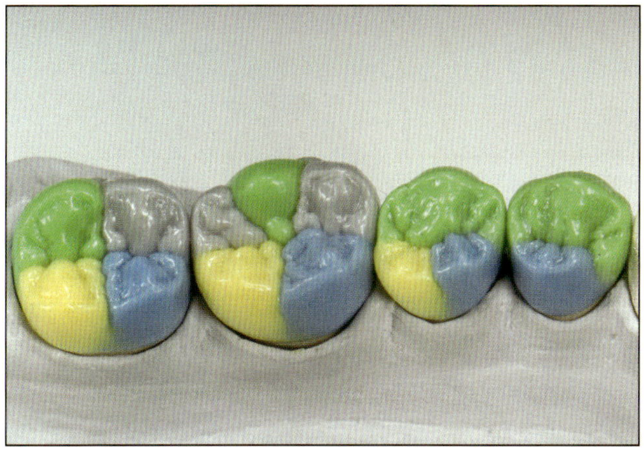

그림 1-45. 제3사분악의 constructional morphology(primary morphology).

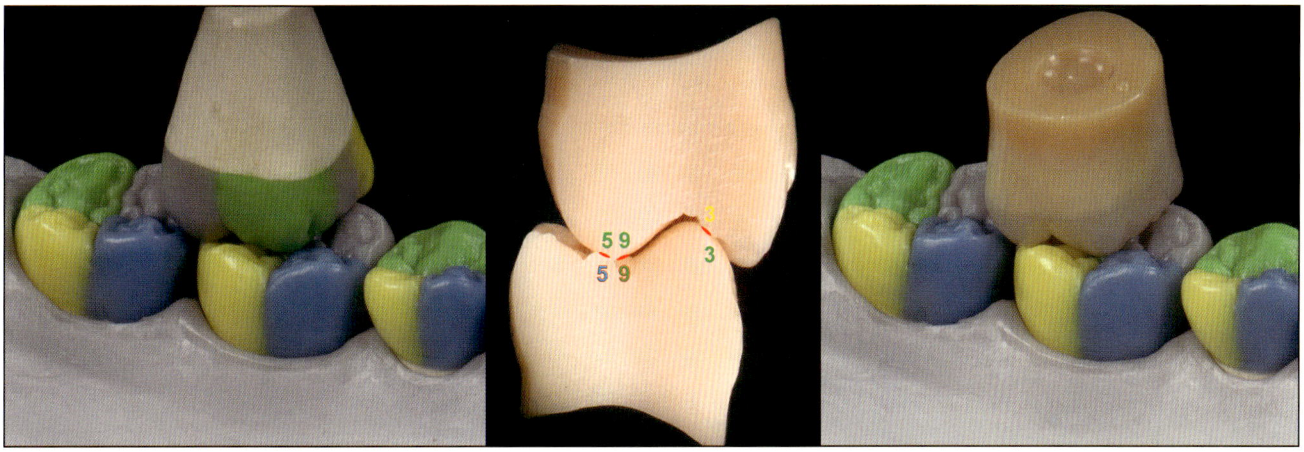

그림 1-46. 상악 대구치와 하악 대구치의 접촉 관계. 그림 1-47. Prototype의 보조(complementary) 접촉 관계. 그림 1-48. 제품으로 구현된 기성 치아도 동일한 안정성을 가진다.

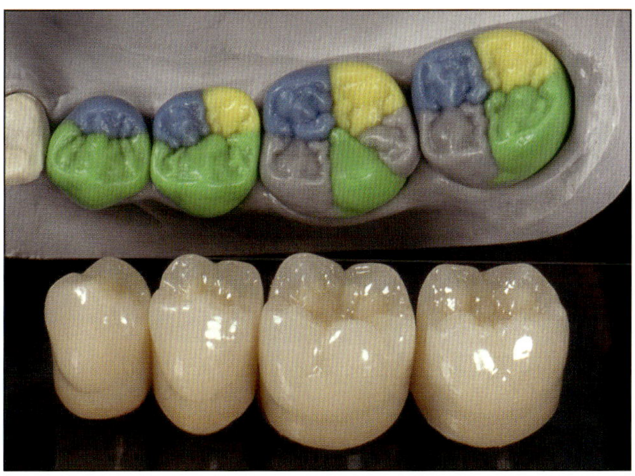

그림 1-49. 개별적으로 완성한 다음, 이를 기성 치아로 제작했다.

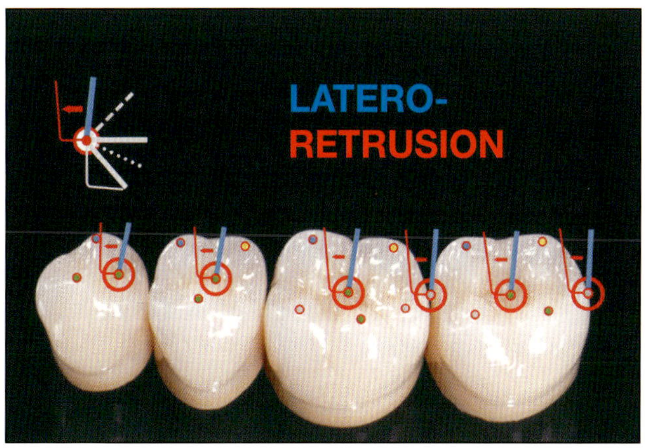

그림 1-50. 간섭 없이 측후방이 가능하게 해주는 기능 공간(functional space).

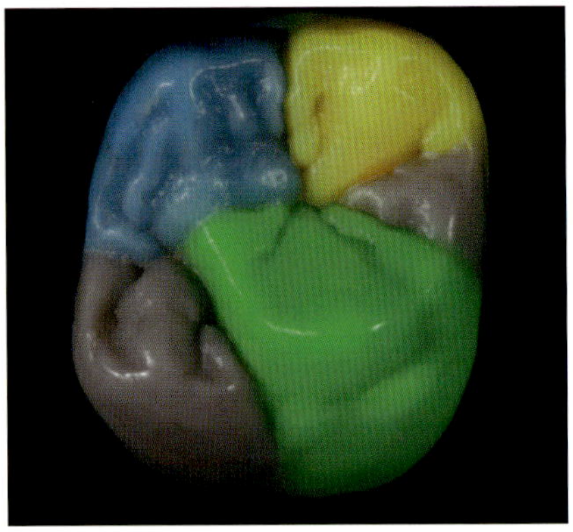
그림 1-51. NAT에 의거해서 16번 치아를 wax-up 한다.

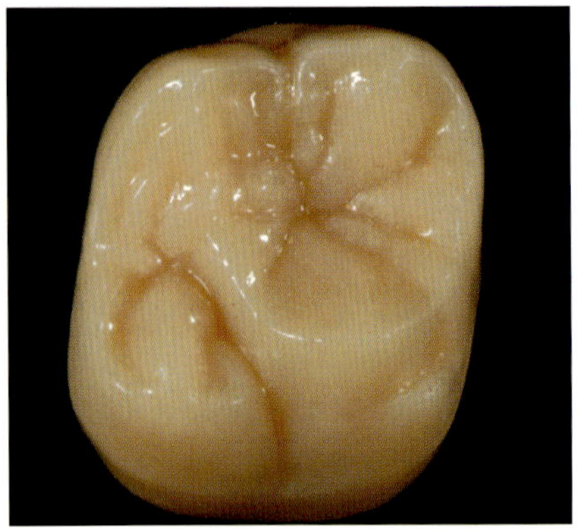
그림 1-52. 아크릴 레진으로 구현한 동일 치아.

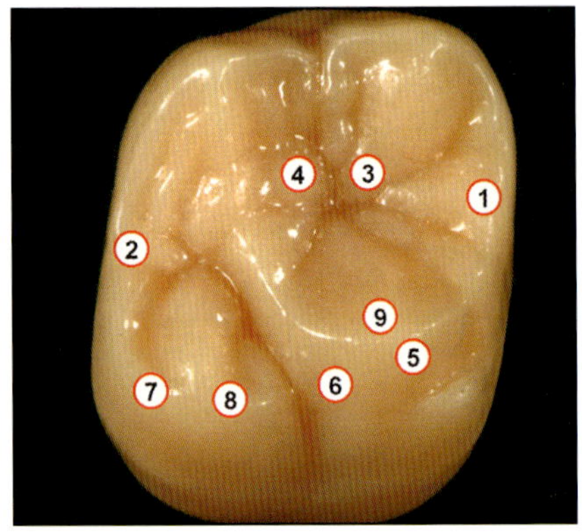

그림 1-53. 생체역학적(bio-mechanical) 교합 개념에 따른 접촉 위치.

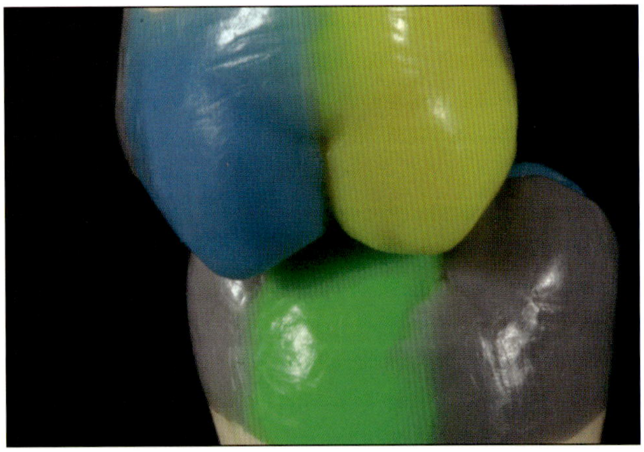
그림 1-54. Wax-up한 16번과 46번 치아가 최대 교두감합 상태에 있다.

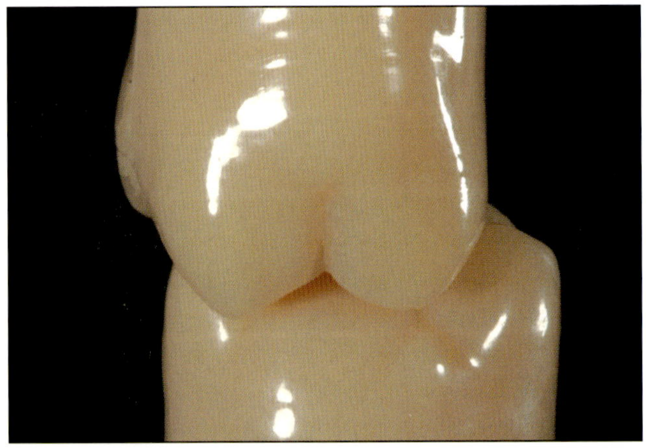
그림 1-55. 중심위에 위치한 16번과 46번 아크릴 레진 치아.

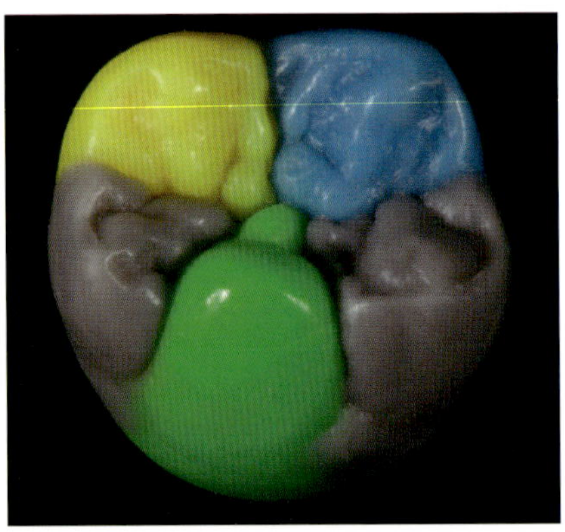
그림 1-56. 46번 치아에 구현된 NAT 원칙.

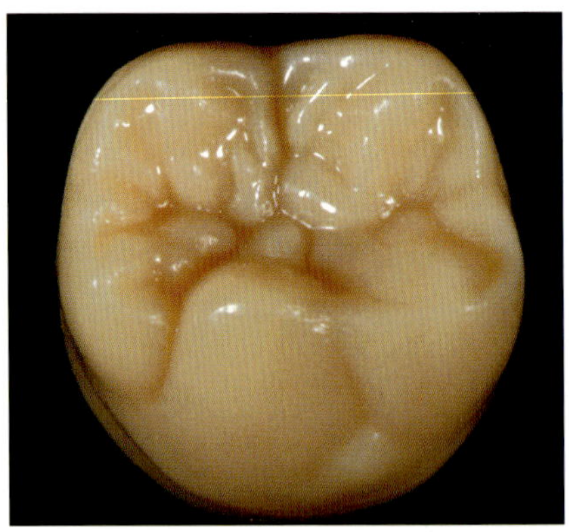
그림 1-57. 아크릴 레진으로 구현된 46번 치아.

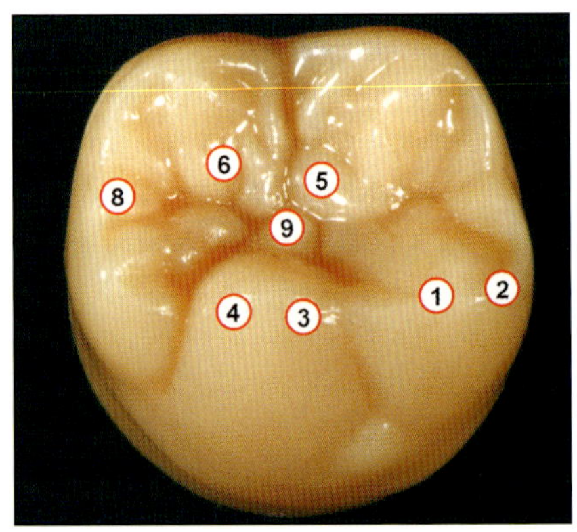

그림 1-58. 46번 치아상의 보조 접촉점(complementary contact point).

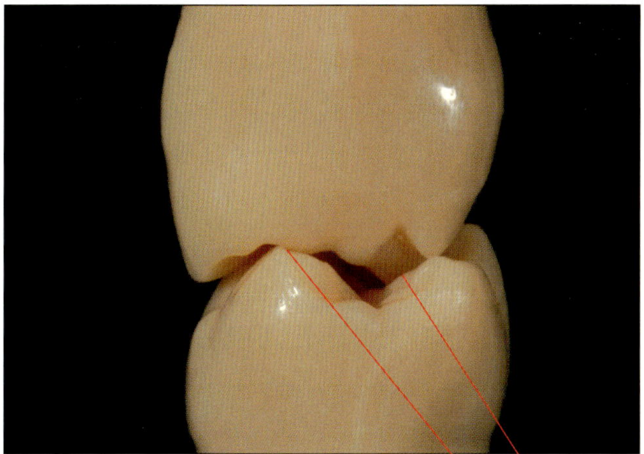

그림 1-59. 16번 및 46번 치아의 보조 접촉점 1과 5를 전면에서 본 모습.

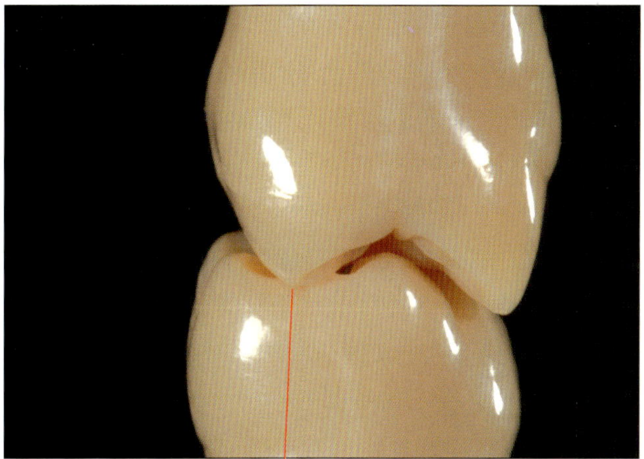

그림 1-60. 16번 및 46번 치아의 보조 접촉점 8을 원심측에서 본 모습.

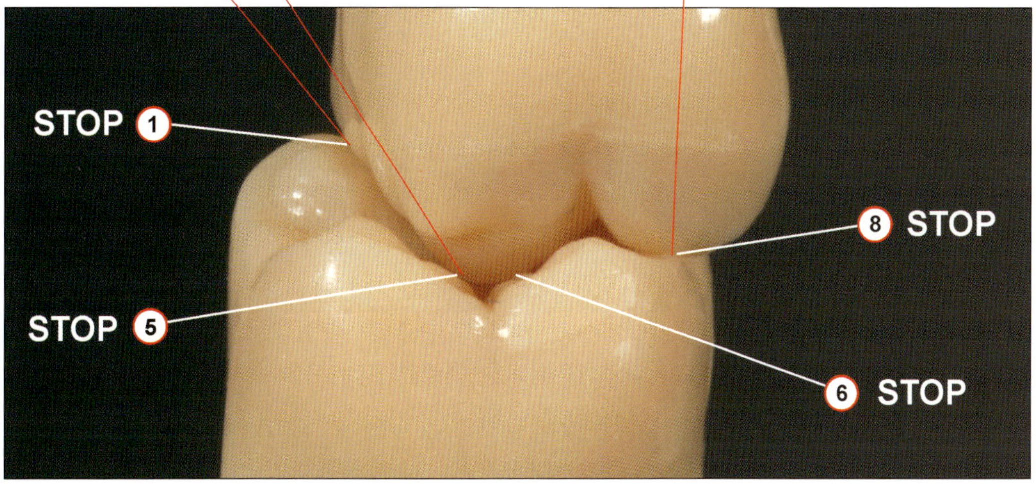

그림 1-61. 이 모형 치아의 경우 중심위 상태에서 추가 접촉점이 안정성을 제공한다.

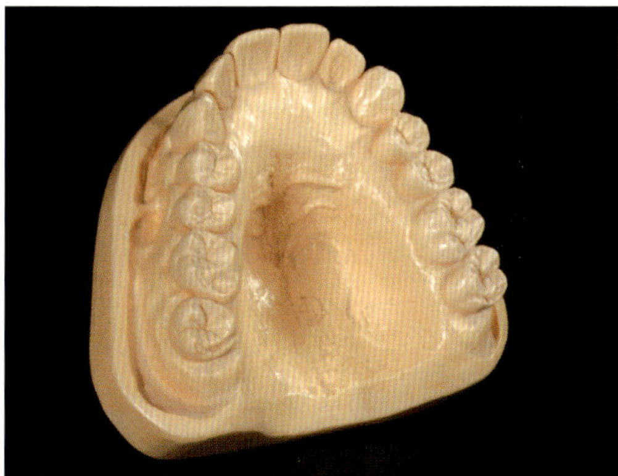

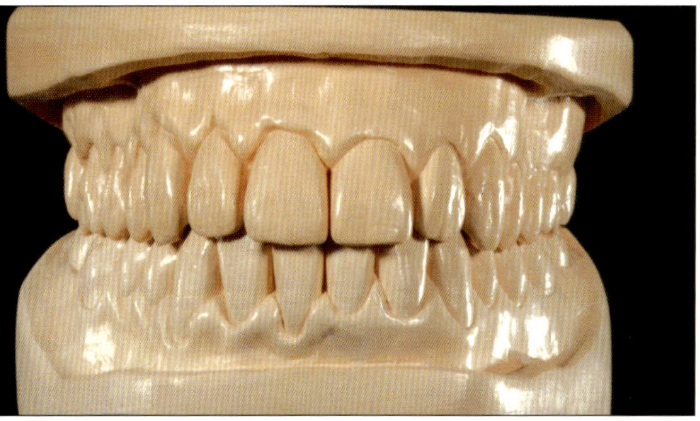

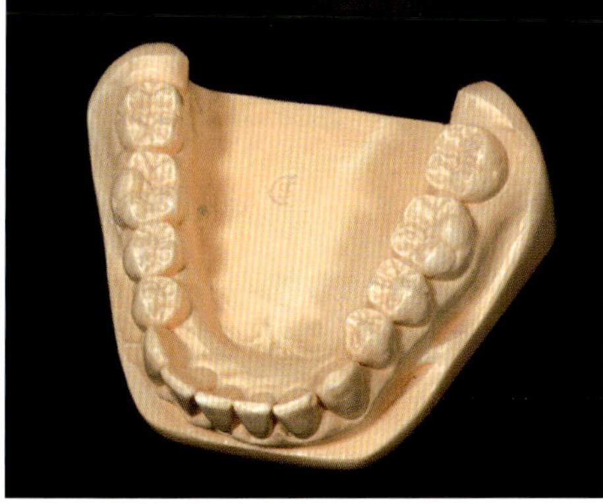

그림 1-62. 상악의 교합면 모습.

그림 1-63. Trial set-up의 복제 모형(duplicate).

그림 1-64. 하악의 교합면 모습.

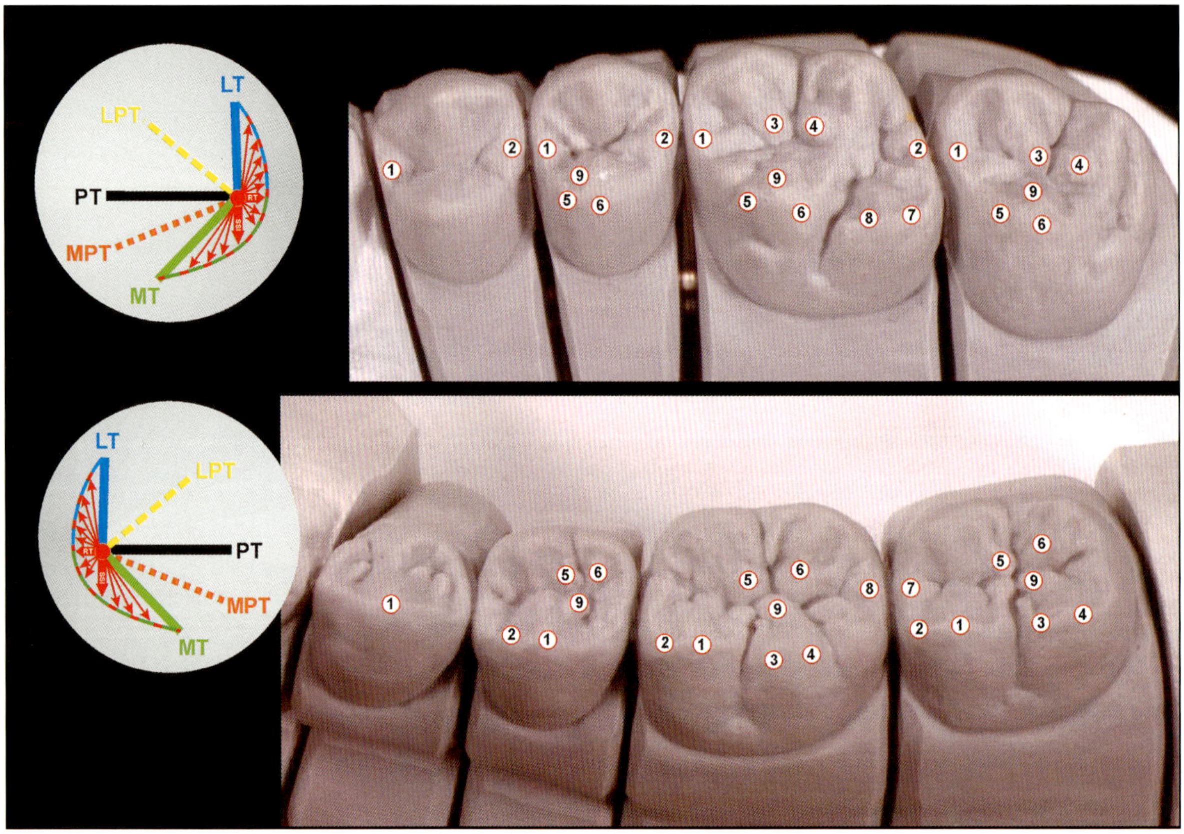

그림 1–65. NAT 원칙에 의거한 primary morphology(constructional morphology)에서 존재하는 stop의 위치와 이들 stop의 번호.

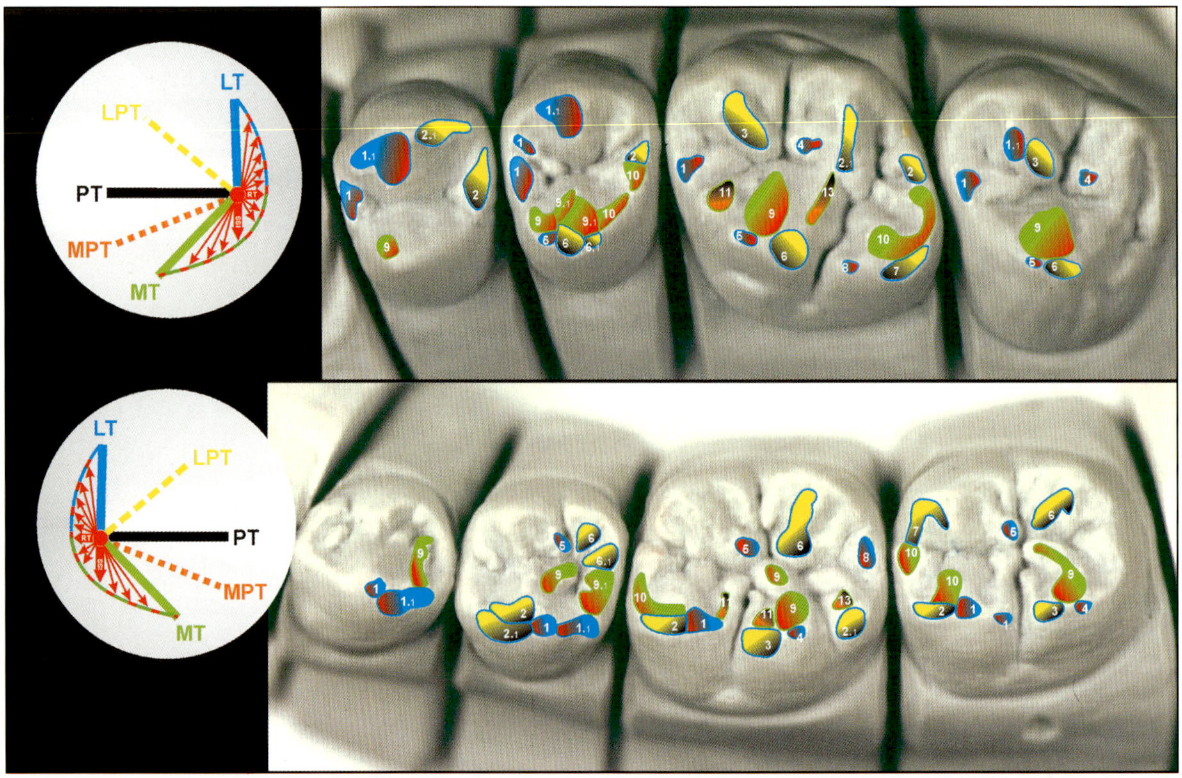

그림 1–66. 이 마모 단계에서는 어떻게 stop 위치가 secondary morphology(functional morphology)로 발달하는지 잘 드러나 있다.

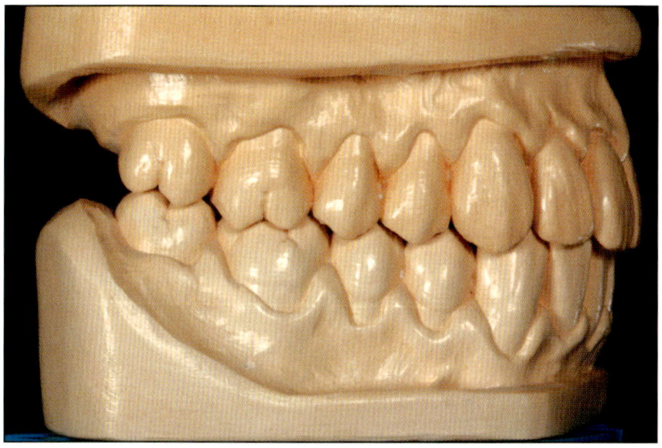

그림 1-67. 윤곽을 뚜렷하게 강조한 trial set-up.

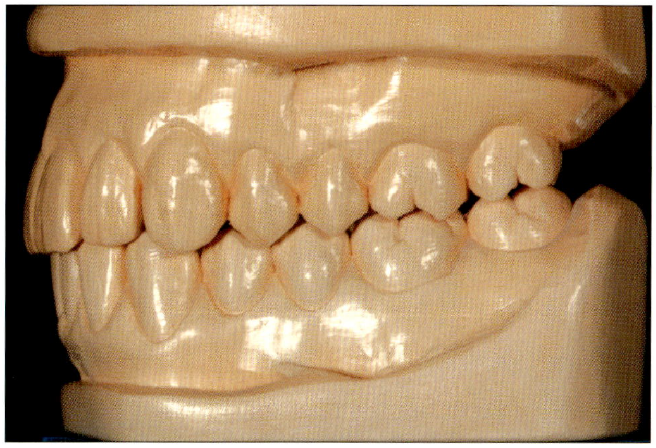

그림 1-68. Trial 모형의 좌측면 모습.

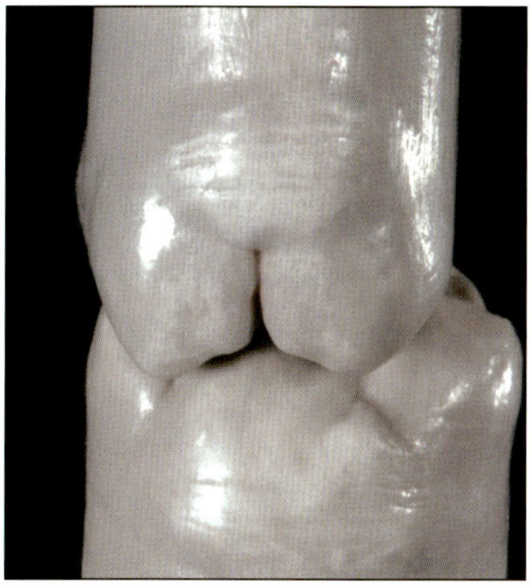

그림 1-69. 적합(adaption)을 통해 중심위에 안정성이 부가된다.

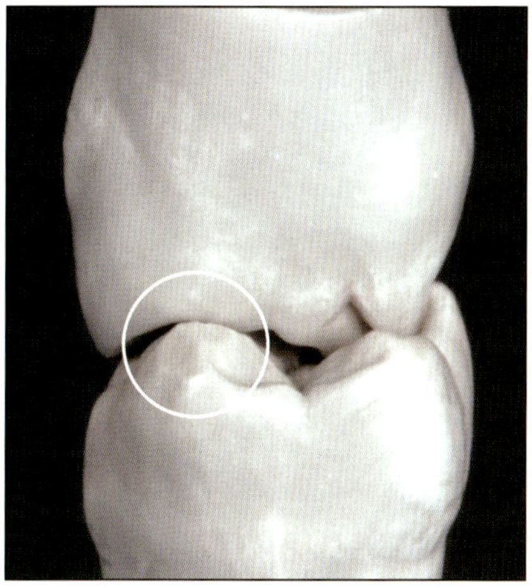

그림 1-70. Stop이 작은 면으로 바뀐다.

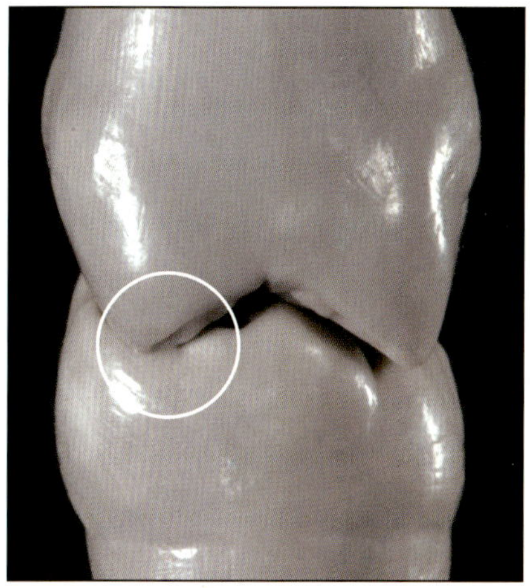

그림 1-71. 보조면(complementary surface)이 더욱 정밀해진다.

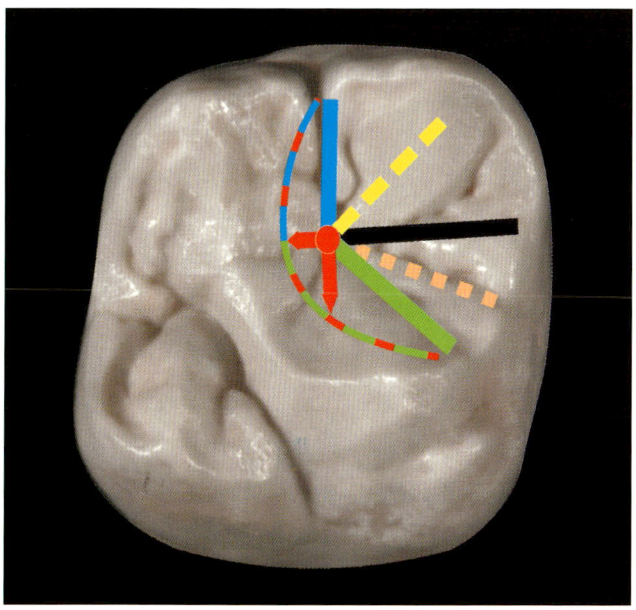

그림 1-72. 교합나침반(occlusal compass)은 상악과 하악의···.

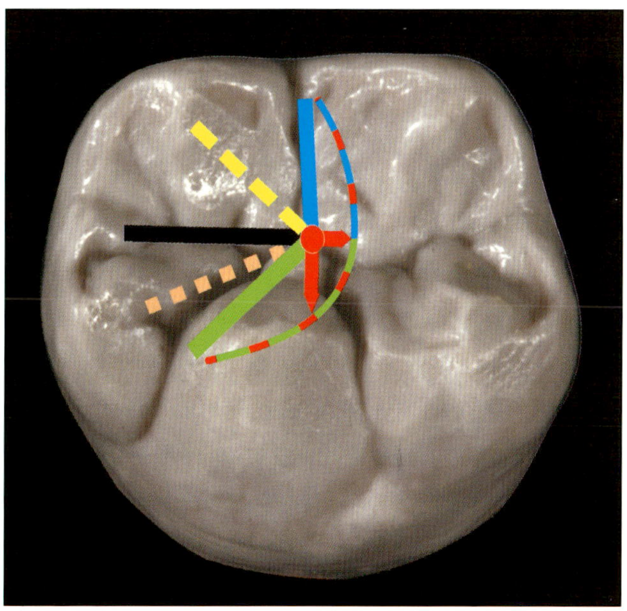

그림 1-73. ···기능 표면(functional surfaces)을 분석하는 데 매우 중요한 도구이다.

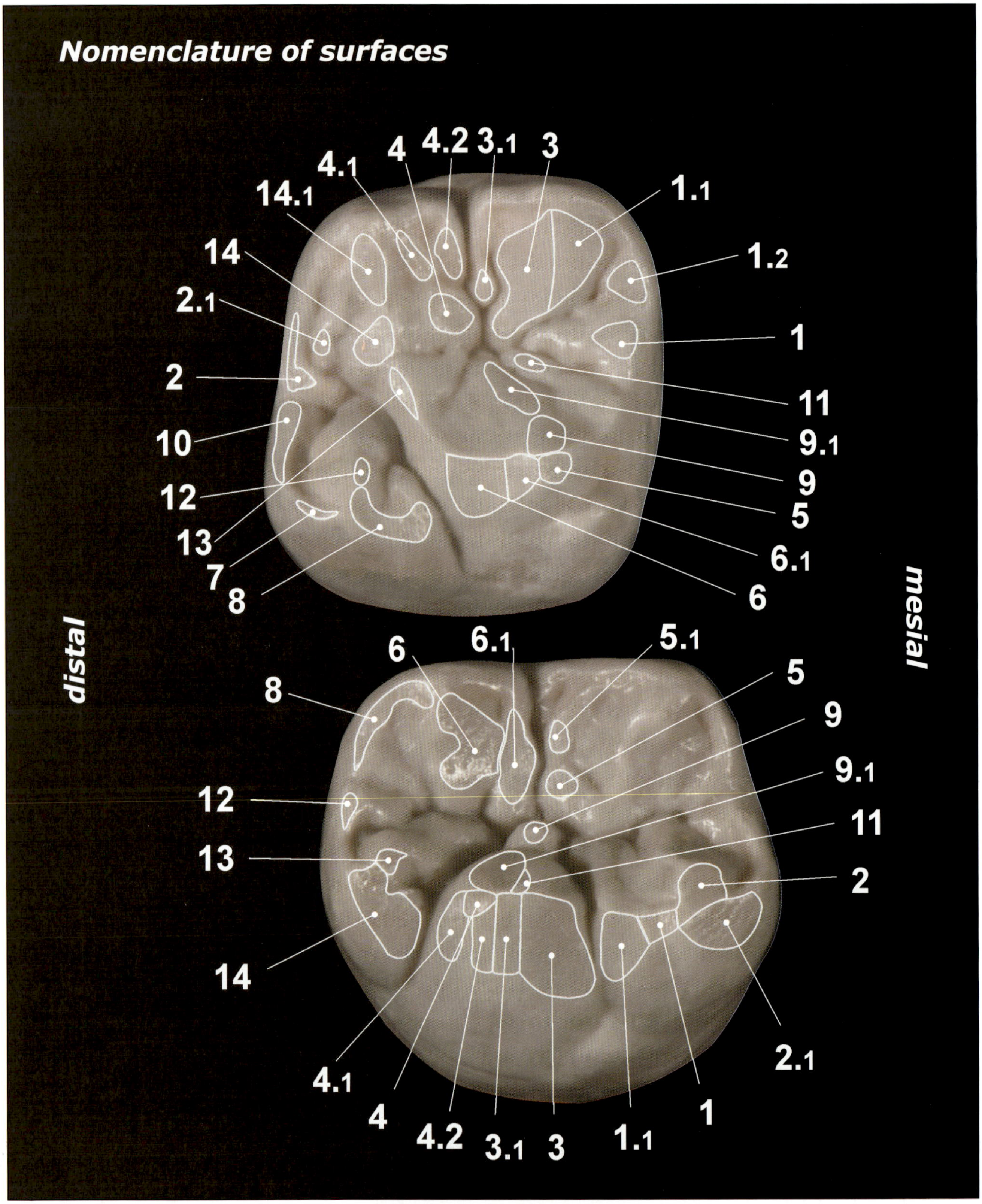

그림 1-74. 각 마모면(abrasion surfaces)의 윤곽을 그려보면, 발생학적 원인을 가진 사용 흔적이 드러난다. 이것이 secondary morphology(functional morphology)가 발달하는 단계이다. 이 기능적 형태가 중심위 상태에서와 동적인 상태에서 안정성을 제공한다.

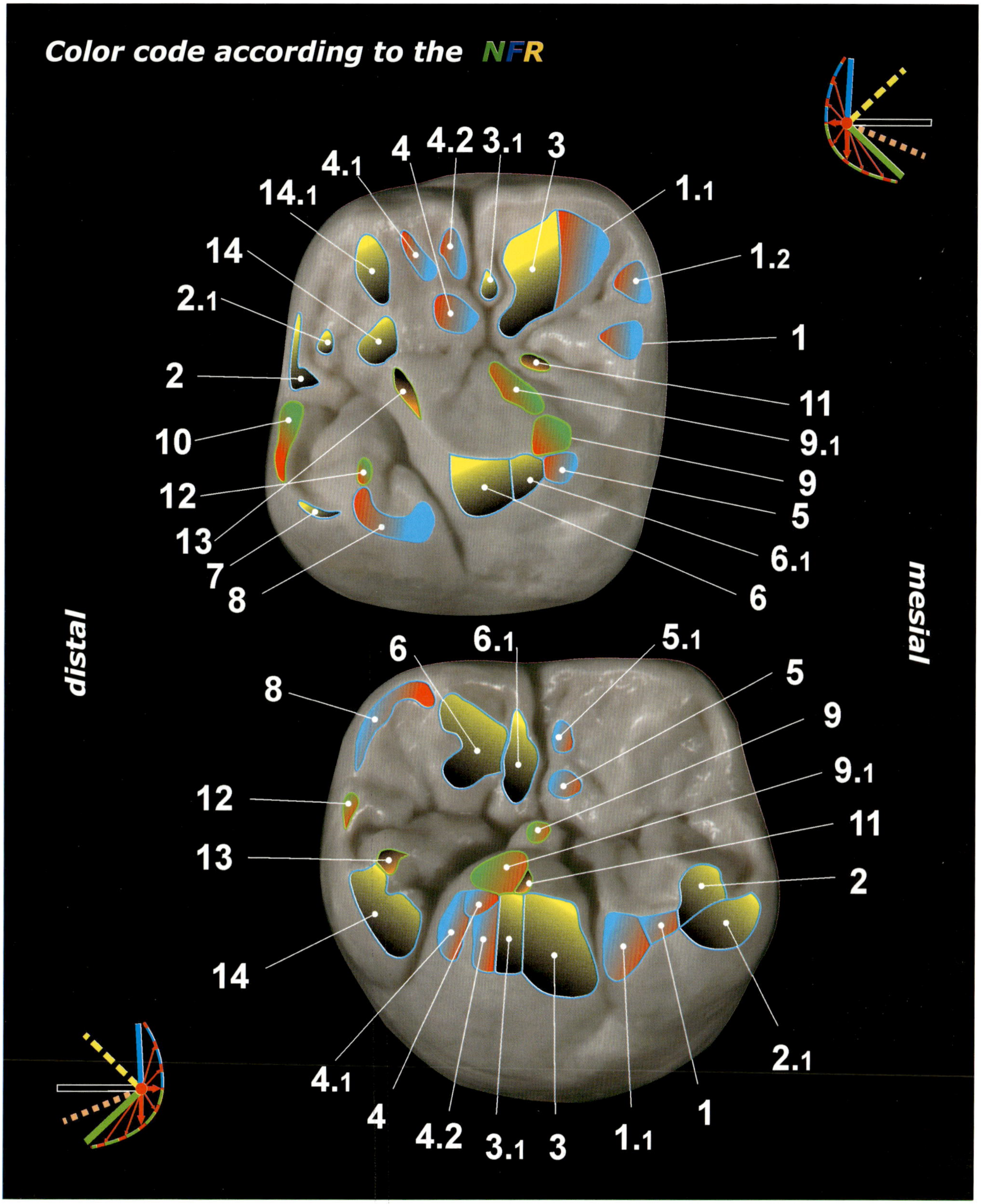

그림 1-75. NFR(Natural Functional Reconstruction)의 색상 부호(11/2010 기준): 청색-적색 = lateroretrusion, 녹색-적색 = ISS를 동반하는 mesiotrusion, 노란색-흑색 = lateroprotrusion, 오렌지색-흑색 = mesioprotrusion.

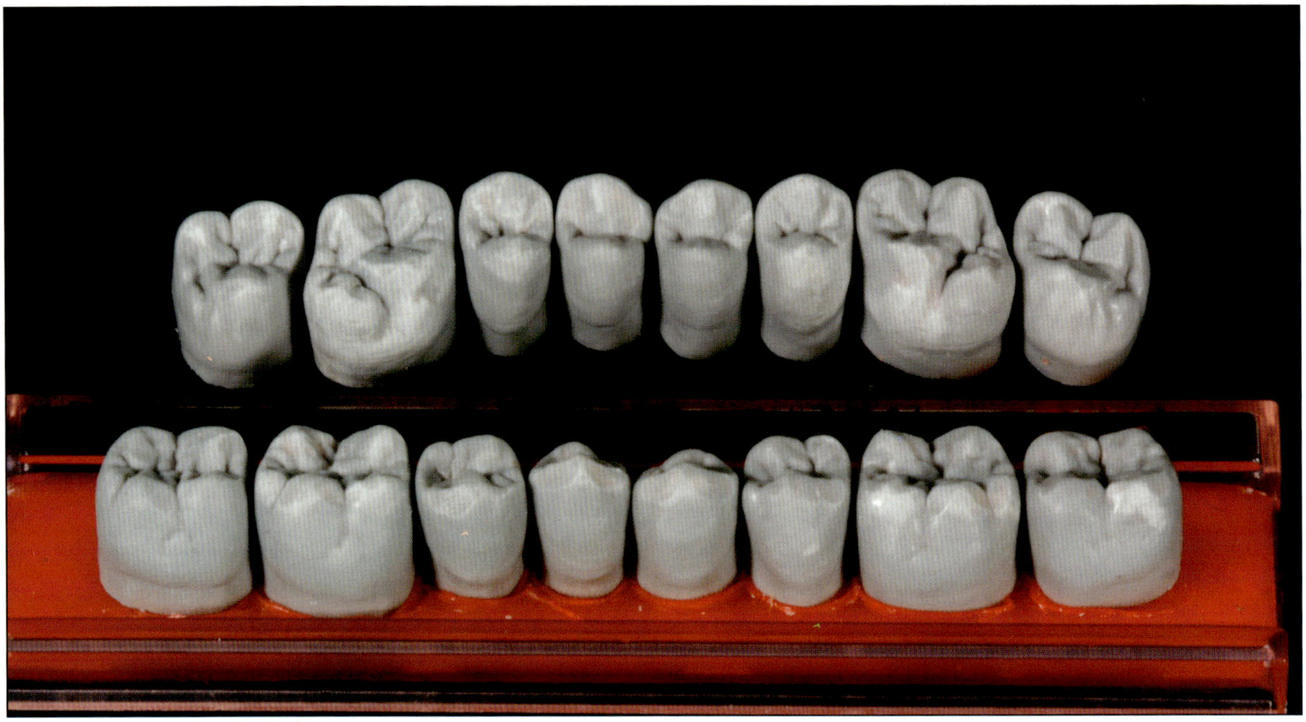

그림 1-76. 바로 사용할 수 있도록 시판되고 있는 secondary morphology 시리즈 치아의 석고 모형.

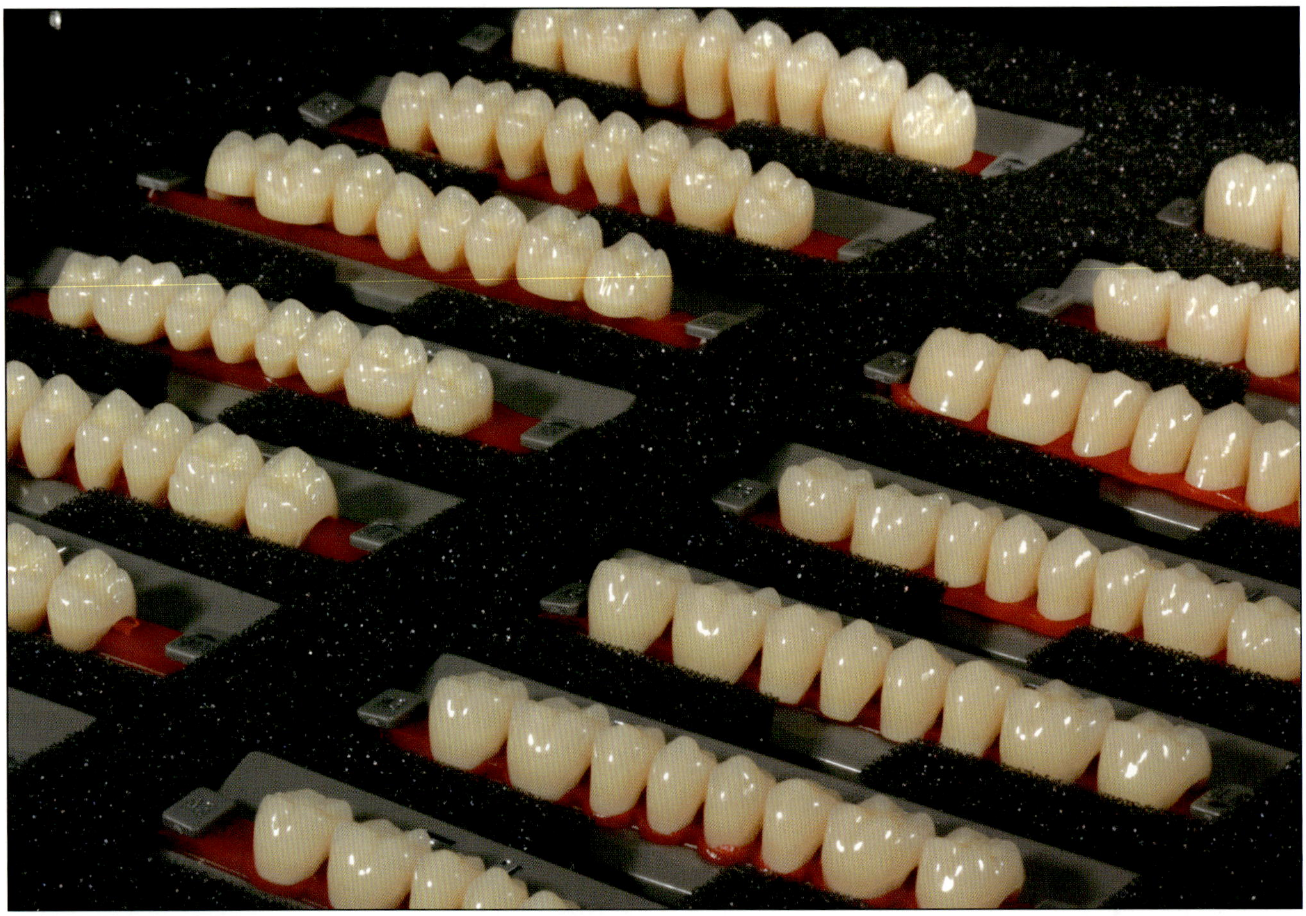

그림 1-77. 현재 시판되고 있는 치아 제품 라인 mould chart의 일부.

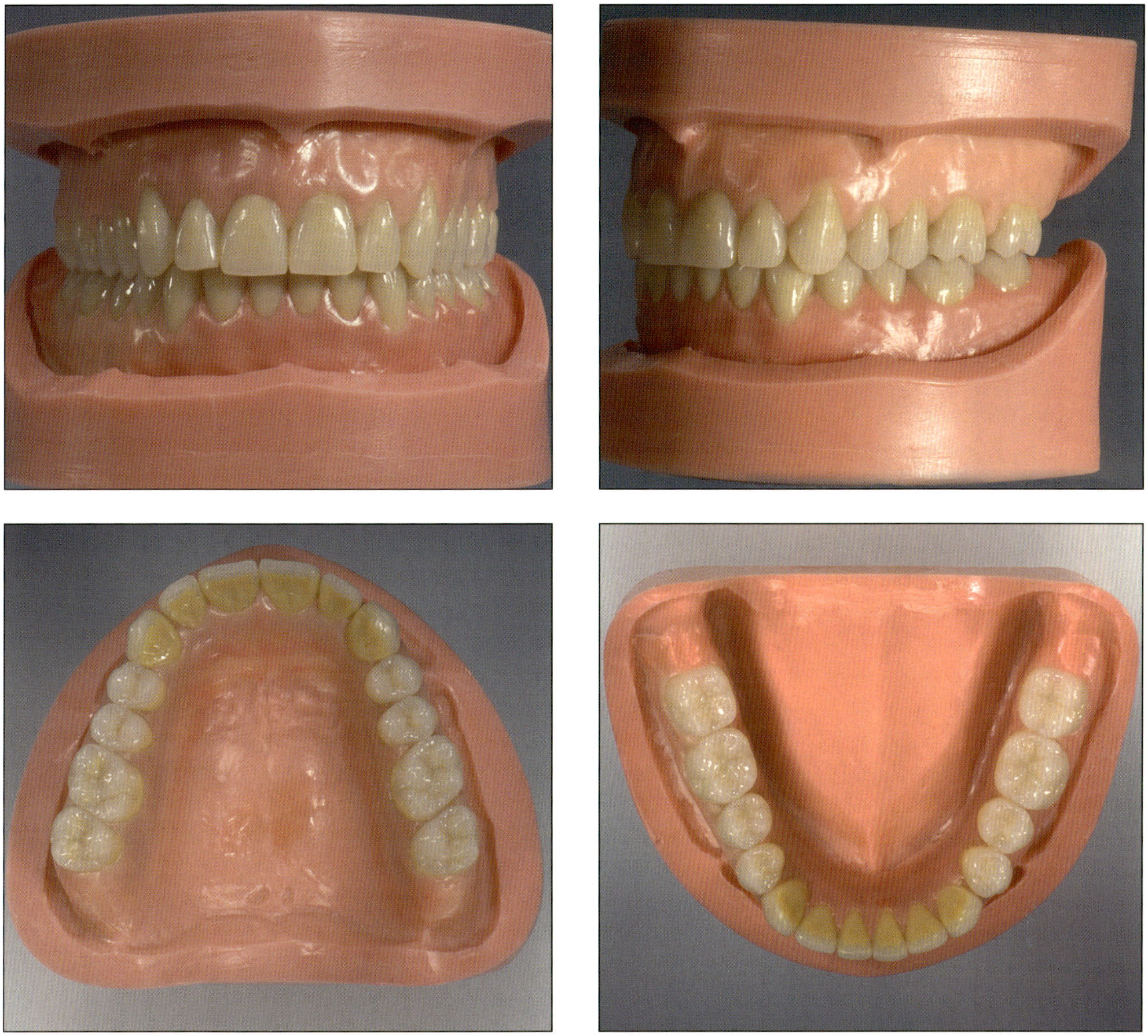

그림 1-78~81. Trial set-up: Constructional morphology.

치아를 잃은 삶은

- 삶이 완전히 바뀐 장애인이다.
- 언어 전달기관이 손상되었기 때문에 언어를 상실한 사람이다.
- 오직 부드러운 음식물만 섭취할 수 있는 사람이다.
- 말 그대로 얼굴을 잃어버린 사람이다.

Mortar and Pestle Principle

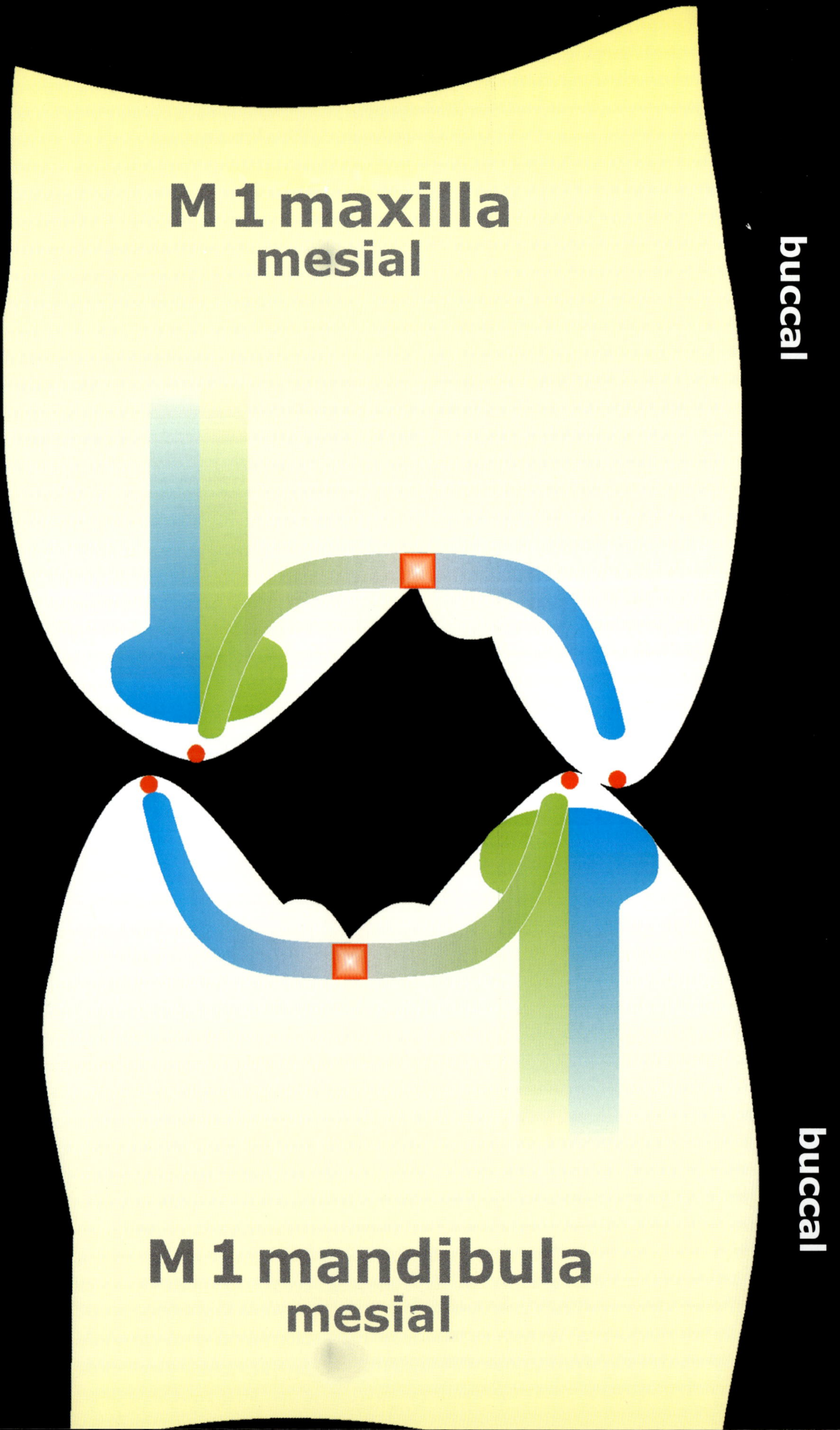

제 2 장 데이터 이전

2.1 데이터 측정

2.1.1 하악에서의 데이터 측정

2.2 데이터 이전

2.2.1 상악 마운팅

2.2.2 하악 마운팅

2.2.3 실리콘 인덱스

2.2.4 Calotte

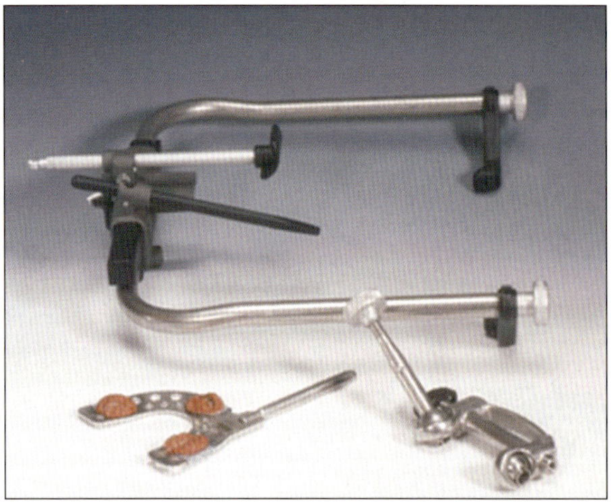

그림 2-1. 안궁(facebow), bite fork, bite fork 지지대.

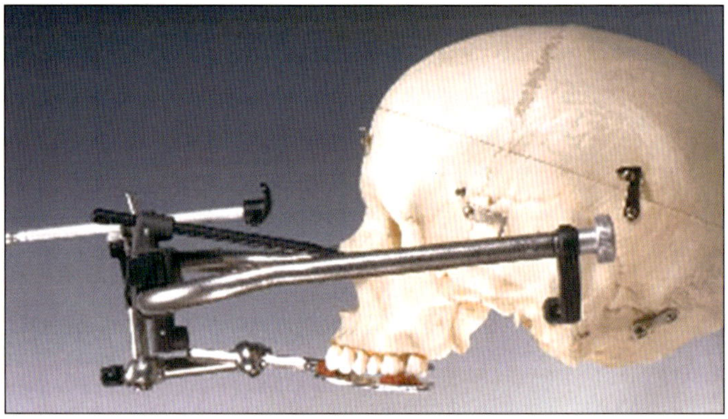

그림 2-2. 안궁을 장착하는 방법은 유치악 환자이든 무치악 환자이든 동일하다.

2.1 데이터 측정

무치악 환자의 경우에, 정역학과 동역학 상태에서 상악과 하악, 악관절 간의 관계를 파악하는 것이 유치악 환자의 경우보다 훨씬 어렵다. 기능적인 상관관계에 관한 필수적인 지식을 갖추고 적절한 보조 수단을 이용한다면, 치과의사와 치과기공사가 무치악 환자의 구강 내에 제대로 된 총의치를 시술해 줄 가능성을 조금이라도 높이기 위해서 어떤 정보를 교합기로 이전할 수 있으며, 어떻게 이전해야 하는지 파악할 수 있다. 보철물을 통한 수복이 필요한 치아 변형이나 치아 손상은 노인들에게만 국한된 것이 아니라, 모든 연령의 환자에게서 나타난다. 이러한 보철물이 성공적일지, 얼마나 제 기능을 잘 발휘할지는 개별 환자의 데이터를 얼마나 잘 분석하고 이전하는지에 좌우된다(그림 2-1~8). 상악과 하악의 인상은 개인용 인상 트레이(individual impression tray)를 사용해서 비교적 쉽게 채득할 수 있다.

상악의 데이터 측정

두개저(skull base)에 대한 상악의 상대적 위치는 유치악 환자의 경우와 비슷한 방법으로 이전할 수 있다. 중요한 첫 작업 단계는 안궁을 장착하는 과정이다. 이 과정을 통해 두개저의 관절와와 상악 간의 위치 관계를 파악해서 교합기로 이전할 수 있다. 이 이전 작업은 안궁 전체를 이용해서 하거나 transfer stand를 이용해서 할 수도 있다.

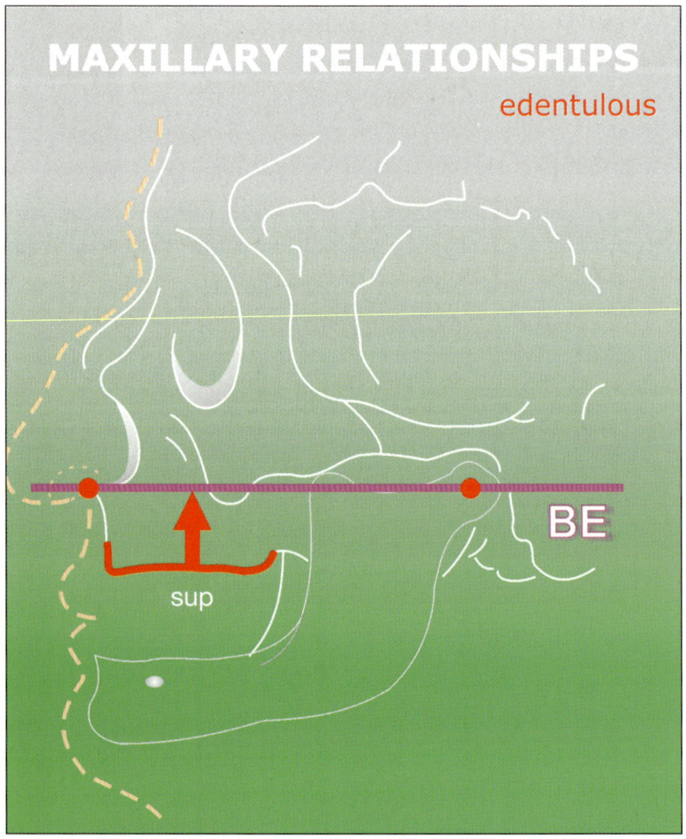

그림 2-3. 안궁을 장착할 때 기준으로 삼을 수 있는 기준점(reference point)과 기준면(reference plane)(BE).

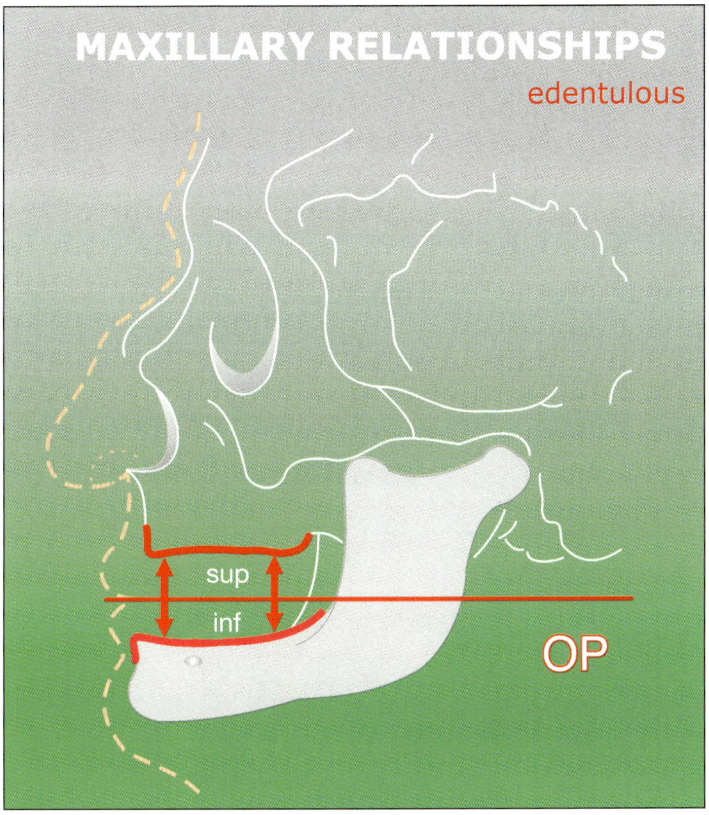

그림 2-4. 상악 대비 하악의 위치와 교합평면(OP)을 설정.

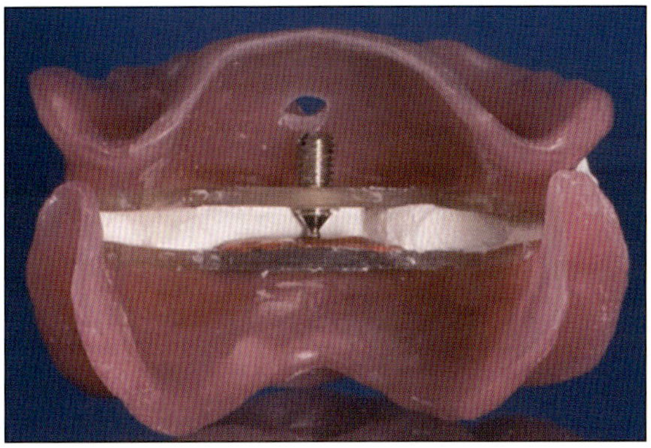

그림 2-5. Incisal pin record를 이용해서 중심위를 설정(centric positioning).

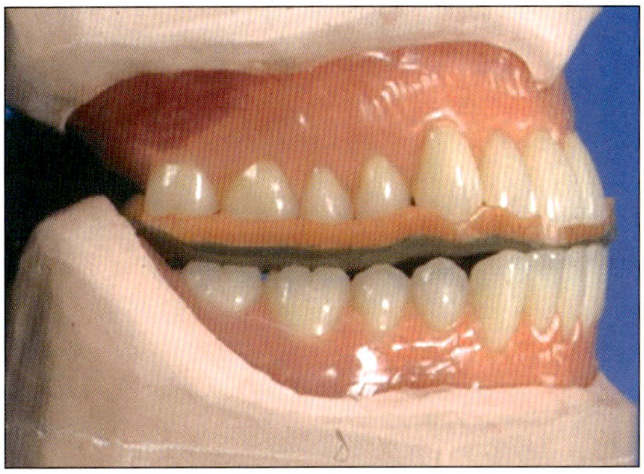

그림 2-6. Set-up을 이용한 기능 기록(functional recording)(protrusion bite).

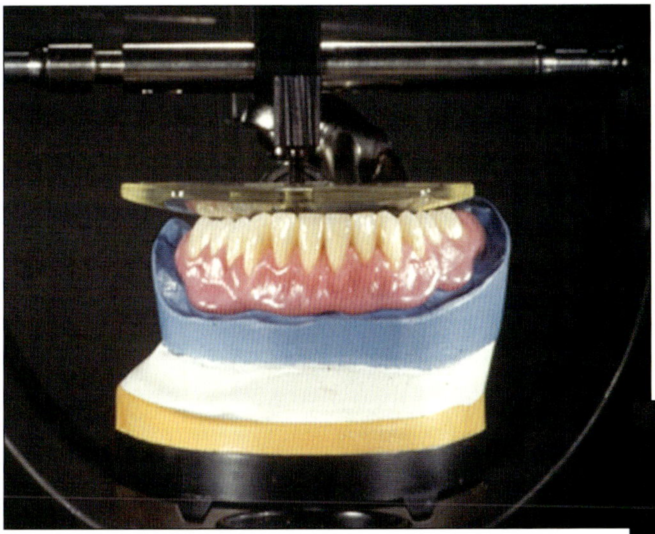

그림 2-7. 하악 전치들(lower anterior teeth segment)을 이용한 모형 마운팅 사례. 교합기의 중심과….

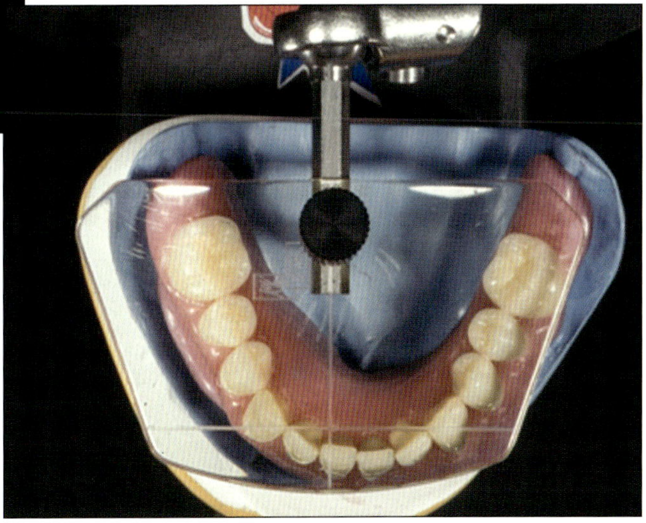

그림 2-8. …하악의 중심이 동일하지 않다는 것을 전면 모습과 교합면 모습에서 확인할 수 있다.

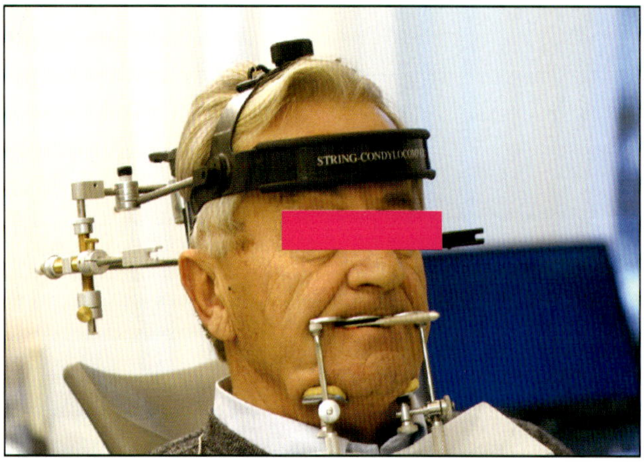

그림 2-9. Jaw brace를 사용해 bite plate를 고정시킨다.

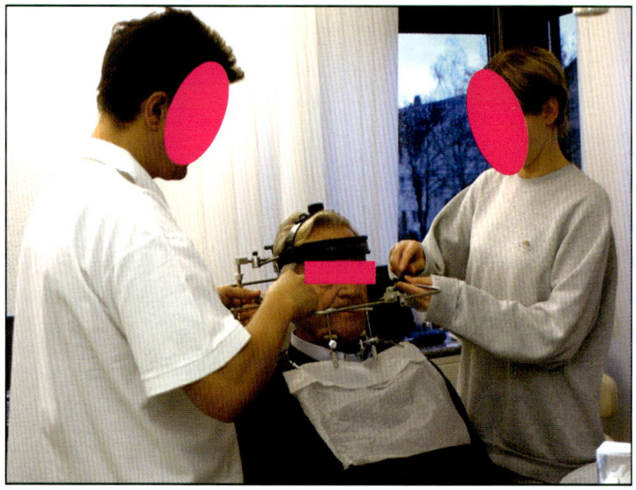

그림 2-10. 광전자식(optoelectronic) 기록 장치의 headbow를 장착하고 조절한다.

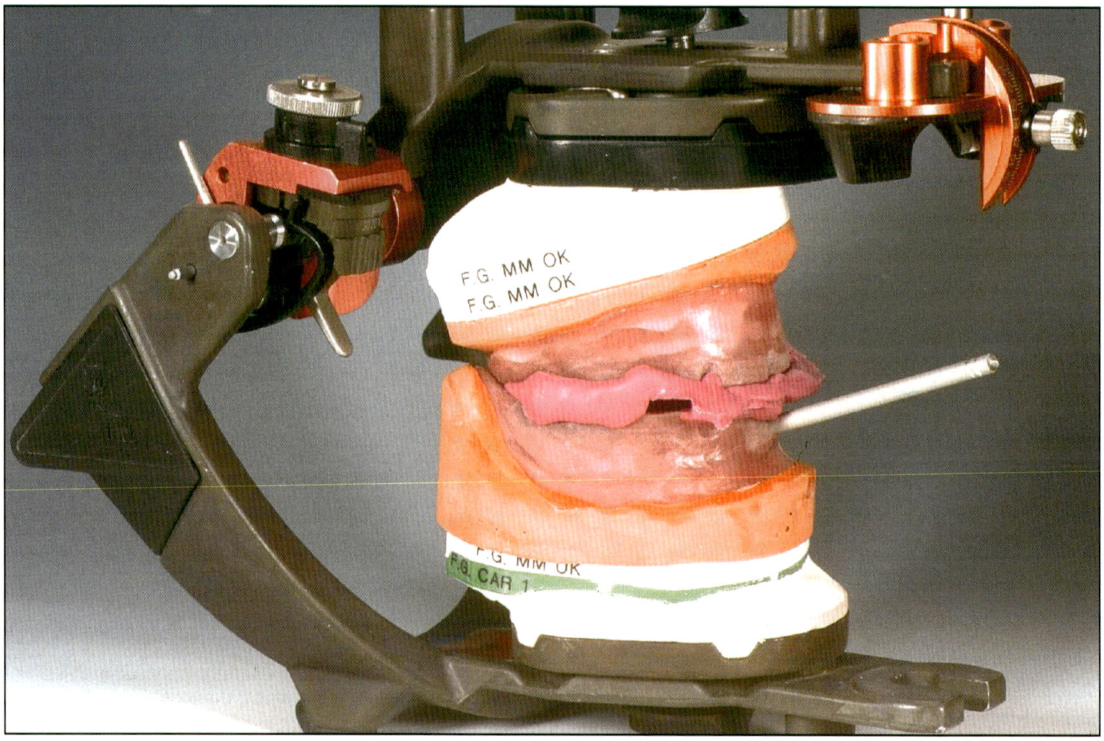

그림 2-11. CAR-positioner에서 위치를 재조정해서 중심위 위치로 마운팅되어 있는 모형.

2.1.1 하악에서의 데이터 측정

상악과 악관절에 대한 하악의 상대적 위치는 centric registration을 이용해 결정한다. Incisal pin record를 이용해서 작업하기 위해서는 특별히 고려해야 할 사항이 있다. 중심위를 기록하고 support pin을 기록판 위에 고정시킨 다음, 석고를 구강 내에 주입시켜 incisal pin record의 상부와 하부를 고정시킨다.

그리고 주름살 감소와 같은 환자의 특별한 소망이나 시술 후의 환자의 전반적인 모습에 대한 예상 등을 고려해서 외부에서 석고를 적절히 분산시켜서 형태를 변화시킬 수 있다. 중심위 기록과 광전자식(optoelectronic) 장치를 이용한 동역학적 데이터(dynamic data)는 총의치의 경우에도 정밀도를 엄청나게 높여준다(그림 2-9~11).

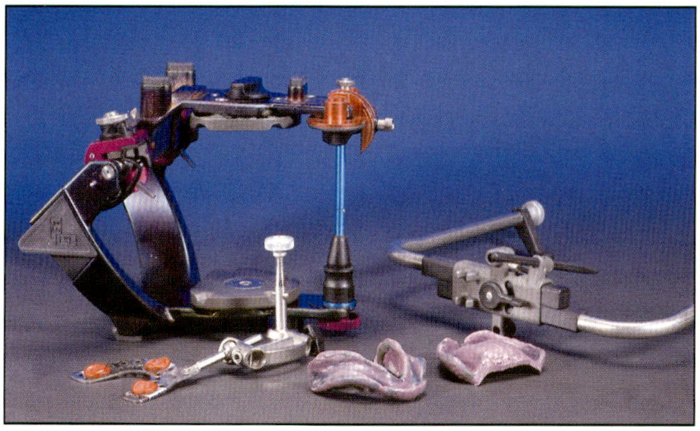

그림 2-12. 안궁을 이용한 위치 이전.

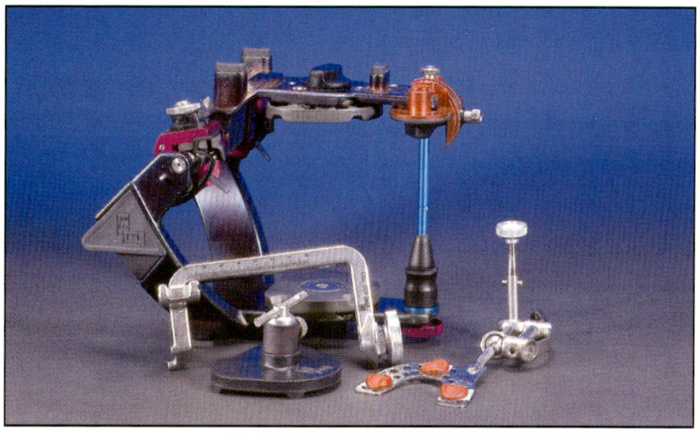

그림 2-13. Transfer stand를 이용한 상악 위치의 이전.

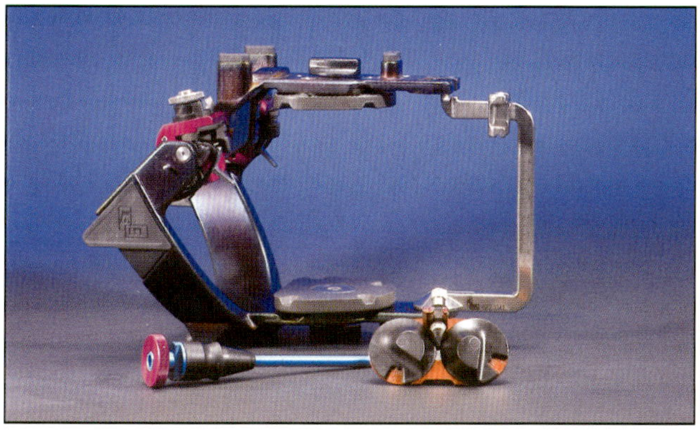

그림 2-14. Support pin과 anterior guide plate가 제거된 채로 transfer bow가 장착되어 있다.

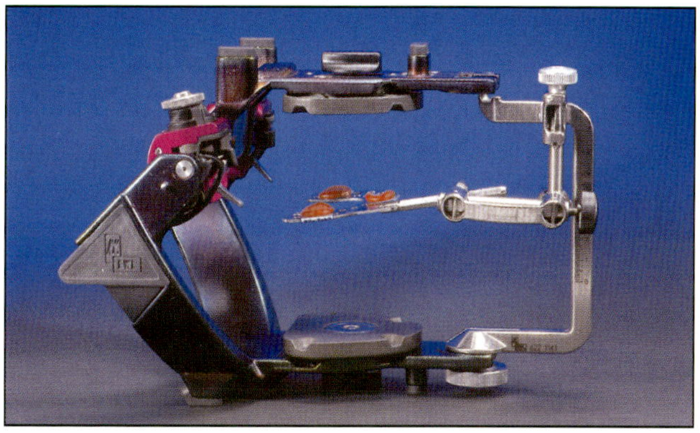

그림 2-15. Transfer stand가 올바른 support pin 높이로 맞춰져 있으며, bite fork가 물린 bite fork support가 장착되어 있다.

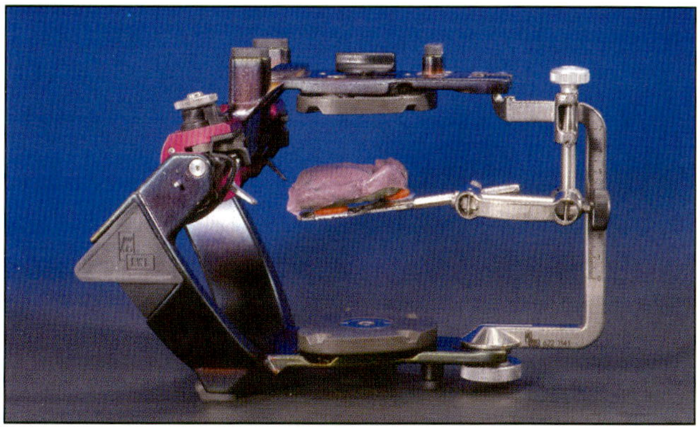

그림 2-16. Bite fork의 인상 위에 모형에 장착된 인상이나 인상만을 올린다.

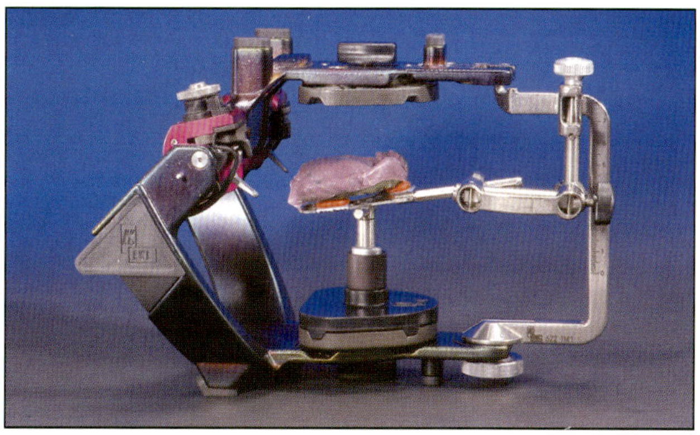

그림 2-17. Bite fork의 위치가 저절로 틀어지는 것을 막고 안정성을 높이기 위해 지지 브라켓(support bracket)을 이용해 지지한다.

2.2 데이터 이전

2.2.1 상악 마운팅

그림 2-12~14는 transfer stand를 이용해서 상악 모형을 마운팅하는 과정이 나와 있다. 교합기에서 support pin과 anterior guide plate를 제거하고 그 대신 transfer stand를 장착한다.

악궁에서 bite fork와 bite fork support를 빼내서 transfer stand에 장착한다(그림 2-15). Bite fork의 안정성을 확보하기 위해서 브라켓으로 bite fork를 지지해주어야 한다(그림 2-16, 17).

모형을 제작한 후에, 가능하면 dual plate상에서 individual impression tray를 사용해 모형을 bite fork의 인상에 맞춰서 올린다.

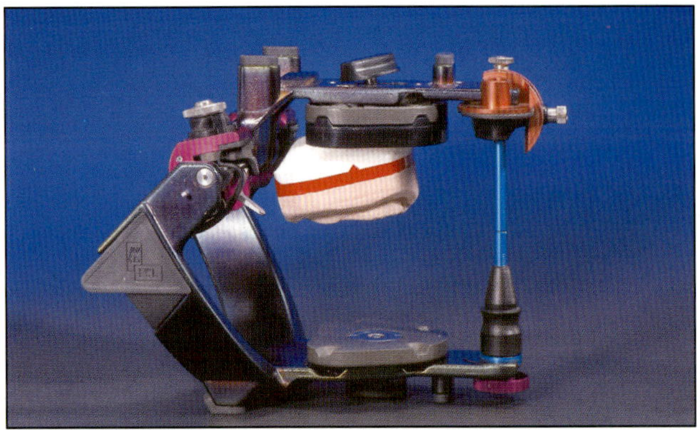

그림 2-18. 상악 모형이 환자의 실제 구강 상황과 동일하게 교합기에 장착되었다.

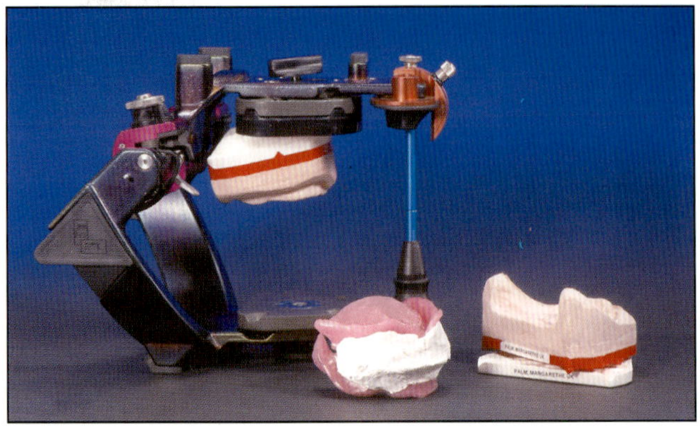

그림 2-19. 하악의 이전(transfer)은 incisal pin record를 이용해서 한다.

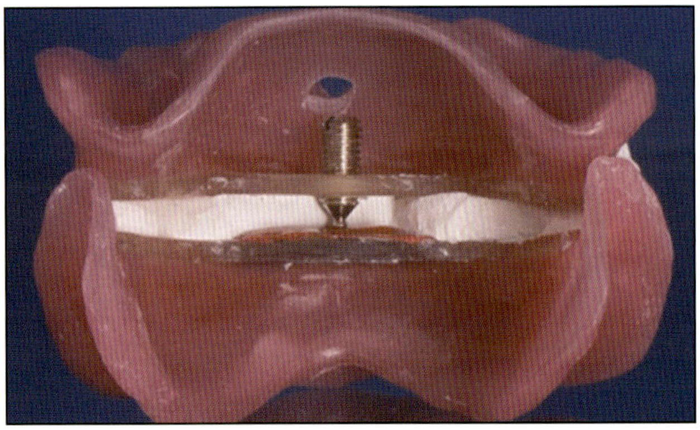

그림 2-20. 나사를 이용해 중심위 위치를 고정시킨다.

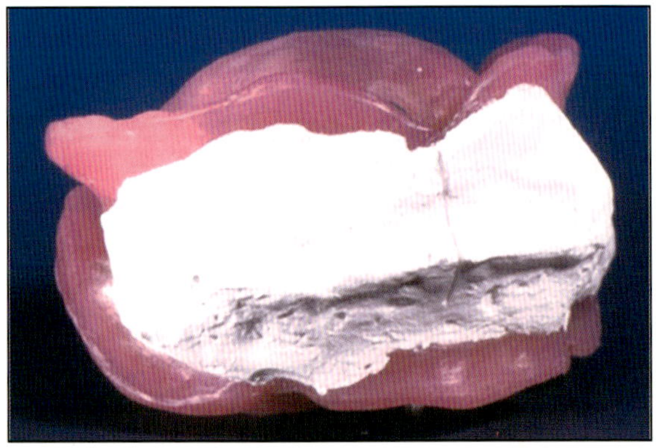

그림 2-21. 전체를 석고로 도포한다.

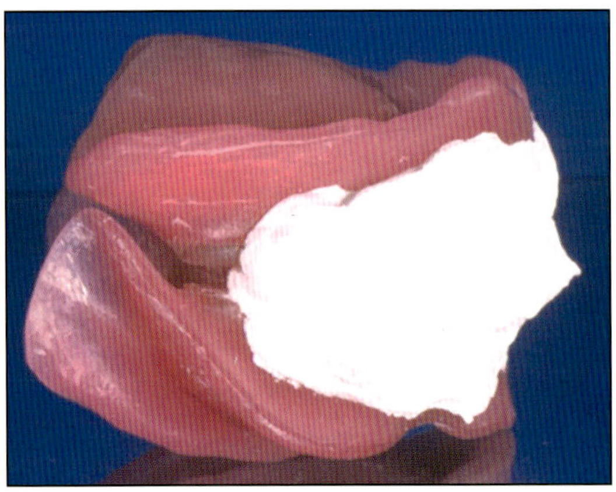

그림 2-22. 석고 인덱스의 우측면 모습.

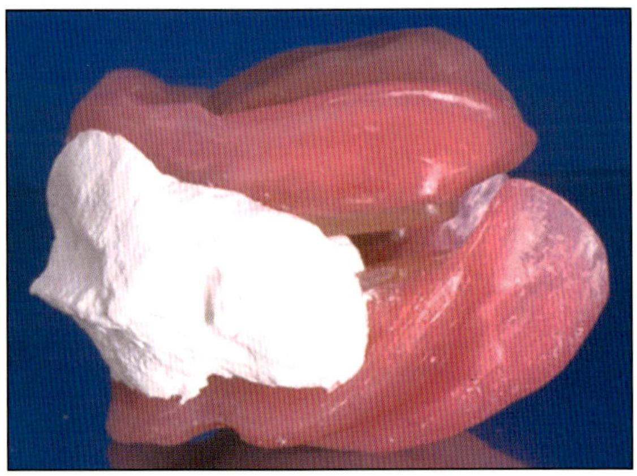

그림 2-23. Incisal pin record의 좌측면 모습.

마지막으로 적합한 마운팅 스톤을 사용해 모형을 교합기 상부에 연결한다(그림 2-18). 여기까지의 작업을 통해 이제 상악이 환자의 구강 상황과 동일하게 교합기에 장착되었다. 유치악인 경우에는 이 단계에서 교합만곡도 함께 이전된다. 무치악 상악의 경우에는, 상악 치열과 하악 치열 사이의 교합만곡을 설정하기 위해서 작업 단계가 하나 더 필요하다.

2.2.2 하악 마운팅

다음 단계는 하악을 마운팅하는 작업이다. 여기에도 여러 가지 방법이 있다. 간단하면서도 확실한 방법은 support pin을 이용하는 방법이다(그림 2-19). 상악의 나사를 이용해 하악 부분의 plate에 교합 위치의 높이(height of the bite)와 중심위 위치를 고정시킨다(그림 2-20). 석고를 사용해서 이 상태로 고정시킨다. 앞에 기술되어 있는 것과 마찬가지로 치과의사가 외부에서 환자

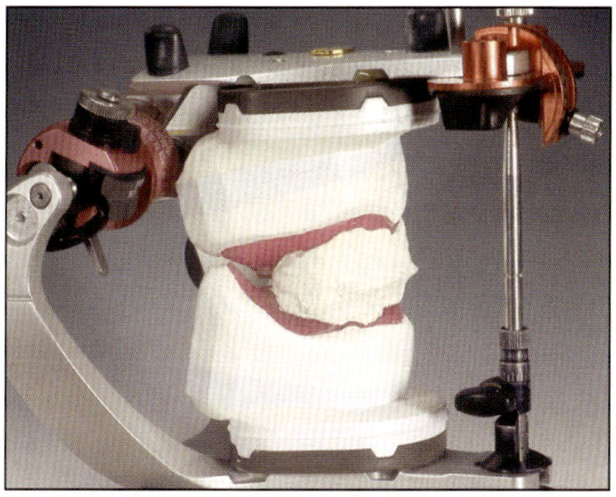

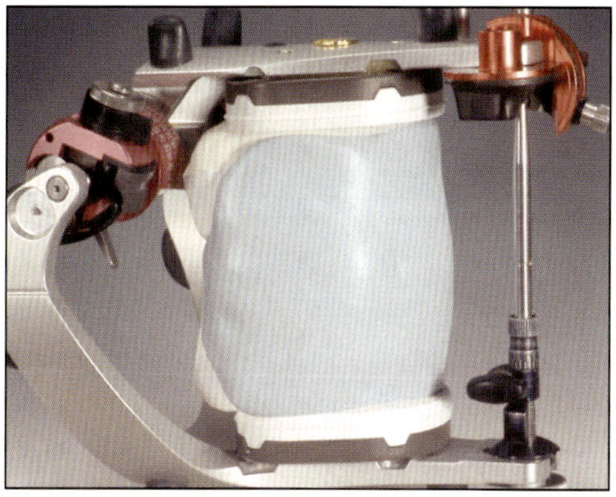

그림 2-24. Facebow와 incisal pin record를 이용해서 모형을 교합기에 마운팅하는 작업이 완료되었다.

그림 2-25. 상악과 하악의 모형과 incisal pin record 위에서 실리콘 인덱스를 제작한다.

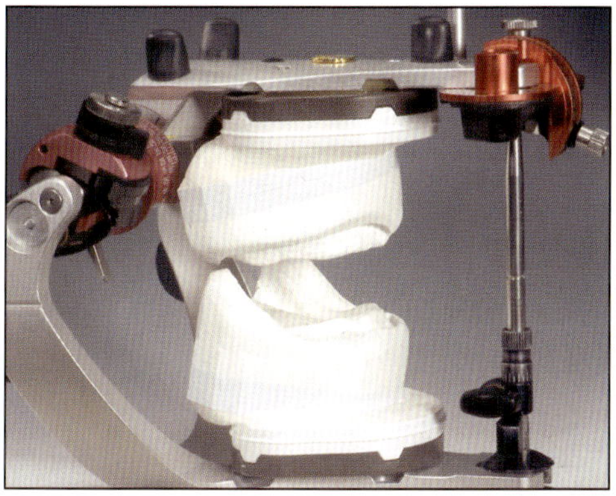

그림 2-26. 이 확대 사진에는 상악과 하악 사이의 공간 상황이 잘 드러나 있다.

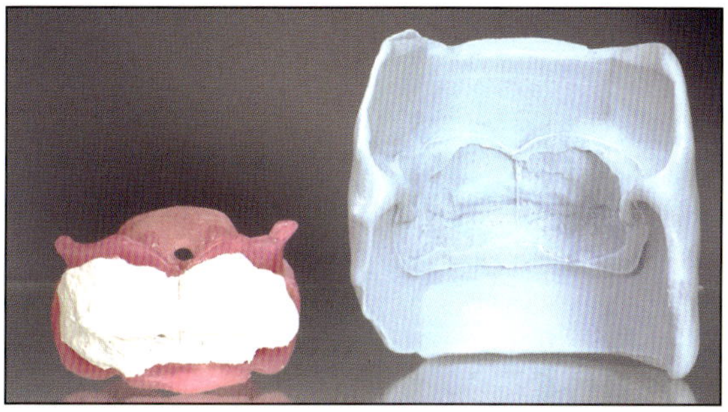

그림 2-27. 실리콘 인덱스를 제거하고 나면 석고 인덱스에 새겨진 인상이 뚜렷이 보인다. 이제 모든 정보가 실리콘으로 이전되었다.

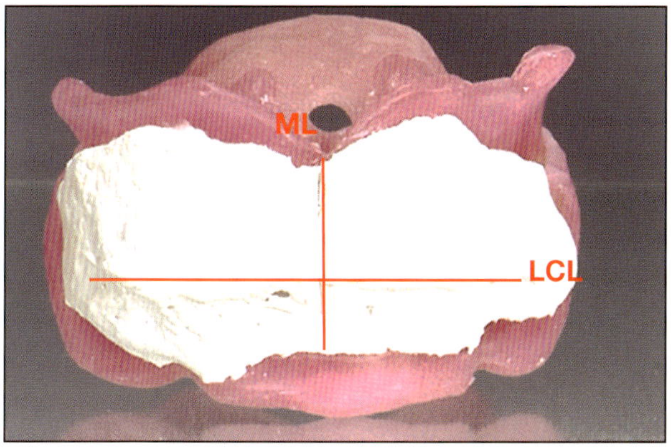

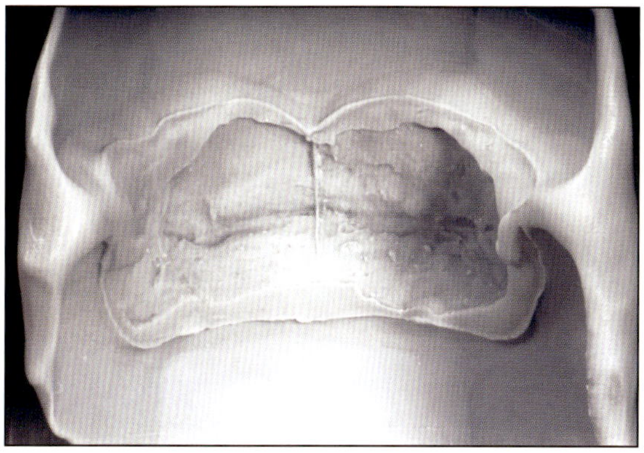

그림 2-28, 29. 중앙선(ML)과 입술폐쇄선(LCL)은 전치를 배열하는 데 중요한 파라미터이다.

얼굴의 형태를 조정해서 이상적인 모습이 갖추어지도록 할 수 있게 석고를 충분히 도포해야 한다(그림 2-21~23). 구강 내에 석고를 주입하기 때문에 구강의 전면부뿐만 아니라 입술폐쇄선(lip closure line)의 형태도 함께 얻게 된다. 마지막으로 치과의사가 석고의 전면에 중앙선(midline)을 표시한다.

2.2.3 실리콘 인덱스

Incisal pin record를 통해 상악 모형에 대한 하악 모형의 상대적 위치가 교합기로 이전되었다. 기존의 석고 인덱스에는 중요한 정보가 담겨 있다(그림 2-24, 25). 이 정보를 우리의 수복 작업에 이용하기 위해서 incisal pin record와 모형 위에서 실리콘 인덱스(silicone index)를 제작한다. 실리콘 인덱스를 제거해서 보면, 구강 전면부의 용적(volume)이나 중앙선, 입술폐쇄선(lip closure line)과 같은 정보가 실리콘에 이전되어 있다.

이어서 상악 모형과 하악 모형 사이에 있는 incisal pin record를 제거한다. 그러면 상악과 하악 사이에 공간 상황이 양호하다는 사실을 교합기상에서 쉽게 확인할 수 있다(그림 2-26~29). 그림 2-27에서는 석고 인덱스에 입술폐쇄선(LCL)이 표시되어 있는 것을 볼 수 있다. 입술폐쇄선과 구강 전면부에서 채득한 인상은 치아를 어디에 어떻게 배열해야 할지를 알려주는 시상평면(sagittal plane) 상의 길잡이가 된다.

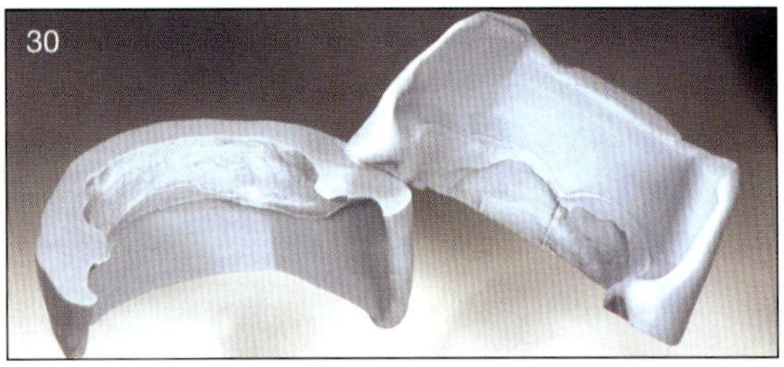

그림 2-30. 메스를 사용해서 입술폐쇄선을 따라 실리콘 인덱스를 절단한다.

그림 2-31a, b. 상악 부분과 하악 부분의 실리콘 인덱스를 모형 위에 올려놓고 보면 공간 상황에 관한 전반적인 모습을 확인할 수 있다.

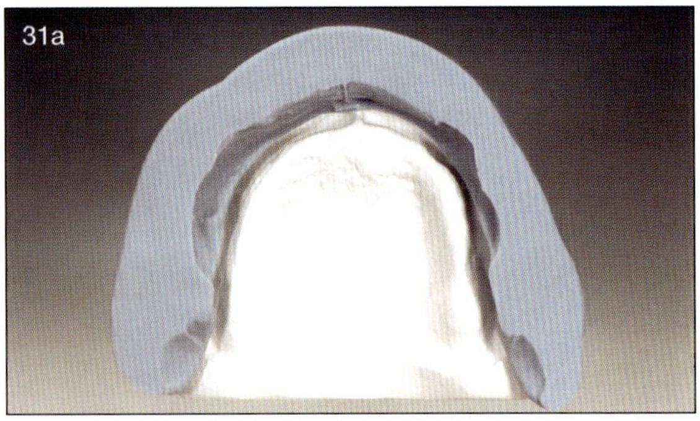

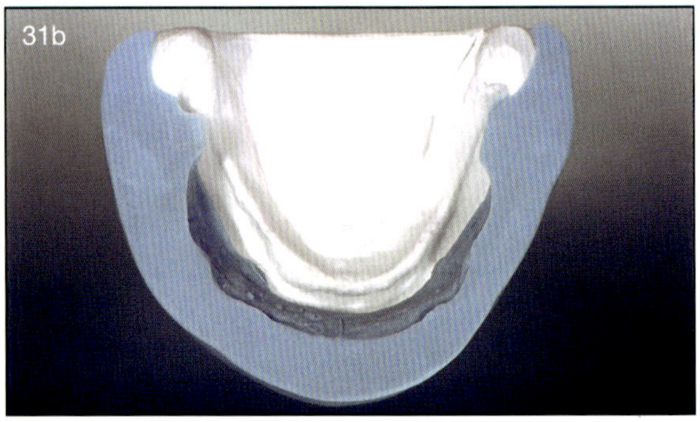

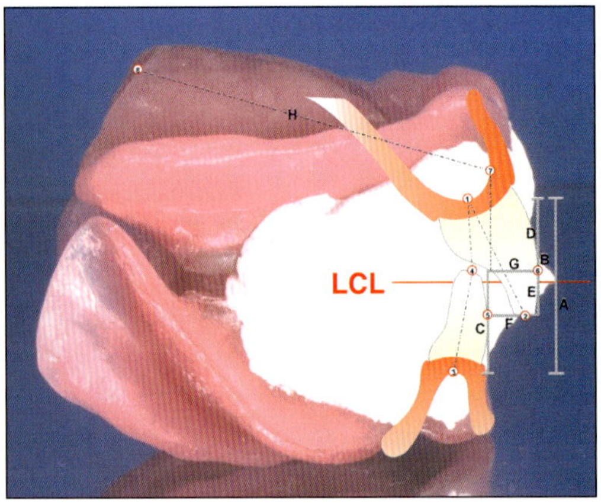

그림 2-32. 석고 인덱스 위에 덧그려진 그래픽을 통해 새로운 치아를 어디에 어떻게 배열할 수 있을 지가 시상평면 상에 표시되어 있다

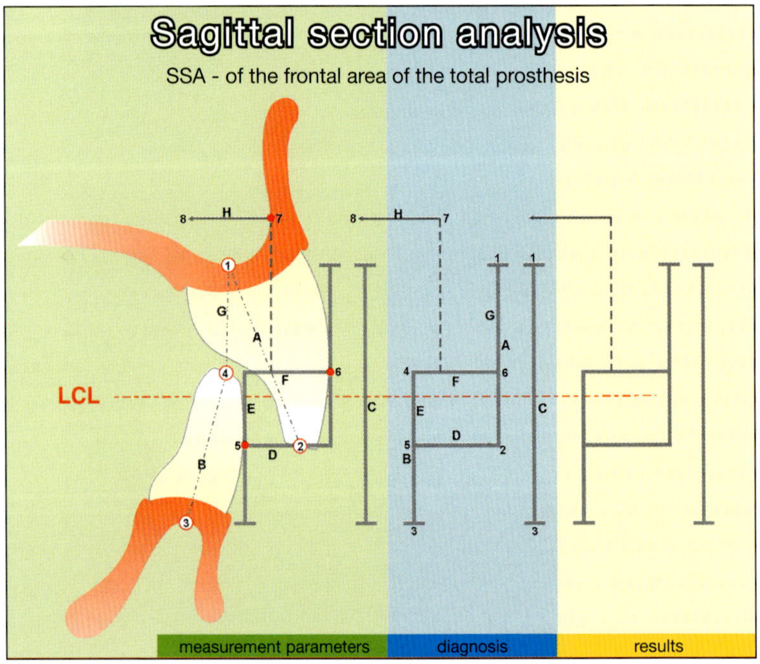

그림 2-33, 34. 이 단면도(출처: 벤스하임의 치과의사 Dr. Hans-Jürgen Schmitt)와 부속 도표에는 악골을 평가하고, 상악과 하악 사이의 관계를 파악하고, 기존의 보철물을 측정하고, 발견된 결과의 수정값을 입력하고, 결과물의 측정값을 기록하기 위한 중요한 파라미터가 나와 있다.

SSA – NFP 측정 파라미터

항목	명칭	측정	간격
1	상악 치조돌기의 전면 부위에서 가장 미쪽(caudal) 지점	A	1-3
2	상악 중절치의 절단연(incisal edge)	B	1-2
3	하악 치조돌기의 전면 부위에서 가장 미쪽(caudal) 지점	C	3-4
4	하악 중절치의 절단연(incisal edge)	D	1-4
5	하악 중절치의 순측면 융선(labial edge)	E	4-5
6	상악 중절치의 순측면 융선(labial edge)	F	2-5
7	상악 치조돌기의 anterior edge	G	6-7
8	AH 선(line)	H	7-8

위의 그래픽은 이에 맞게 덧그려 놓은 단면도이다(그림 2-33, 34에 자세히 설명되어 있다). 이 그래픽은 벤스하임의 치과의사인 Dr. Hans-Jürgen Schmitt와의 오랜 공동 작업에서 나온 산물로서 이를 약간 수정한 것이다.

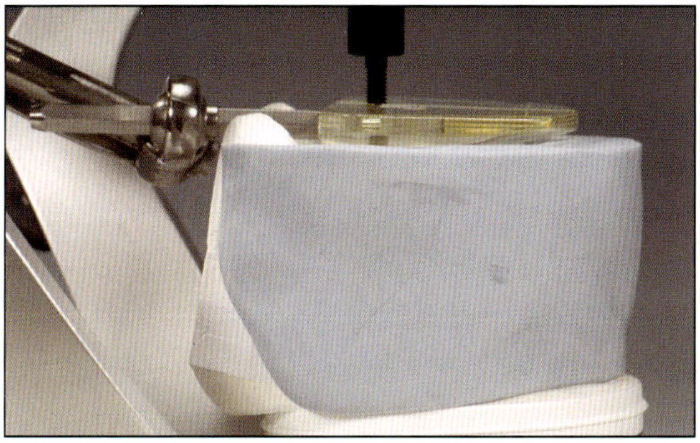

그림 2-35. 하악의 실리콘 매트릭스는….

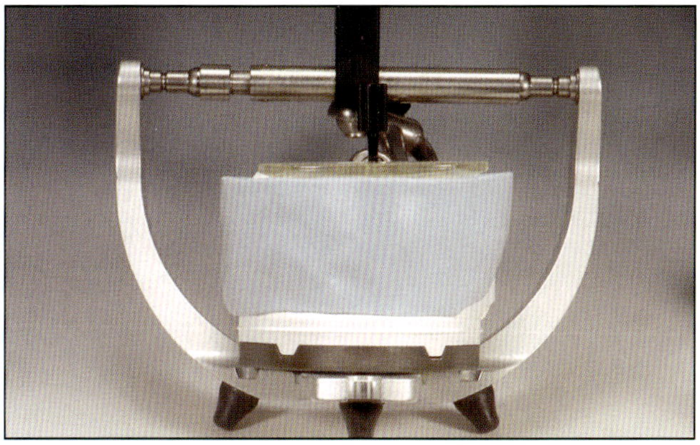

그림 2-36. …무엇보다도 calotte를 조정하기 위한 템플릿(template) 역할도 한다.

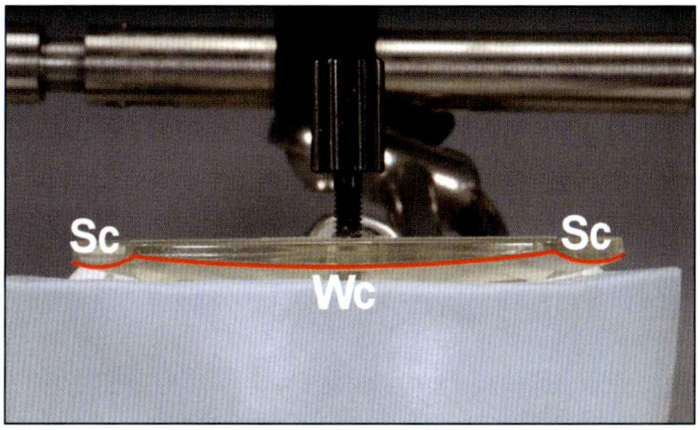

그림 2-37. Calotte를 조정하는 이 전면 모습의 사진에는 Spee 만곡(SC)과 Wilson 만곡(WC)이 빨간색으로 표시되어 있다. 전치부에는 calotte가 입술폐쇄선보다 1mm 더 높게 위치하고 있다(그림 2-33 참조).

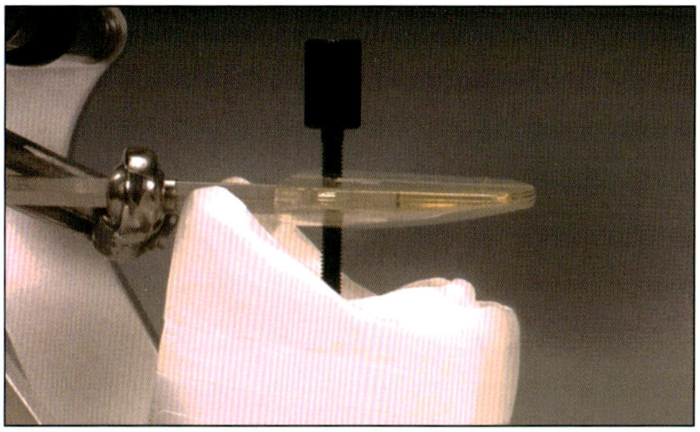

그림 2-38. 실리콘 인덱스를 제거하고 시상측과 전면에서 살펴보면 공간에 관한 개략적인 상황을 알 수 있다.

그림 2-39. 교합평면(OP: Spee 만곡과 Wilson 만곡)이 교합기의 개폐축(SA)과 평행을 이루는 경우는 극히 드물다. 평균값에 의거해 모형을 마운팅 할 경우, 일반적으로, 특히 총의치의 경우 동적 기능 과정에서 간섭이 발생한다. 이러한 간섭은 보철물 베이스가 악골과 접촉하는 부위에 압박점(pressure point)의 형태로 나타나는 경우가 많다.

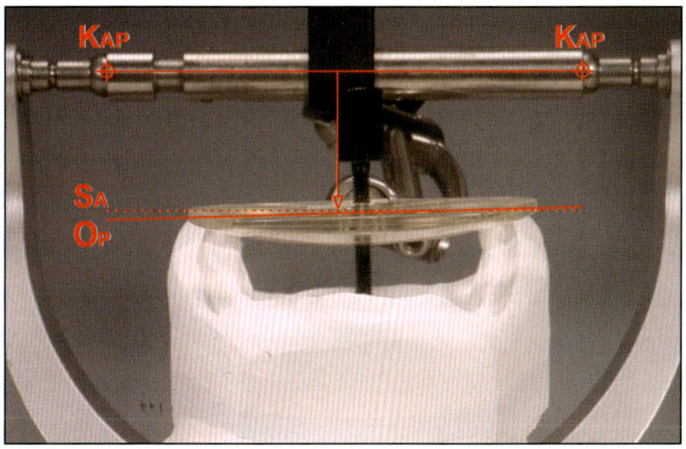

2.2.4 Calotte

이 그래픽은 Dr. Schmitt에 의해 개발되었다. 다음 작업 단계에서는 날카로운 메스를 사용해서 입술폐쇄선을 따라 실리콘 인덱스를 절단한다. 이제 절단된 이 두 실리콘 인덱스를 모형 위에 올린다. 이 실리콘 인덱스는 치아 배열에 지극히 중요한 정보를 제공한다. 하악 실리콘 인덱스는 입술폐쇄선을 통해 calotte의 위치를 정확히 조정하는 가이드라인 역할도 한다. 이 calotte 덕택에 교합만곡(Spee 만곡과 Wilson 만곡)과 교합기의 양쪽 개폐축이 올바른 관계를 가질 수 있으며, 이와 더불어 상악과 하악의 치열 간에 일어나는 모든 동적인 운동의 출발점과도 올바른 관계를 가질 수 있게 된다(그림 2-30~38). 교합평면과 교합기의 개폐축이 평행을 이루는 환자 증례는 지극히 드물다(그림 2-39).

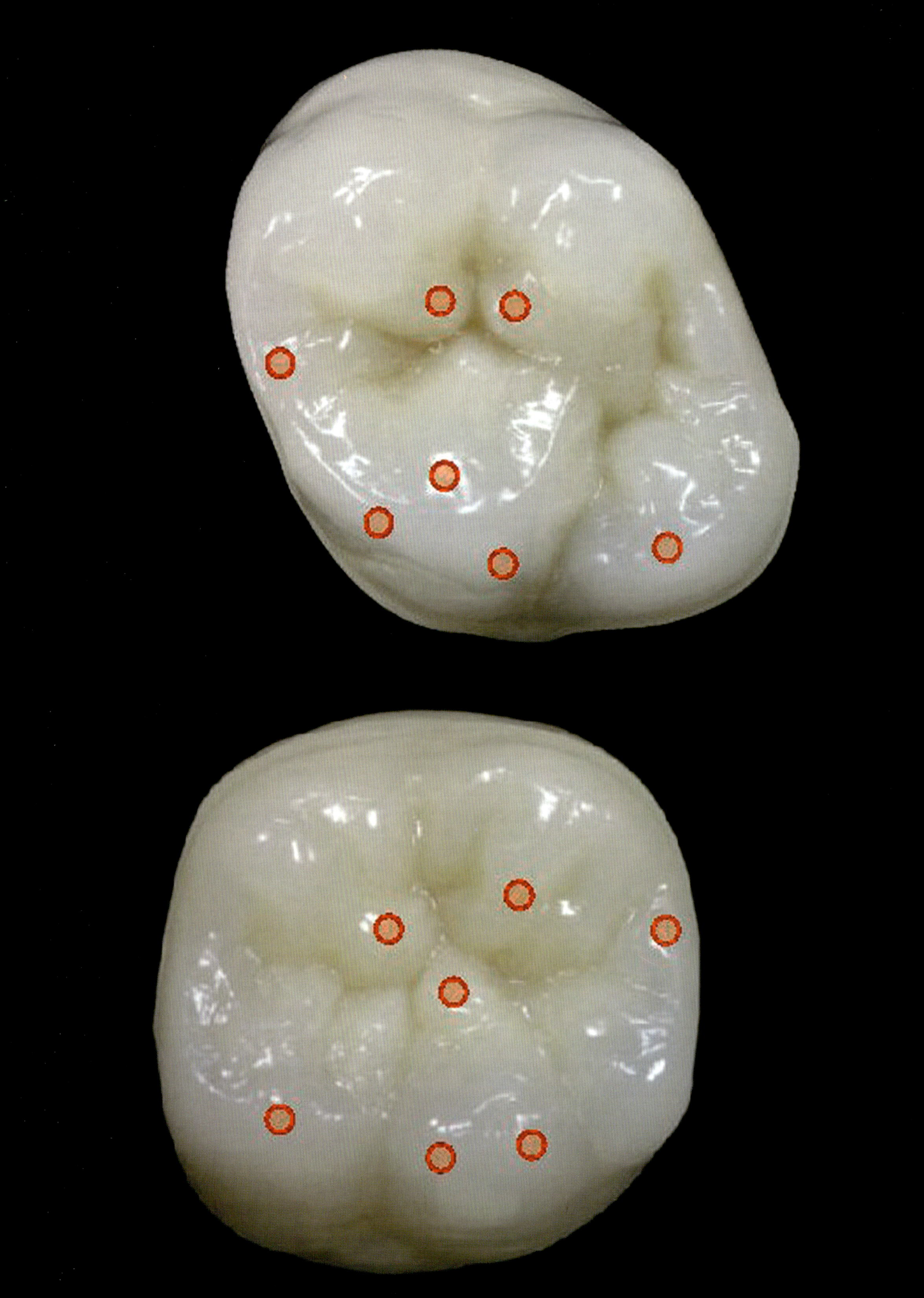

제 3 장 Set-up 체계

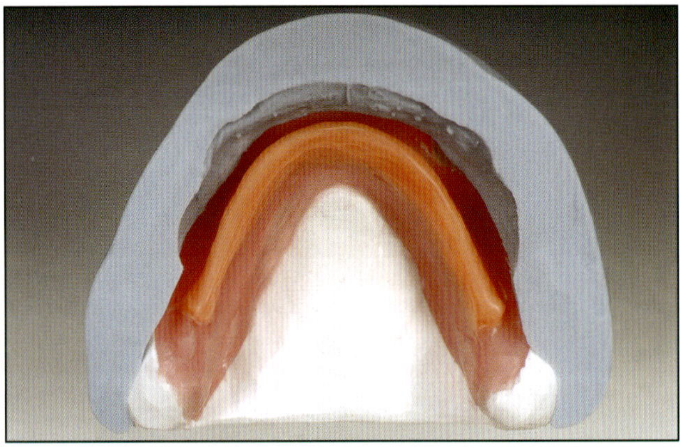

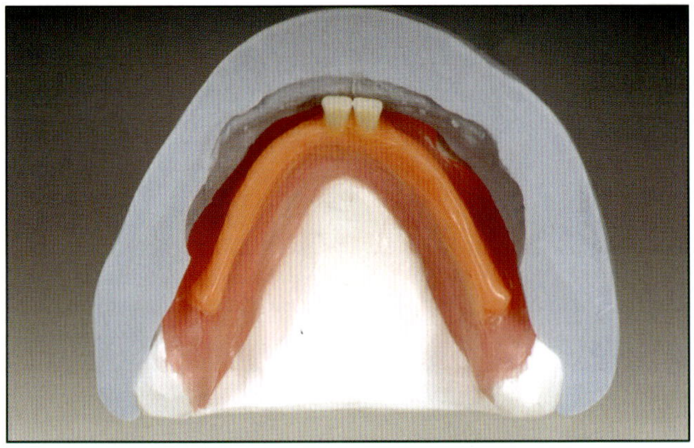

그림 3-1, 2. 절단한 실리콘 인덱스를 하악 모형 위에 올린다. 중앙선을 비롯해 치아를 배열할 수 있는 공간적인 조건을 확인할 수 있다.

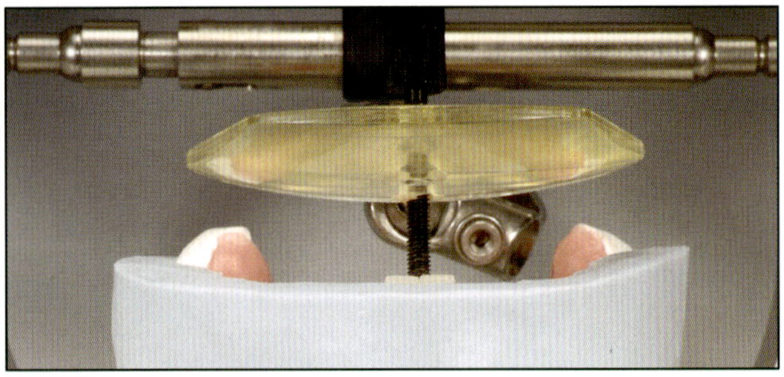

그림 3-3. 하악 중절치의 set-up을 전면에서 본 모습.

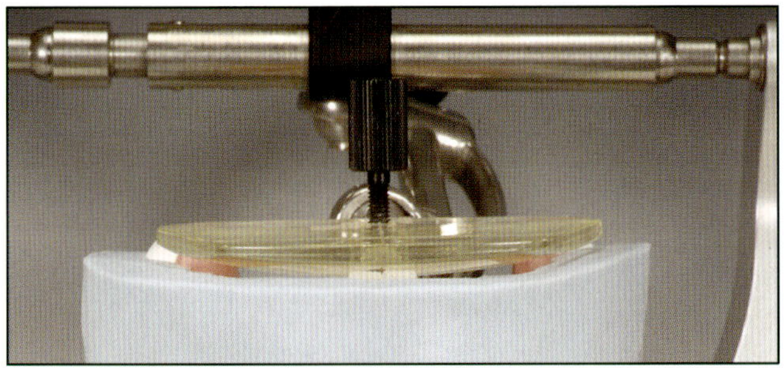

그림 3-4. 조정 작업이 완료된 calotte를 이용해 하악 중절치의 높이가 적절한지 확인한다.

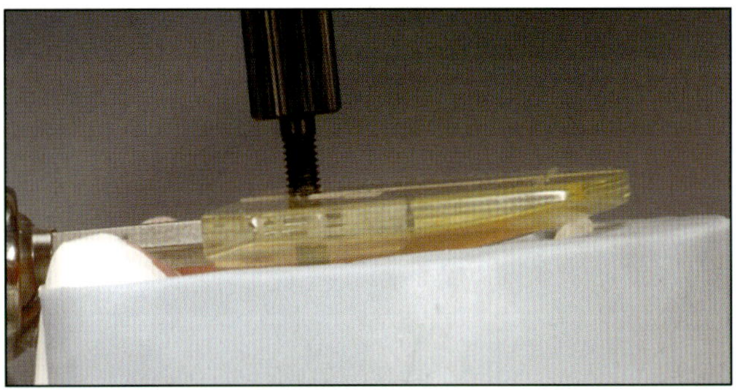

그림 3-5. 측절치의 위치를 결정해서 입술폐쇄선 위 1mm의 높이로 오도록 조절한 모습.

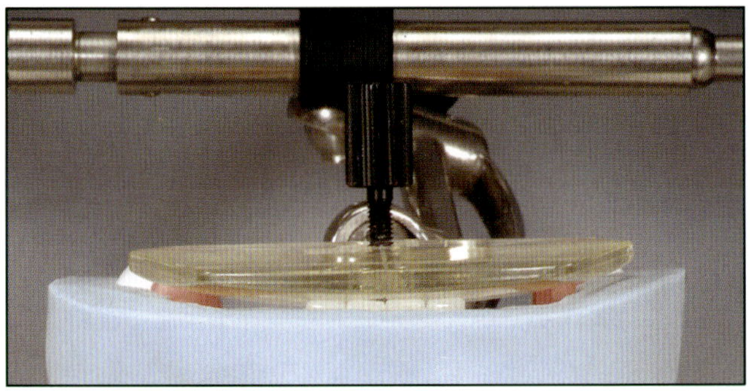

그림 3-6. Set-up한 하악 절치의 전면 모습.

3.1 전치부의 Set-up

Calotte 조정이 완료되면 공간 상황을 전체적으로 살펴보기 위해 실리콘 인덱스를 제거한다. 사진에서는 이 환자의 경우에 하악의 공간 조건이 매우 양호한 것을 확인할 수 있다. Wax base를 제작하는 데는 대부분의 경우에 soft wax를 사용한다. 필요에 따라 제거할 때 문제를 일으키는 언더컷(undercut) 부위를 없애기 위해 아크릴을 사용해서 이를 메운다. Wax matrix는 hard wax를 사용해서 제작한다(그림 3-1, 2). Calotte와 실리콘 인덱스를 사용해서 하악 전치를 set-up하는 작업을 시작한다.

3.1.1 하악 전치부의 Set-up

하악 전치의 위치는 실리콘 인덱스에 의해 만들어지는 전치 부위의 공간과 실리콘 인덱스에 새겨진 중앙선(midline)에 의해 결정된다. 먼저 중절치의 set-up부터 시작한다. Calotte의 수직 높이는, 이와 더불어 전치의 수직 높이는, 입술폐쇄선(lip closure line) 위 1mm의 위치이다. 이어서 측절치, 견치, 제1소구치의 순으로 set-up 한다(그림 3-3~12).

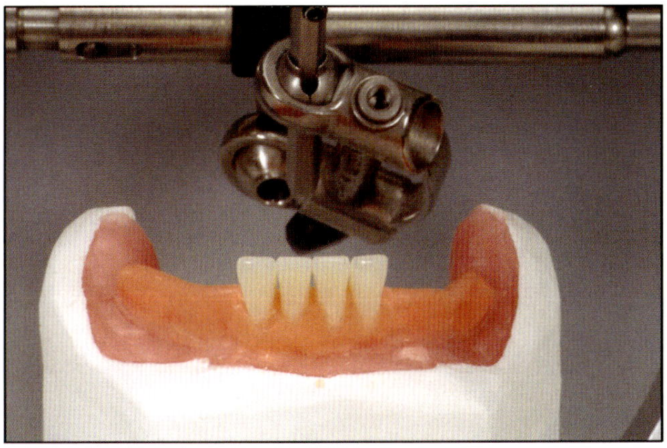

그림 3-7. 실리콘 인덱스를 제거한 상태에서 본 하악 중절치와 측절치의 전면 모습.

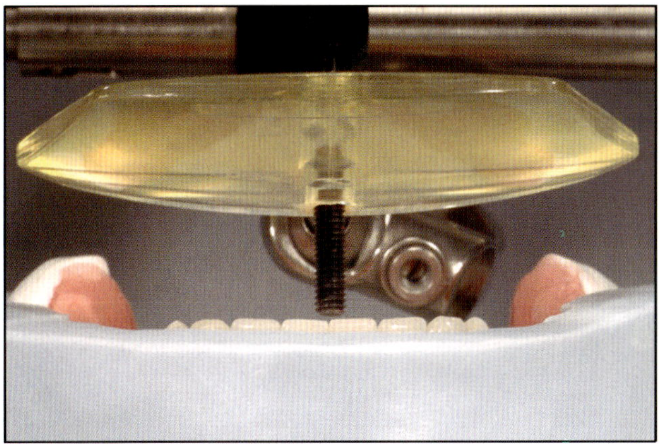

그림 3-8. 입술폐쇄선을 따라 set-up한 전치 치열.

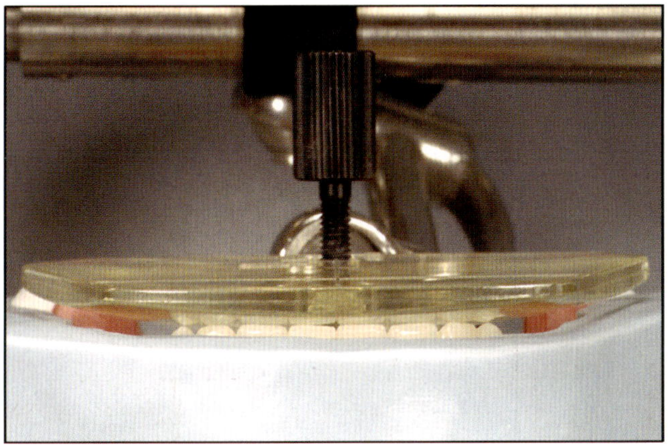

그림 3-9. 제1소구치까지의 전치를 set-up한다.

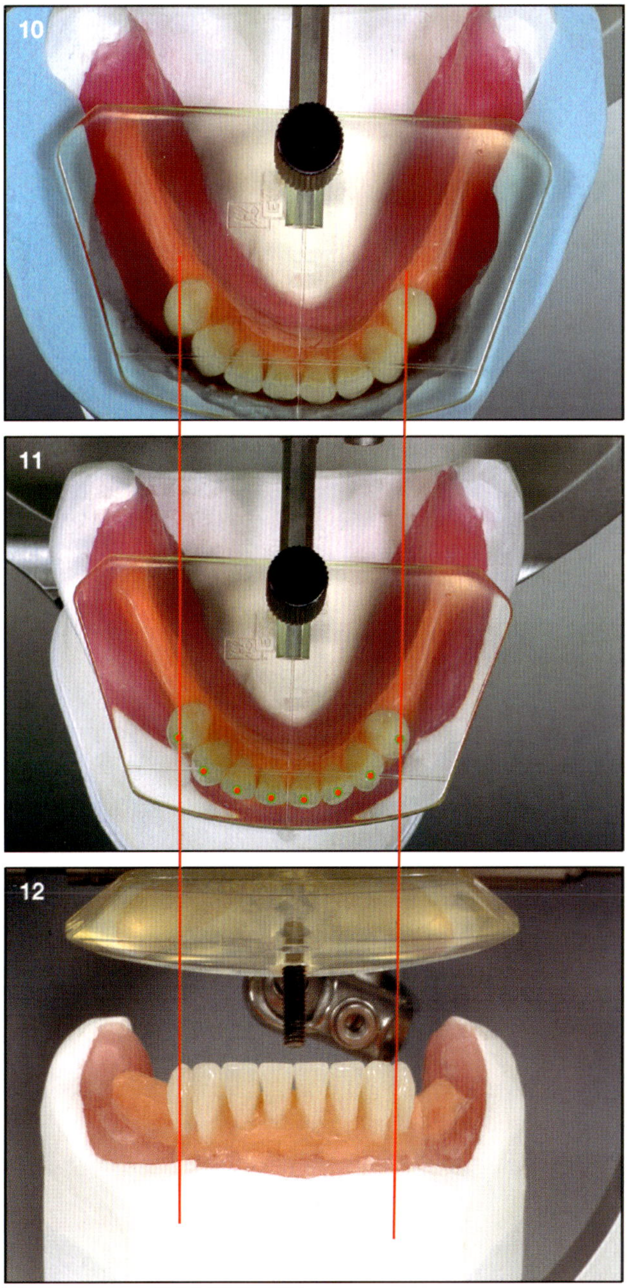

그림 3-10. Set-up된 상태를 calotte를 장착한 채로 교합면에서 본 모습.

그림 3-11. Set-up된 치아의 모든 교두첨단이 calotte와 접촉한다.

그림 3-12. 제1소구치까지 set-up이 완료된 하악 전치를 실리콘 인덱스를 제거하고 본 전체 모습.

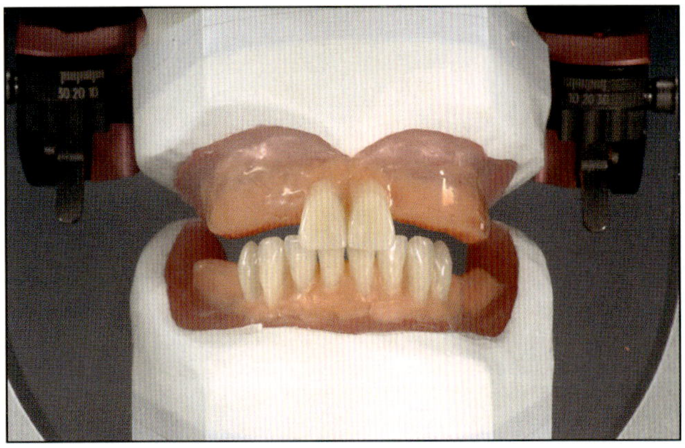

그림 3-13. 상악 중절치의 set-up을 시작한다.

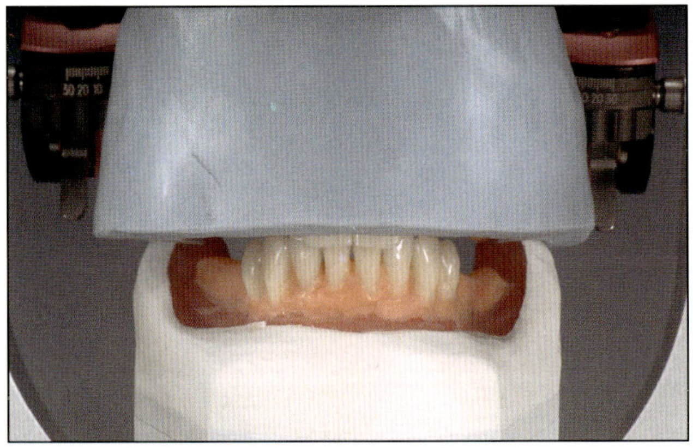

그림 3-14. 상부 실리콘 인덱스를 사용해 치관의 길이를 점검한다.

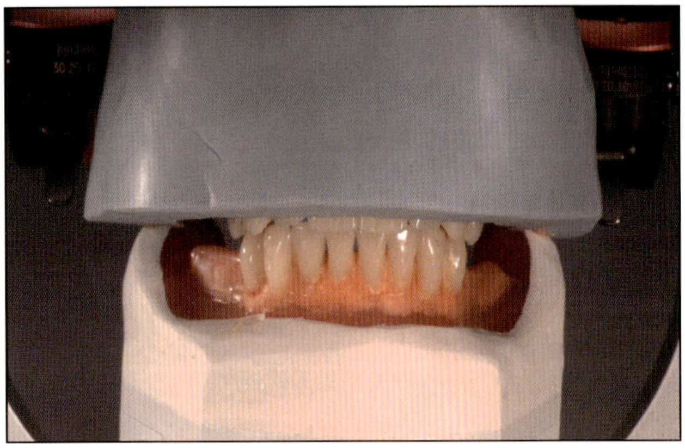

그림 3-15. 하악과 마찬가지로 제1소구치까지 set-up한다.

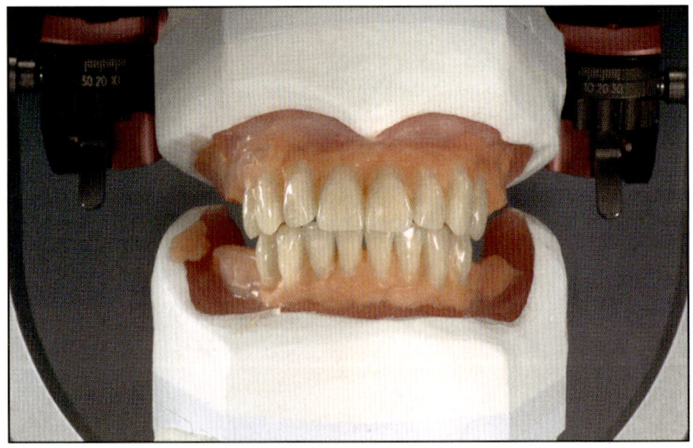

그림 3-16. 하악과 상악의 전치를 제1소구치까지 set-up하는 첫 두 작업 과정이 완료된 전체 모습.

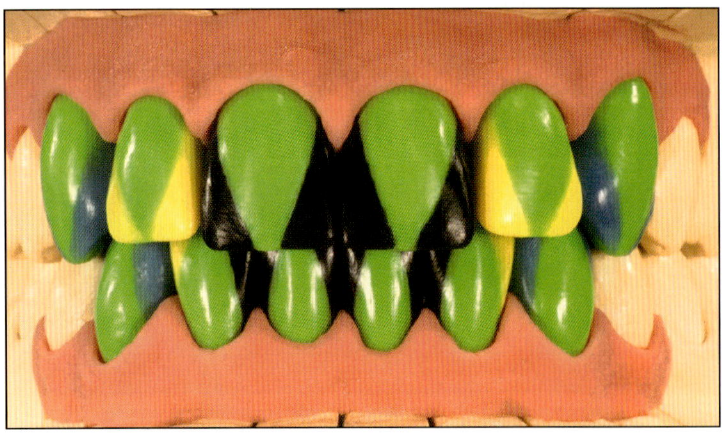

그림 3-17. 제1소구치까지의 전치 부위의 NAT 색상 부호.

3.1.2 상악 전치부의 Set-up

일반적인 규칙에 따라 하악 전치는 입술폐쇄선보다 1mm 위로 올라오게 위치시키며, 상악 전치는 입술폐쇄선보다 2mm 아래로 나오게 위치시킨다. 의도한 바나 필요성에 따라 underbite나 overbite도 고려해야 한다(그림 4-2-32~34 참조). 상부 실리콘 인덱스를 이용해 중절치부터 상악의 set-up을 시작한다(그림 3-13, 14). 이어서 측절치, 견치를 set-up하고 마지막으로 상악 제1소구치까지 set-up한다(그림 3-15, 16). 이 작업이 완료되면, set-up된 전치가 중심위(centric position) 상태에서 조화로운 양상을 띠게 된다. 개별 치아군에 요구되는 기능적인 요구 조건은 NAT에서의 요구 조건과 비슷하다(그림 3-17~23).

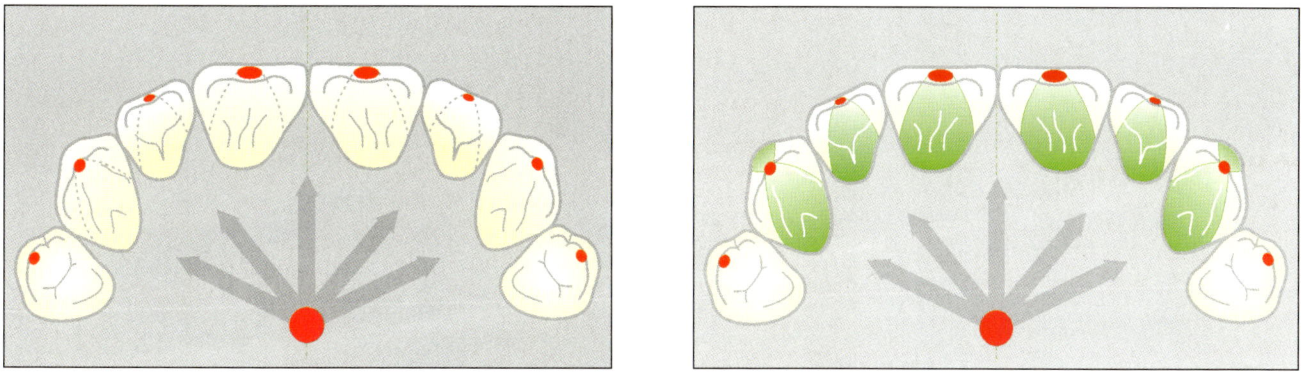

그림 3-18a, b. 상악 치열궁(tooth arch)과 기본 요소인 conus.

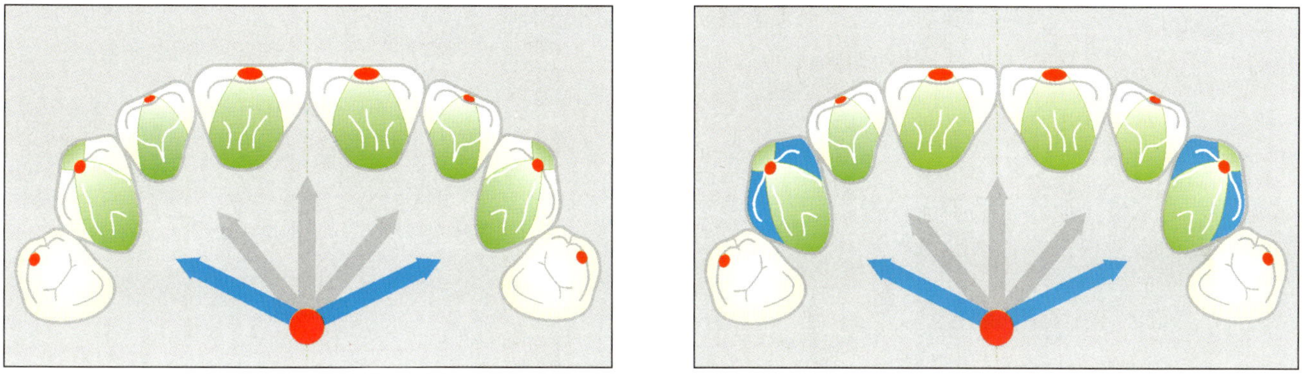

그림 3-19a, b. 측방 운동(laterotrusion)의 영향은 견치에서 시작된다.

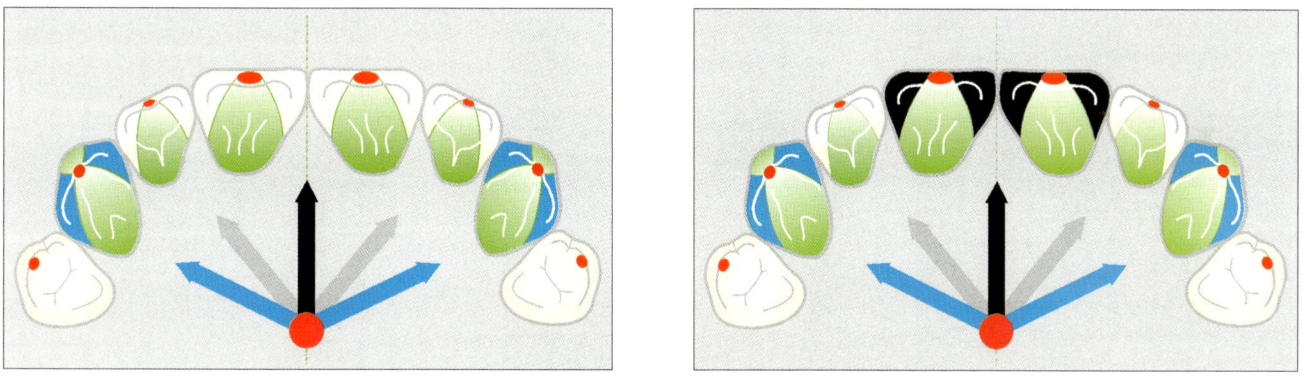

그림 3-20a, b. 전방 운동(protrusion)은 주로 중절치상에서 일어난다.

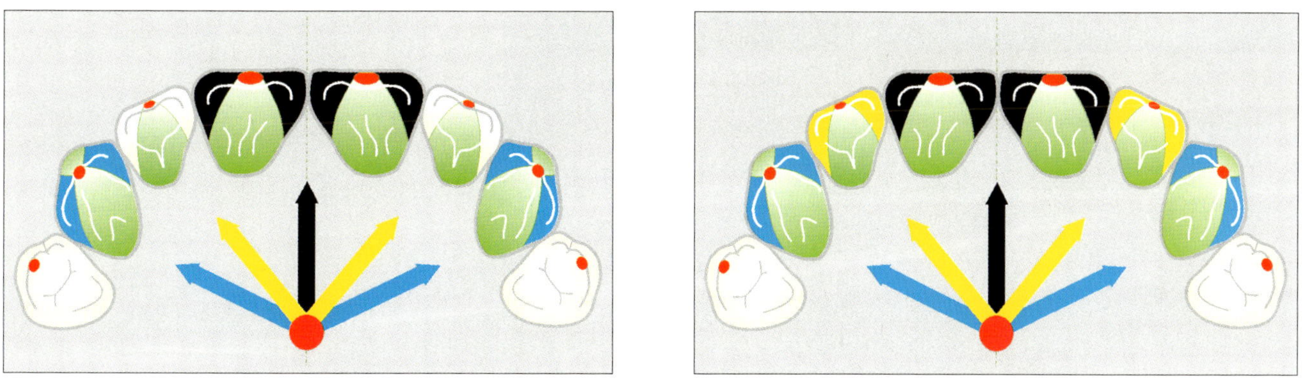

그림 3-21a, b. 측방 운동(laterotrusion)은 측절치 상에서 일어나며 견치와 중절치도 함께 포함된다.

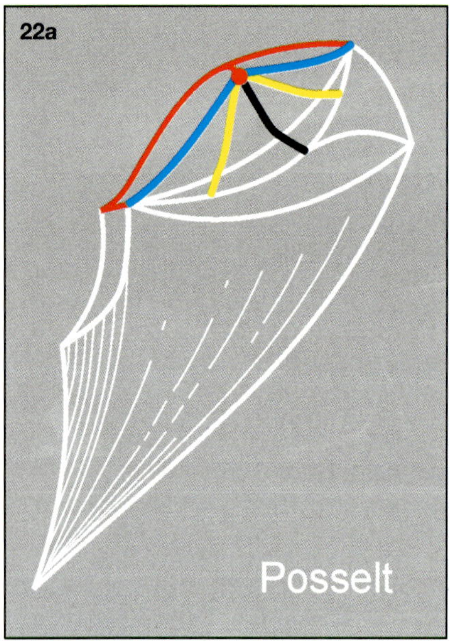

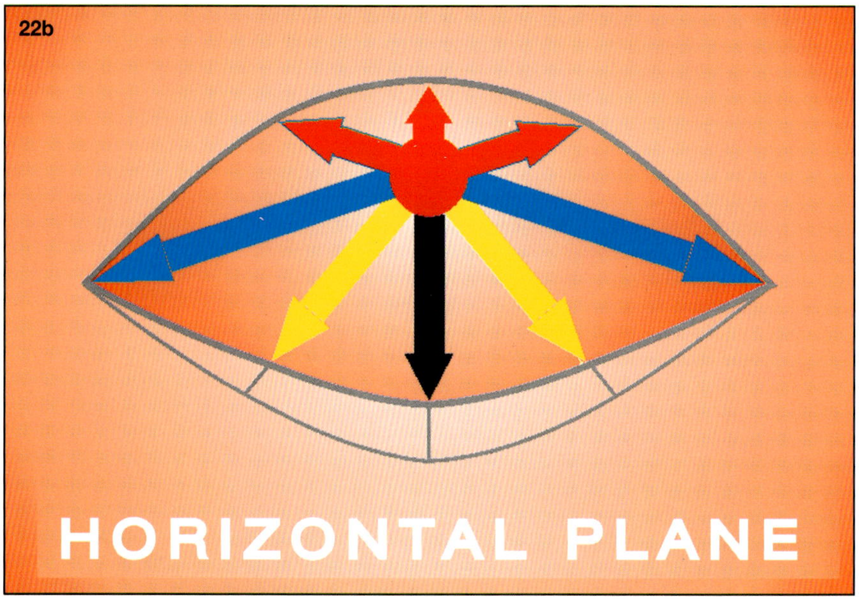

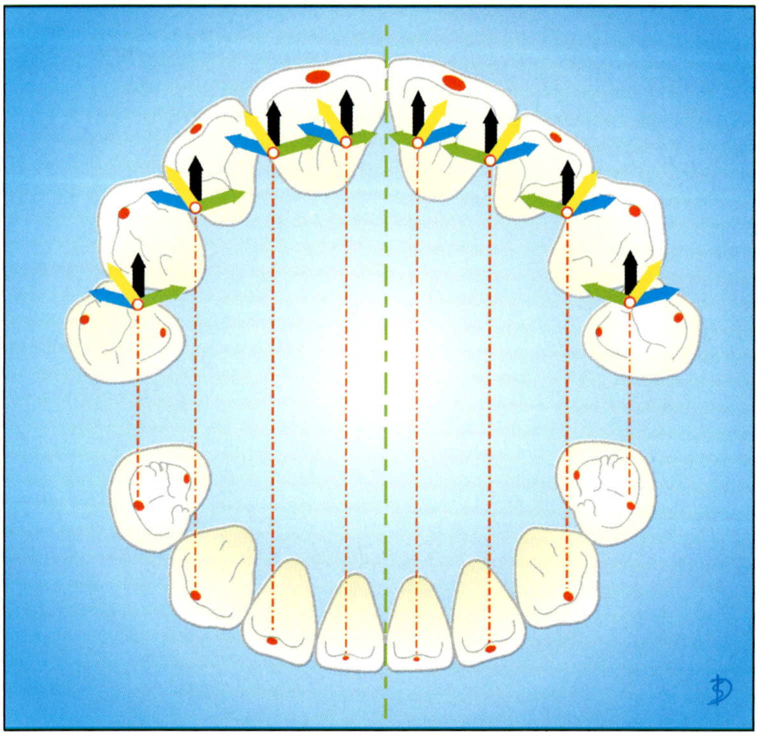

그림 3-22~23. 이 그림에는 전치 부위의 교합나침반을 수평 평면상에서 나타낸 모습과 수정된 Posselt-Graphic으로 나타낸 모습이 나와 있다.

제1소구치의 set-up은 심미적인 측면에서 중요할 뿐만 아니라 하악의 구치부 치아가 올바르게 set-up되도록 유도하고, 특히 상악의 set-up이 올바르게 이루어지도록 유도하는 역할을 한다. 고인류학(paleoanthropology)에서는 제1소구치와 제2소구치 사이가 견치와 구치의 경계라고 본다. 즉, 제1소구치는 견치화 되었으며, 견치로 분류된다. 제2소구치는 구치화 되었으며, 구치로 분류된다. 제1소구치를 전치 set-up에 포함시키면 중심위 상태(centric position)에서 처음으로 지지 부위가 확보된다.

예:

- 하악 전치 치열궁을 set-up
- 지지핀을 한 눈금 하강시킴
- 중절치를 set-up, 2mm overbite
- 지지핀을 반 눈금 상승시킴
- 측절치를 set-up
- 지지핀을 반 눈금 상승시킴
- 견치를 set-up
- 지시핀을 다시 한 눈금 상승시킴
- 제1소구치를 set-up

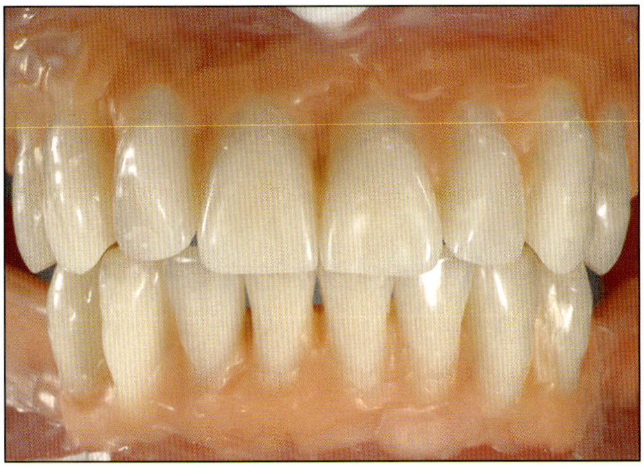

그림 3-24. 제1소구치까지의 상하악 전치가 완전히 set-up된 모습.

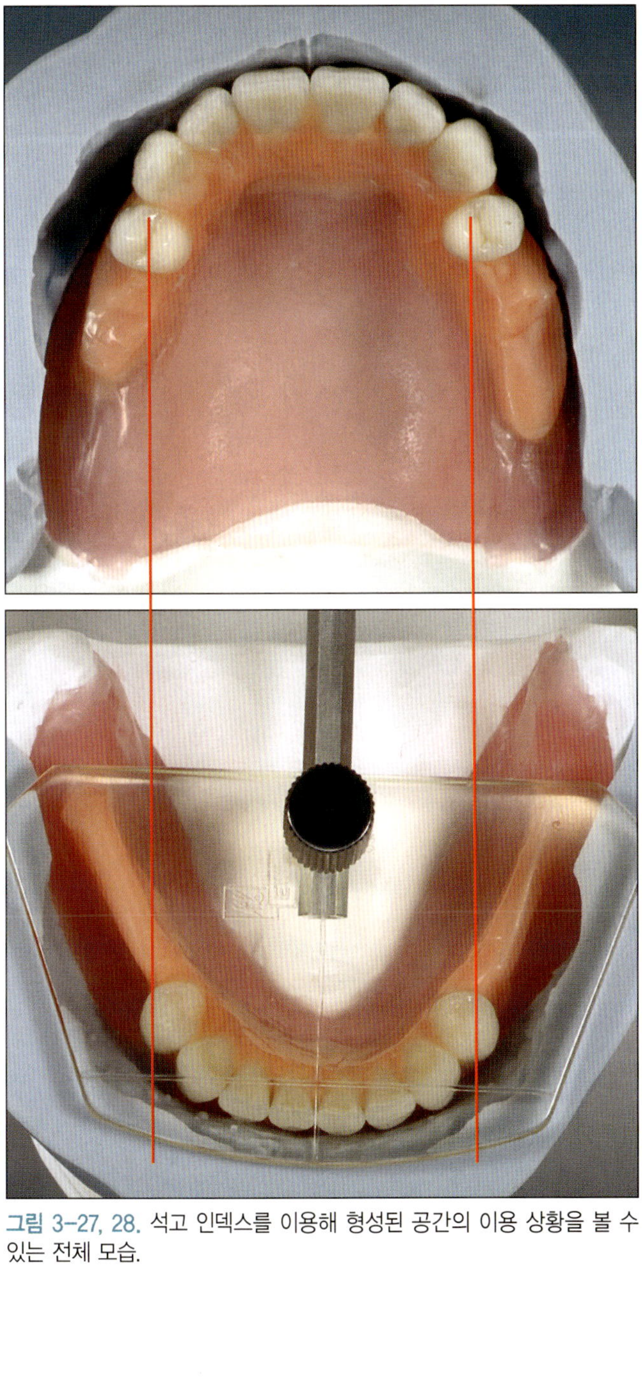

그림 3-27, 28. 석고 인덱스를 이용해 형성된 공간의 이용 상황을 볼 수 있는 전체 모습.

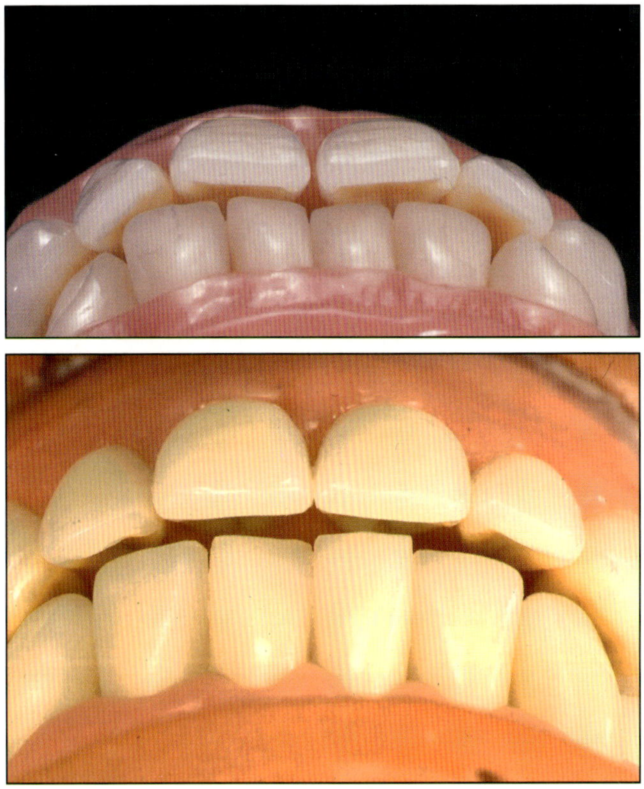

그림 3-25, 26. 기술된 작업 과정이 진행되는 과정에서 상악 치열과 하악 치열 사이의 공간(functional space)이 형성된다.

마지막에 상승시키는 이유는 이를 통해 아크릴로 구현한 후에 grinding해서 수정할 수 있는 여유를 확보하기 위함이다(그림 3-24~28).

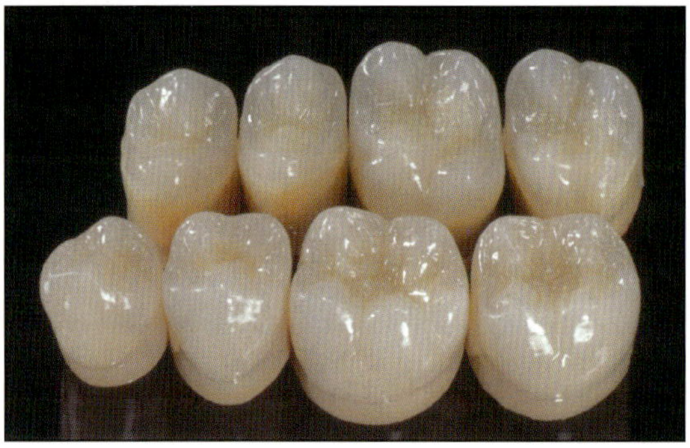

그림 3-29. Dynamik-Line 시리즈의 구치부 치아.

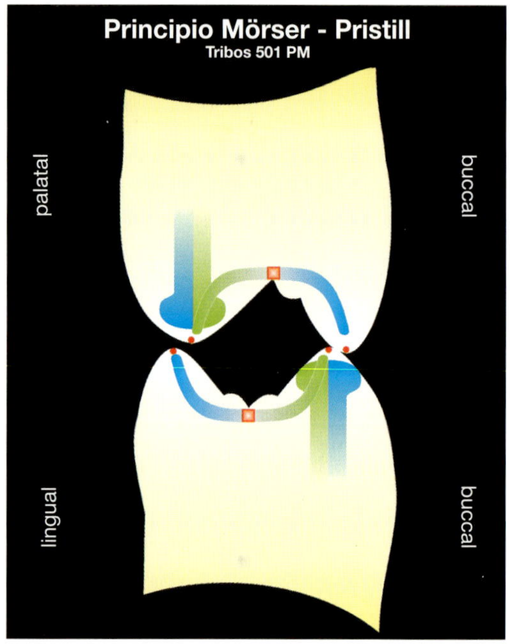

그림 3-30. 대구치와 소구치의 기능 과정(functional process).

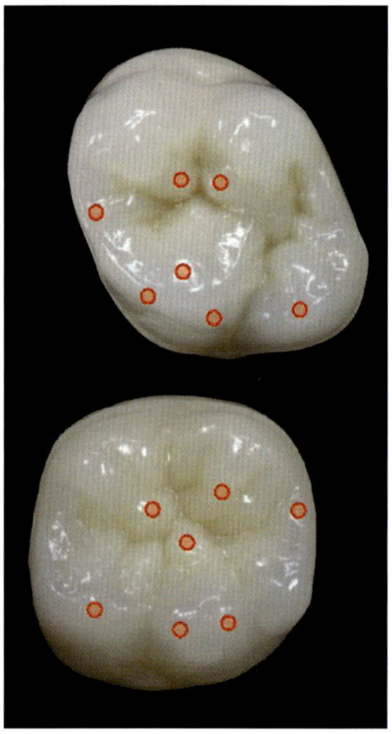

그림 3-31. 접촉점이 존재하는 primary morphology.

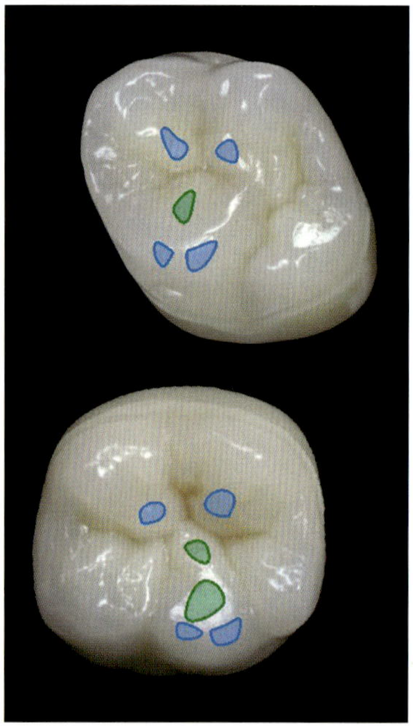

그림 3-32. 접촉면이 존재하는 secondary morphology(마모성).

3.2 구치부의 Set-up

구치부 치아로는 선택할 수 있는 것이 많다. 교합면이 평평한 치아도 있고 열구가 깊고 교두사면의 경사가 심한 치아도 있다. 사용 흔적이 없는 치아(primary morphology 내지 constructional morphology)도 있고 마모가 진행된 치아(secondary morphology 내지 functional morphology)도 있다. 이들 모든 제품은 최종적인 결과물이 아니라 블랭크(blank)로 간주해야 한다. 이 치아를 환자에 상응하는 정보를 이용해 수정해야만 비로소 '원석 다이아몬드' 치아가 '빛나는 다이아몬드'로 변신한다. 이 과정에서 secondary morphology를 가진 치아가 set-up과 미세한 적합(adaptation)을 훨씬 손쉽게 할 수 있다(그림 3-29~32).

3.2.1 하악 구치부의 Set-up

다음 작업 단계에서는 하악 구치를 set-up한다. 먼저 좌측의 제2소구치부터 set-up한다. 이어서 같은 쪽의 제1대구치와 제2대구치를 set-up한다. 동일한 순서로 우측도 set-up한다(그림 3-22~33). 이때 NAT(Natural Wax-Up Technique)의 원칙을 준수하는 것이 중요하다. NAT의 원칙에서 어느 교두정(cusp tip)이 calotte와 접촉해도 되며, 어느 교두정은 절대로 접촉해서는 안 되는지를 알 수 있다(그림 3-33~39). 예를 들어, 제2소구치의 경우에 협측 교두와 근설측 교두만 calotte와 접촉한다. 제1대구치의 경우에는 근협측, 근설측, 근협측 교두만 calotte와 접촉한다. 하악 제2대구치도 동일한 접촉 양상을 보인다. 이 파라미터를 지키지 않을 경우 하악의 각 소구치와 대구치가 교합 곡선, 즉, Spee 만곡과 Wilson 만곡에 맞지 않게 위치하게 되어서 악관절의 기능 과정에 문제가 발생할 수 있다. 또한 왁스 set-up을 아크릴로 구현했을 때, 이 파라미터를 준수했다면 최소화되었을 grinding 작업을 대규모로 하게 된다는 것을 의미한다. 이 환자 증례의 그림 3-40에서는 Bonwill triangle이 각 환자마다 어떻게 차이 나는지를 볼 수 있다. 환자의 데이터를 사용해 작업하면 삼각형 각 변의 기능 길이가 매우 차이나게 된다. 세 변이 동일한 삼각형은 우연이라고 볼 수밖에 없다. 환자의 데이터를 측정하는 과정에서와 이 데이터를 교합기로 이전할 때 파라미터를 준수하는 것은 총의치에서만 반드시 필요한 것은 아니다.

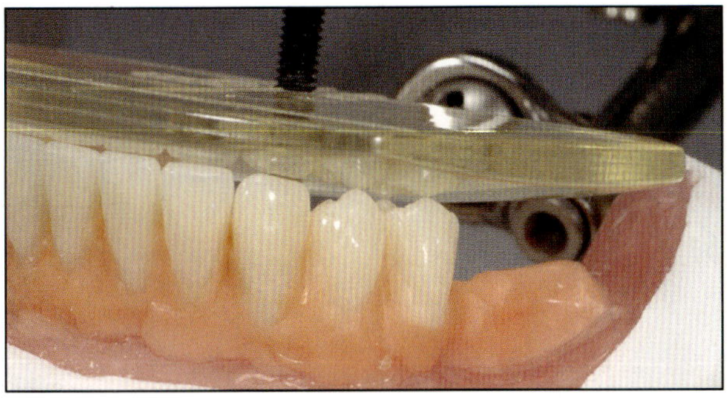

그림 3-33. 협측과 근설측의 교두가 접촉하도록 제2소구치를 set-up 한다.

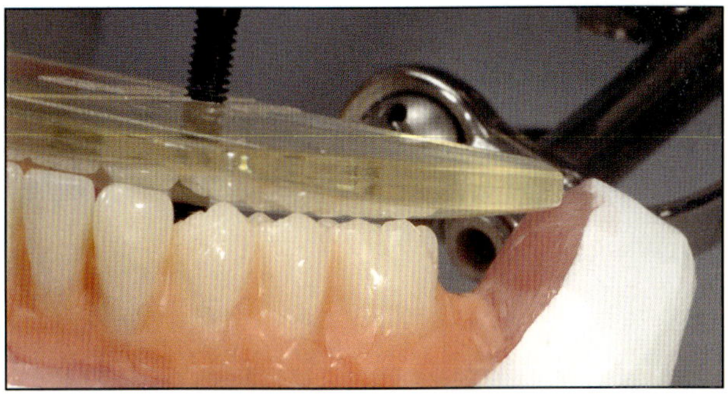

그림 3-34. 제1대구치의 set-up.

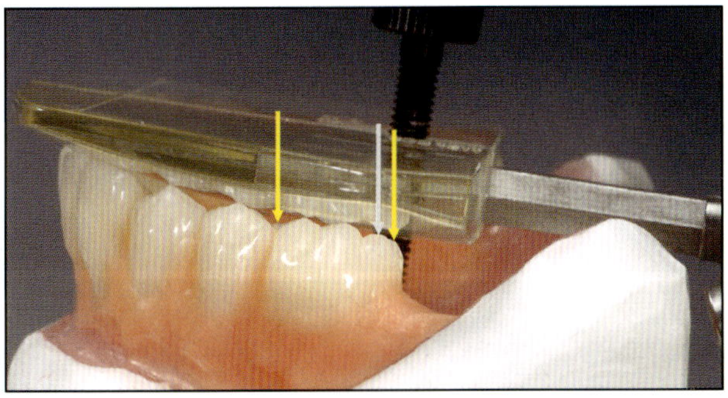

그림 3-35. Calotte와 교두의 접촉 관계를 점검한다.

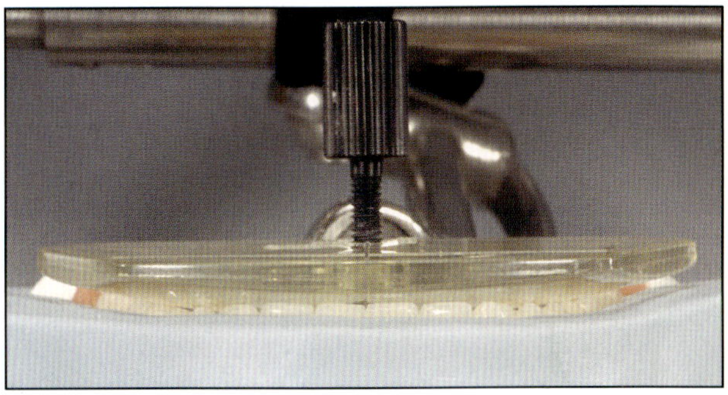

그림 3-36. Set-up된 하악 치아를 calotte와 실리콘 매트릭스를 장착한 상태로 전면에서 본 모습.

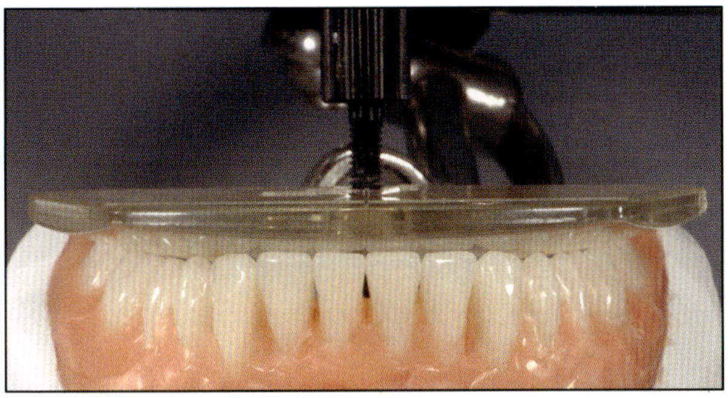

그림 3-37. Calotte가 장착된 상태의 전면 모습.

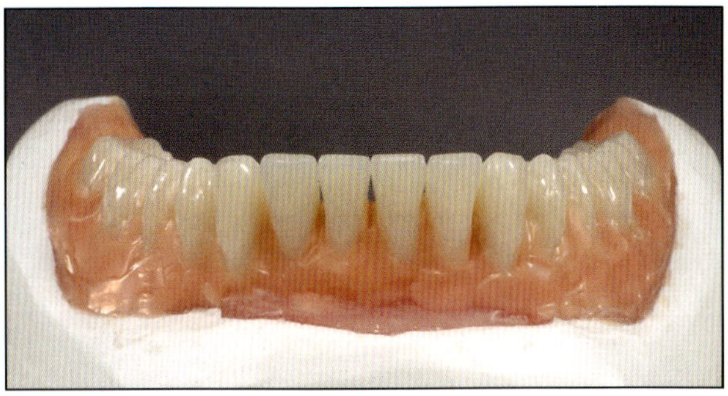

그림 3-38. 하악의 set-up이 완료된 모습.

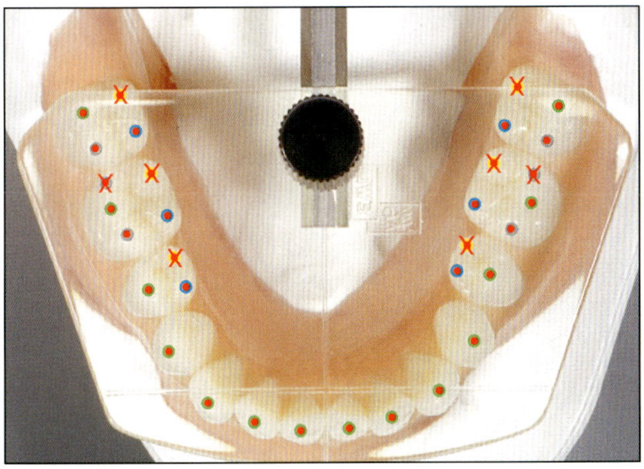

그림 3-39. (NAT의 원칙대로) 이와 같이 교두정과 calotte가 접촉하면 구치의 교합면이 교합만곡(Spee 만곡과 Wilson 만곡)과 이상적인 관계를 이룬다.

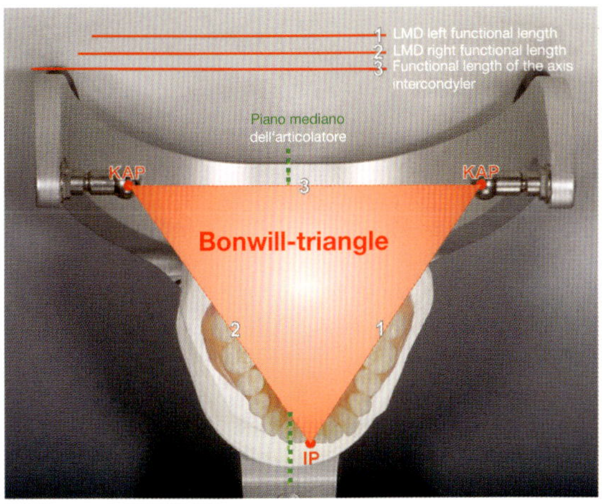

그림 3-40. 이 환자의 Bonwill-triangle에서 각 기능 길이가 확연히 차이나는 것을 볼 수 있다.

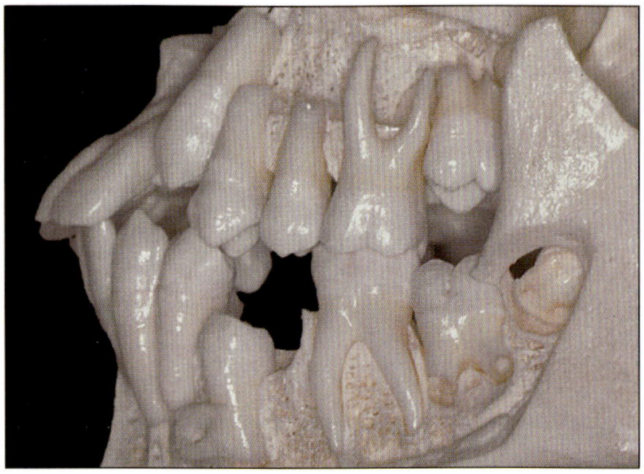

그림 3-41. 치아가 나오는(dentition) 과정에서의 발달 양상.

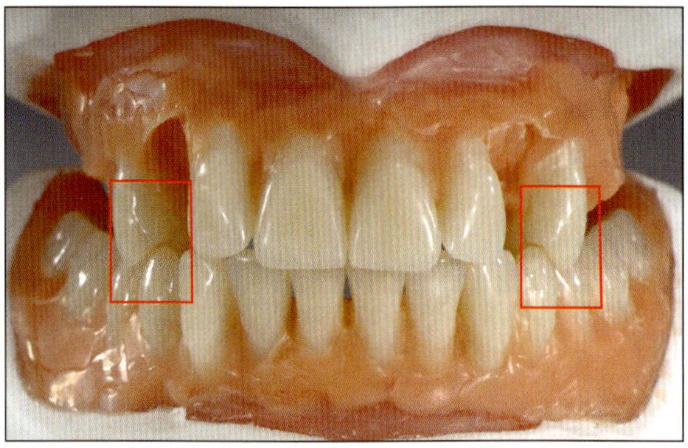

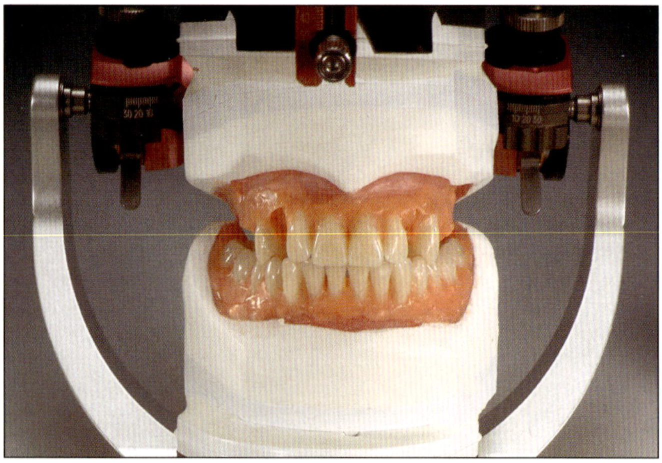

그림 3-42a, b. Set-up에서 양쪽 견치를 제거했다. 제1소구치가 수직과 수평상으로 중심위(centric position)가 유지되도록 보장해 준다.

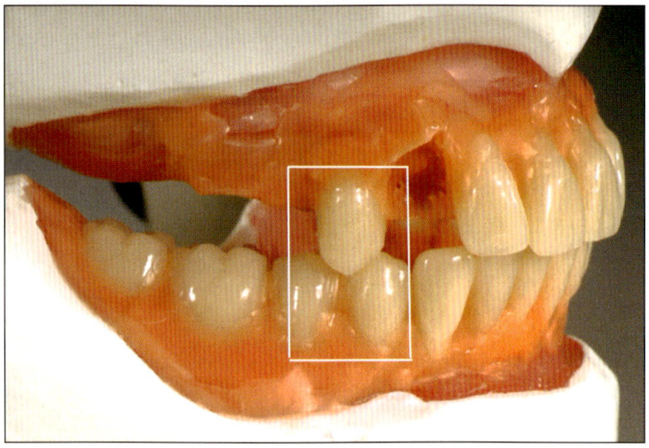

그림 3-43. 지지 치아(support tooth)이며 동시에 현재 '유도 치아(guiding teeth)'인 치아의 우측면 모습'

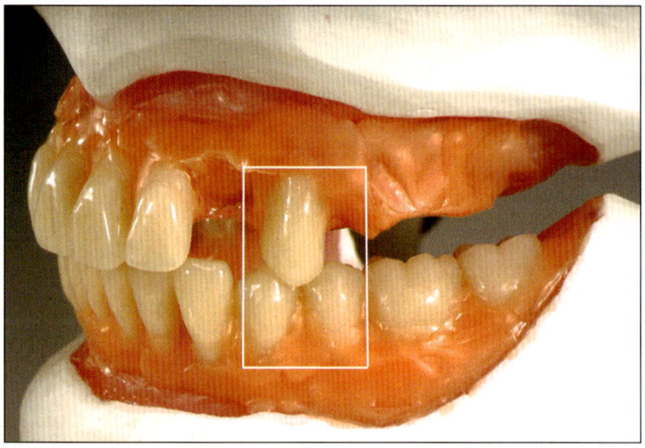

그림 3-44. 동일한 상황의 좌측면 모습.

"수복은 어떠한 형태로든 자료로 남아있는 것만 할 수 있다"

3.2.2 상악 구치부의 Set-up

위에 적힌 표어는 치아 교체 과정에서 자연이 자신의 과제를 어떻게 해결하는지 생각해보라는 촉구이다. 그림 3-41은 유치의 사용 기간이 지나고 나면 견치 유도가 더 이상 중요한 역할을 하지 않는다는 것을 볼 수 있는 사진이다. 이 시기가 되면 상악과 하악의 제1소구치와 제1대구치가 상악과 하악의 궁극적인 관계를 결정하는 대들보와 같은 역할을 한다. 이러한 사실을 이어서 진행할 set-up 과정에 적용해야 하는 것은 지극히 당연하다. 우선 set-up한 치열에서 상악의 견치를 다시 제거한다(그림 3-42~44).

그러면 임시로 상악 제1소구치가 유도 역할을 맡게 된다. 제일 먼저 할 작업 단계는 좌측의 제1대구치를 set-up하는 것이다(그림 3-45). 중심위 상태에서 치아가 서로 가장 잘 맞물리도록 만들어야 하는데, 이 목표는 자연에 부합하는 형태(natural morphology) 덕택에 쉽고 빠르게 달성할 수 있다. 동역학적 측면으로는, 우측 상악과 하악의 제1소구치 한 쌍과 좌측 상악과 하악의 제1대구치 한 쌍이 기능 운동을 할 때 아무런 간섭이 생기지 않도록 치아 위치와 교합기의 관절을 적절히 조절해서 제작해야 한다(그림 3-45~50).

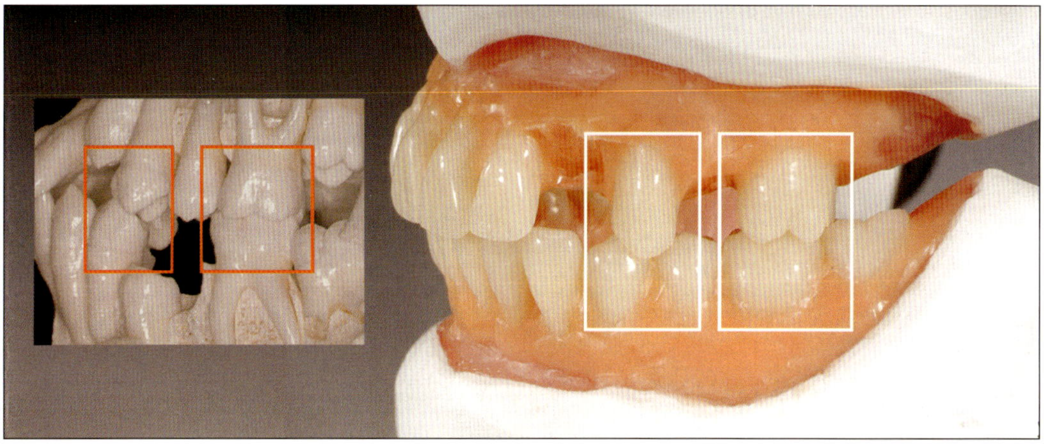

그림 3-45. 자연이 제공하는 set-up 방식.

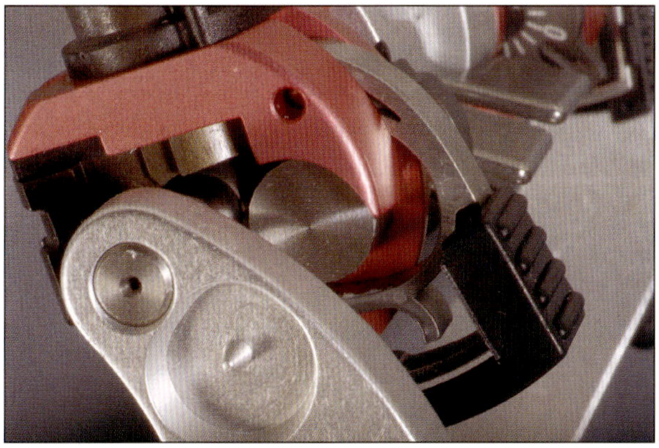

그림 3-46. Mesiotrusion이 가능하도록 transversal condylar guidance를 조정.

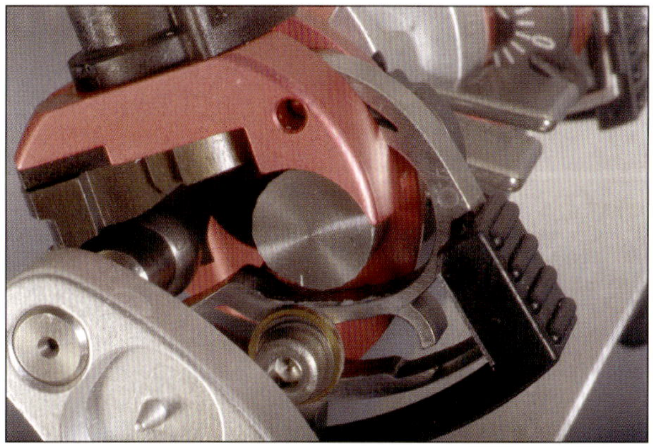

그림 3-47. Mesiotrusion을 가능하게 하는 excursive 운동 공간과 incursive 운동 공간.

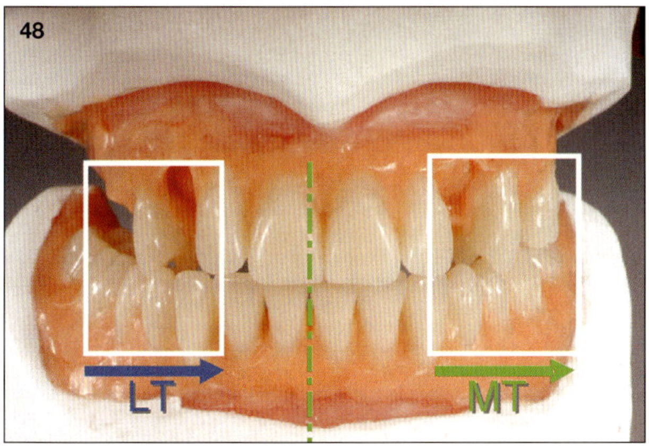

그림 3-48. 좌측으로의 측방 운동.

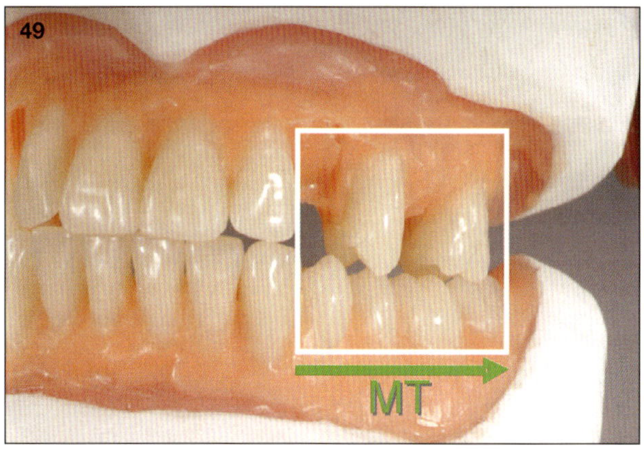

그림 3-49. 적용하는 개념에 따라 좌측 소구치도 함께 포함시킬 수 있다.

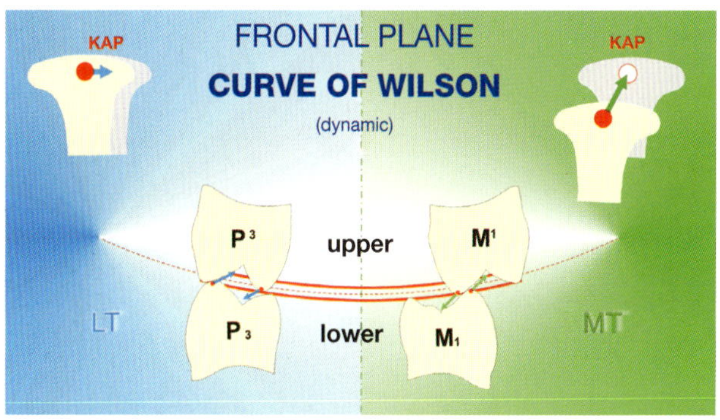

그림 3-50. 이들 구치부 치아를 형태학적으로 만들어주고 NAT 원칙에 의거해 치아를 올바르게 set-up하면 정역학적 및 동역학적인 측면에서 고도의 안정성이 보장된다.

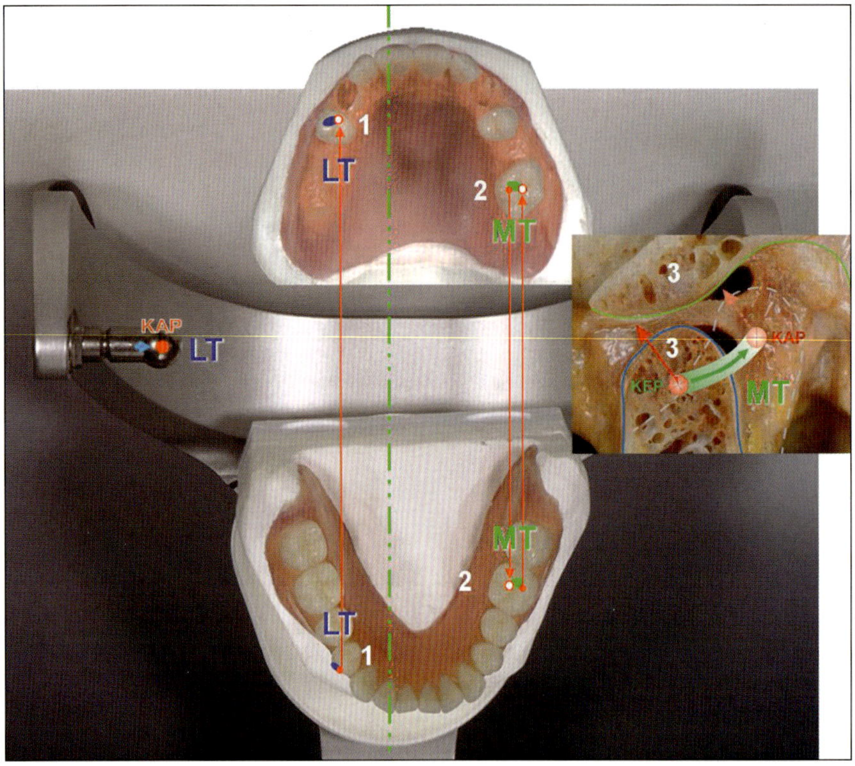

그림 3-51. 1, 2, 3의 위치는 laterotrusion과 mesiotrusion이 일어나는 과정에서 서로 조화롭게 작용해야 한다.

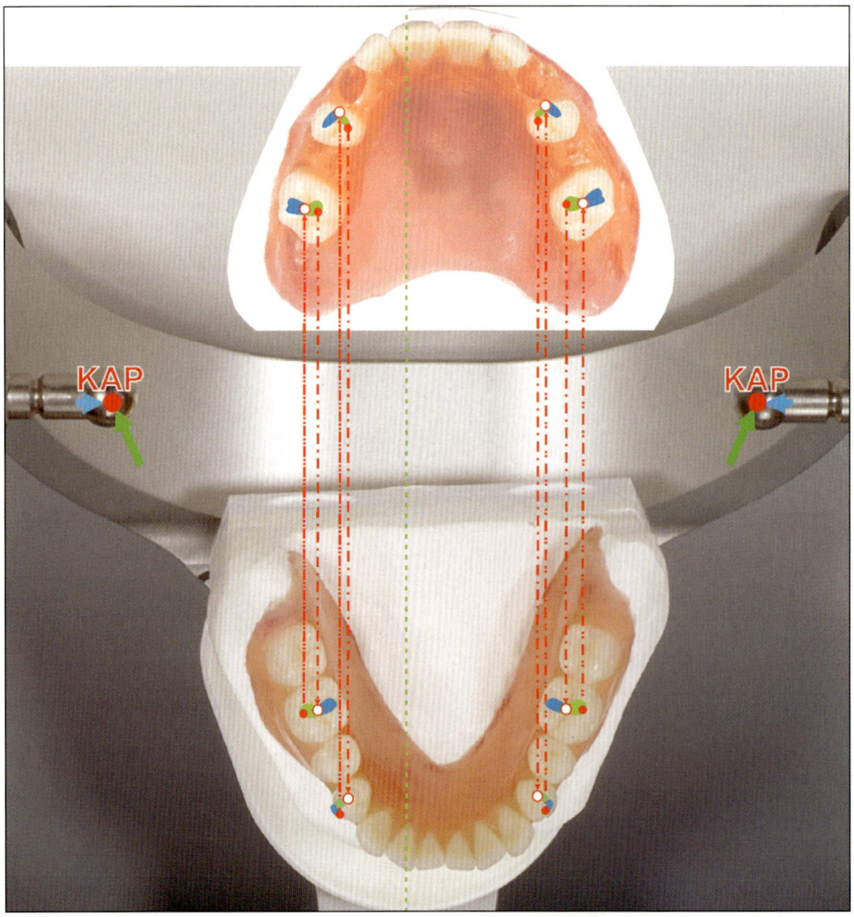

그림 3-52. 상악과 하악의 치아 쌍이 서로 올바른 관계를 형성하고 있으면 정역학과 동역학적으로 우수한 안정성이 확보된다.

1, 2, 3의 부분(그림 3-51, 52)은 기능적으로 서로 조화롭게 작용해서 정역학적인 상태(centric)에서와 동역학적 운동을 하는 동안 치아가 서로 접촉을 유지해야 한다.

반대편도 동일한 방법으로 작업한다. 이 작업 방법을 이용하면 중심위와 편심위(eccentricity) 위치에서 이들 치아 쌍에게 고도의 안정성이 확보될 뿐만 아니라, 교합기의 양쪽 관절을 놀라울 만큼 손쉽고 신속하고 정확하게 조정할 수 있었다(그림 3-53~56).

이제 남은 상악 set-up 단계는 빈 틈새를 메우는 작업으로, 초보자이든 노련한 치과기공사이든 누구나 쉽게 할 수 있다. NAT에서와 마찬가지로 치열의 마지막에 위치한 치아부터 시작해서 악관절로부터 멀어지는 순서로 작업한다. 즉, 먼저 상악 제2대구치를 배열하고 기존의 파라미터에 맞게 조정한다.

제2소구치가 구치부에서 마지막으로 작업하는 치아인데, 마찬가지로 정역학과 기능 과정을 고려해서 적절히 조정한다.

견치를 다시 결합시키면 set-up이 완료된다. 견치를 결합시키면 set-up된 결과물이 다양한 개념과 요구 조건에 부합하는지 평가할 수 있다: 예를 들어, 특히 견치 유도나 제1소구치가 포함된 group guidance 등.

이로써 한 가지 사실만은 확실해졌다: 자연에 부합하는 치아 형태(natural morphology of teeth)가 성공의 열쇠라는 점이다! 결과가 얼마나 우수할지, 작업을 얼마나 즐겁게 할 수 있을지는 하악 구치부의 set-up을 얼마나 제대로 하는지와 치과의사가 실시하는 준비 작업이 얼마나 잘 이루어졌는지에 의해 좌우된다(그림 3-57~70).

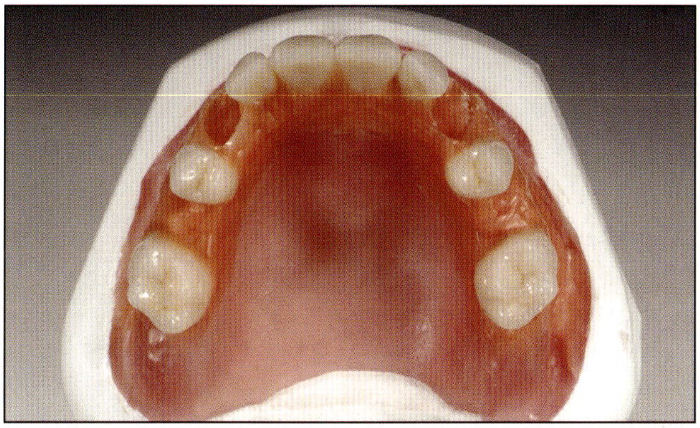

그림 3-53. 상악 지대치 4개의 교합면 모습.

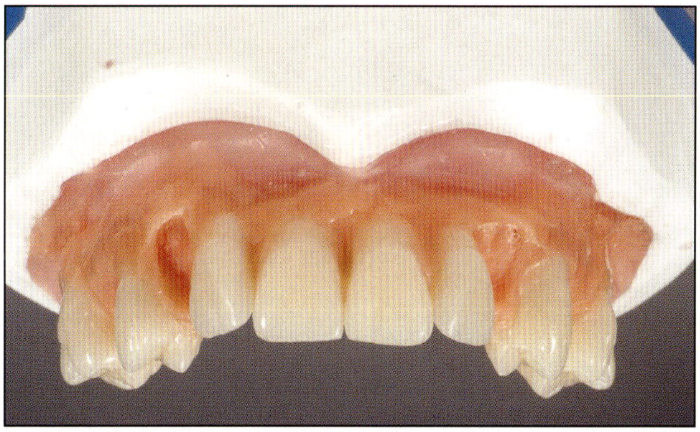

그림 3-54. 전면에서 살펴보면 교합만곡에 대한 구치부 치아 교두의 위치를 확인할 수 있다.

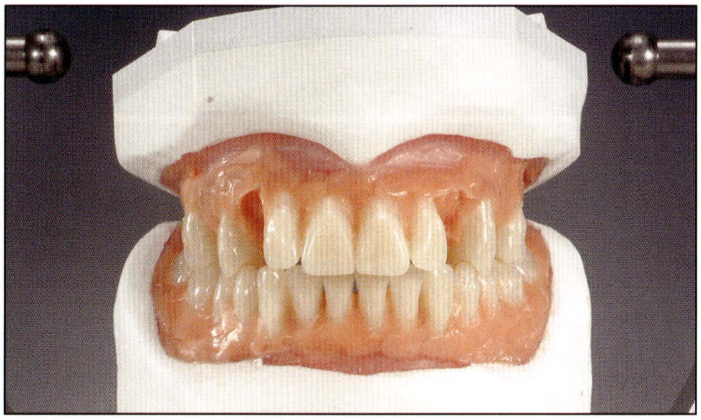

그림 3-55. 대합치와의 관계가 뛰어난 까닭에 교합기의 상부 구조물을 장착하지 않은 상태로도 상악 모형이 하악 치열 위에서 안정적으로 놓여있다.

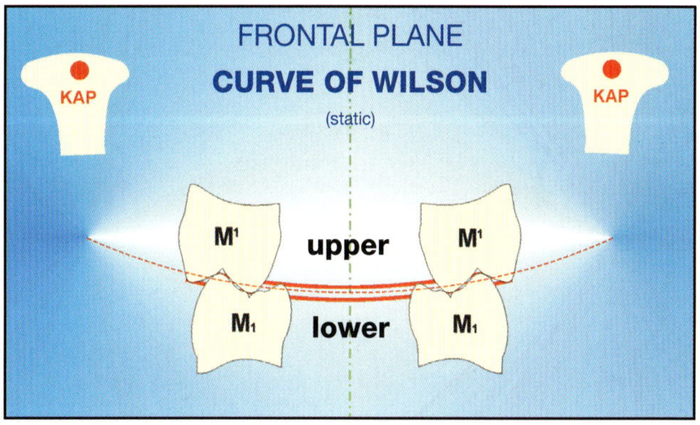

그림 3-56. 구치와 악관절이 중심위(centric position) 상태에 있는 모습의 도해.

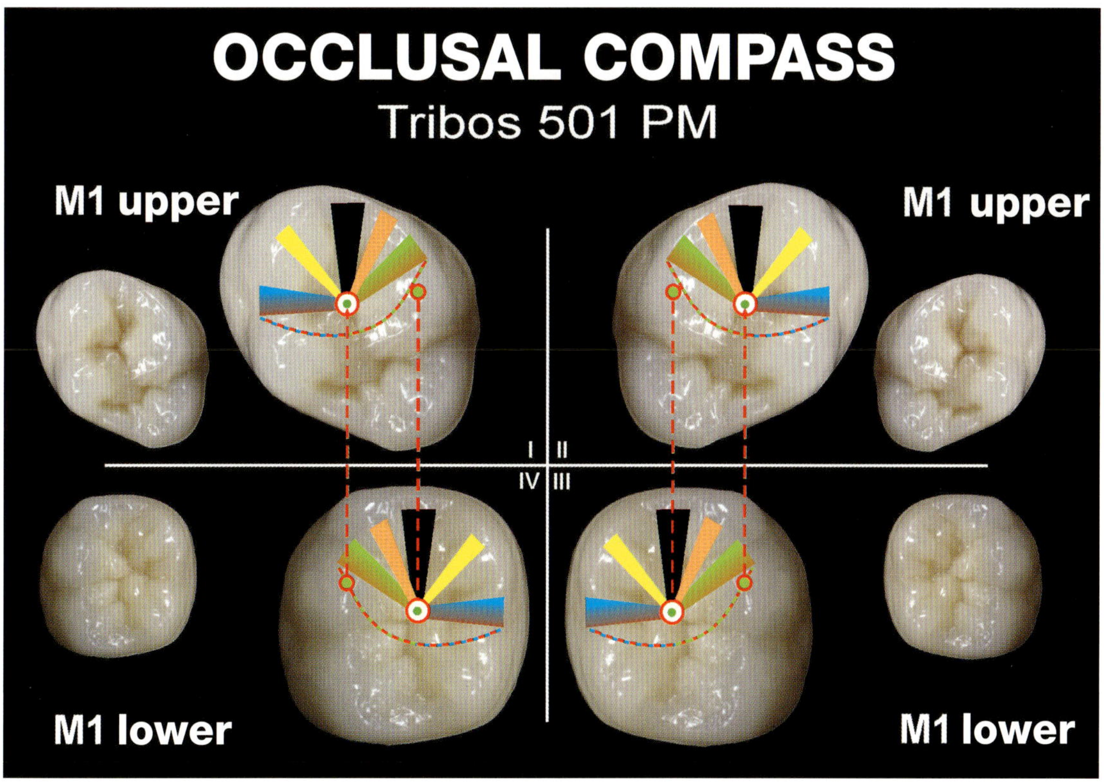

그림 3-57. 가능한 기능 과정이 교합 나침반을 이용해 교두-와의 관계로 표시되어 있다.

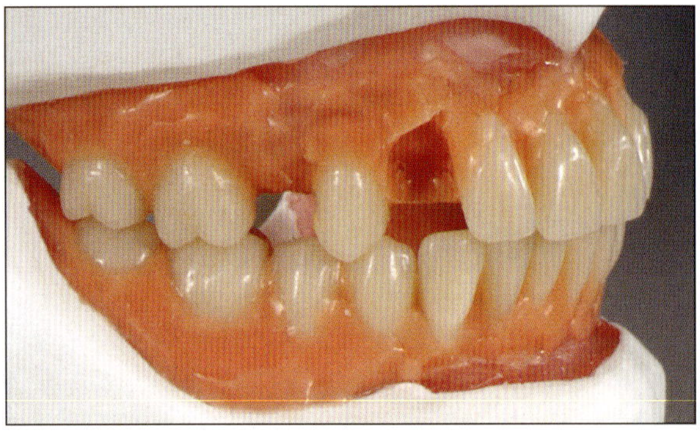

그림 3-58. 상악 우측 제2대구치의 set-up.

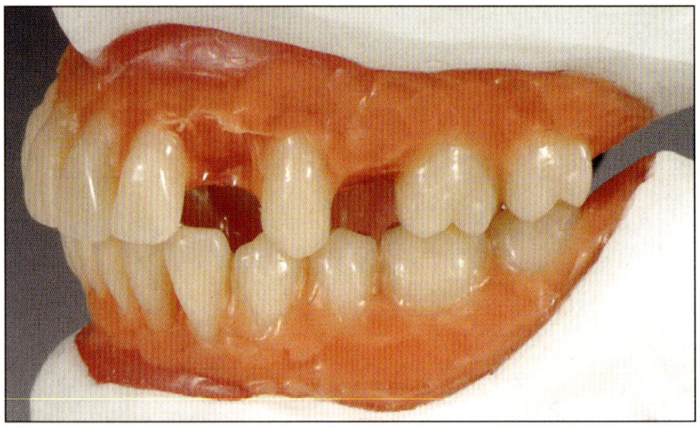

그림 3-59. 좌측 제2대구치의 set-up.

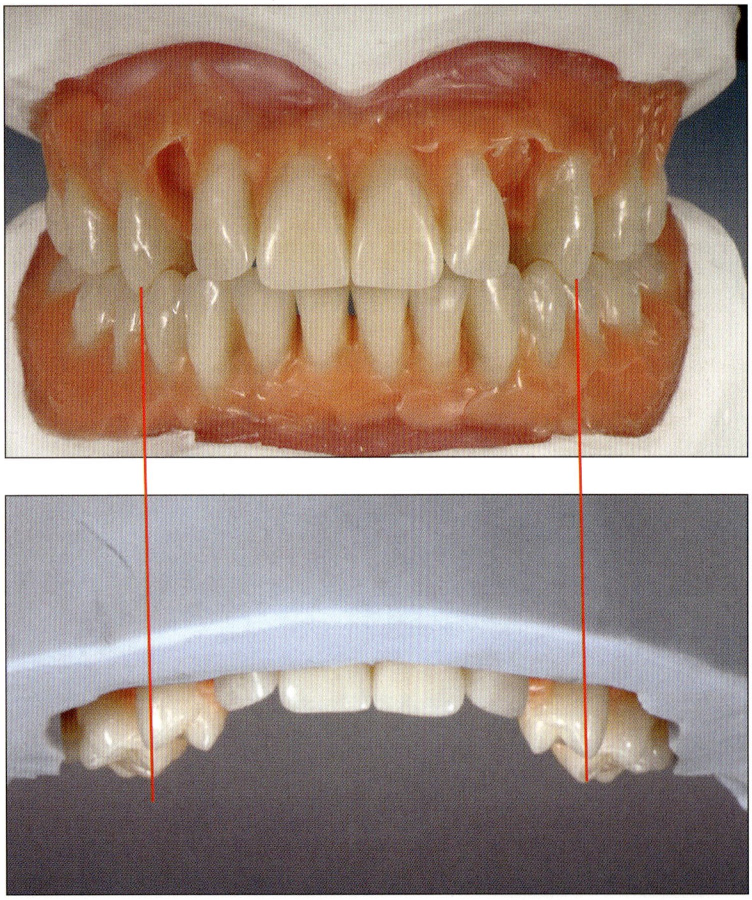

그림 3-60. 구치부가 완성된 후의 전면 모습.

그림 3-61. Spee 만곡과 Wilson 만곡이 뚜렷이 확인된다.

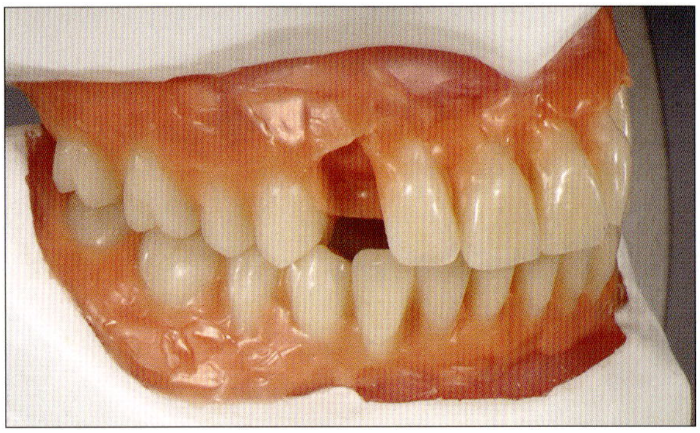

그림 3-62. 완성된 우측 구치부.

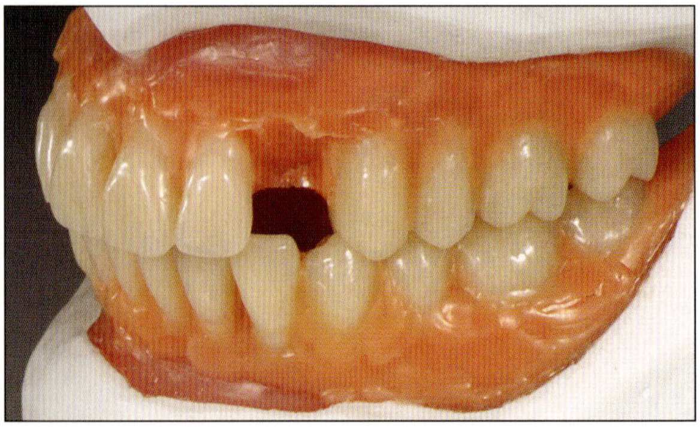

그림 3-63. 완성된 좌측 구치부.

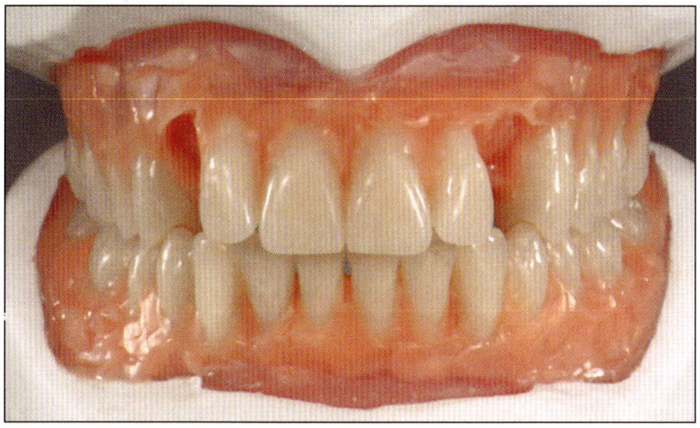

그림 3-64. 구치부 set-up을 전면에서 본 모습.

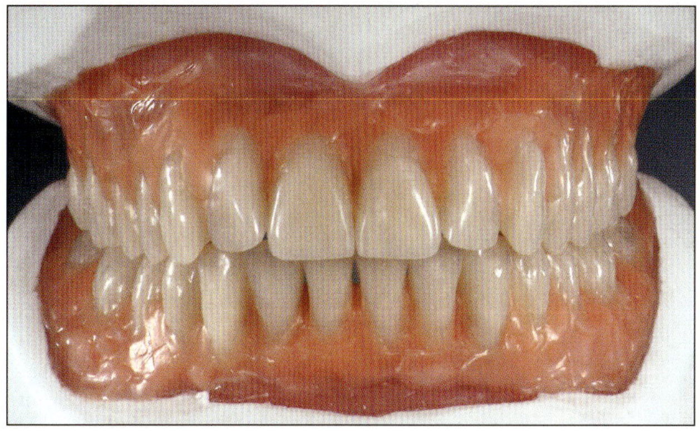

그림 3-65. 마지막으로 견치를 다시 장착한다.

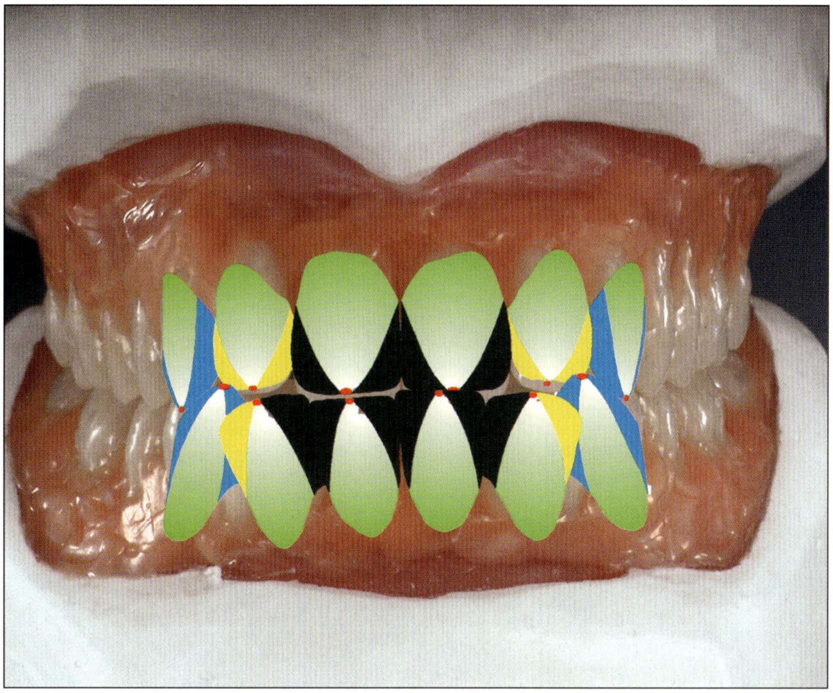

그림 3-66. 기능 과정을 최종적으로 점검.

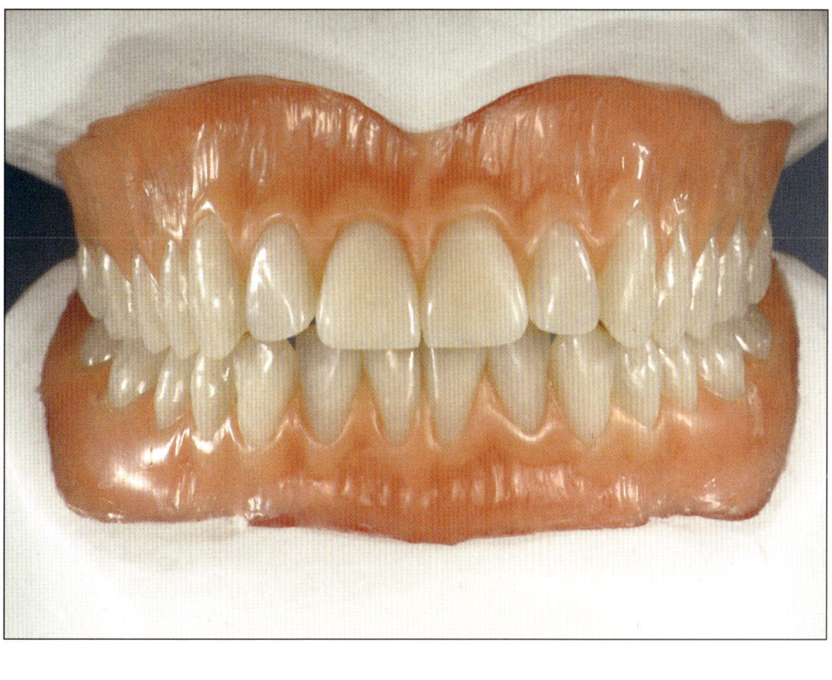

그림 3-67. 완성된 wax-up.

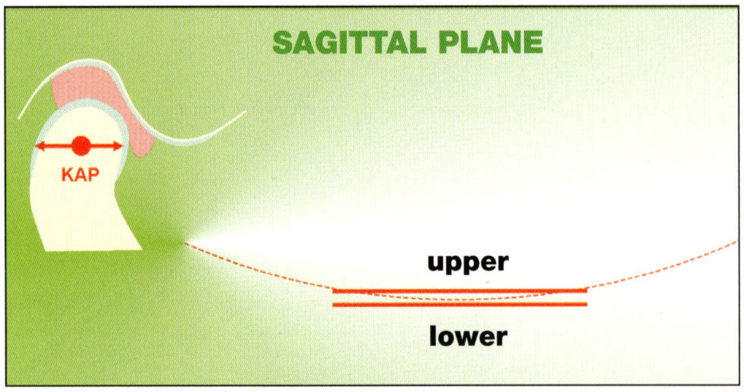

그림 3-68. 치열 간에 접촉점이 극히 적은 even occlusion은 불안정하며 불안감을 야기한다.

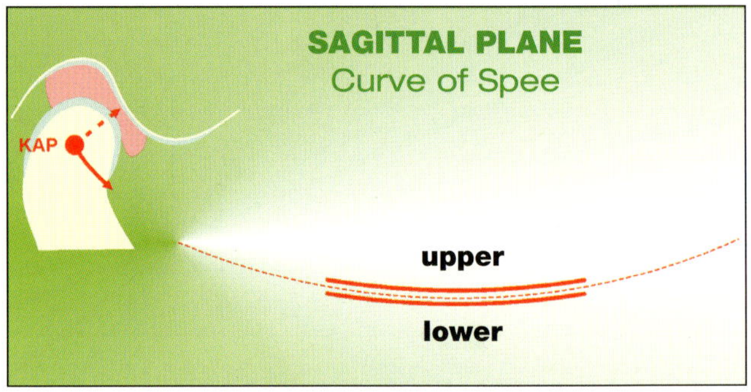

그림 3-69. 치열과 악관절 사이의 기능 과정은 서로 조화롭게 작용해야 한다.

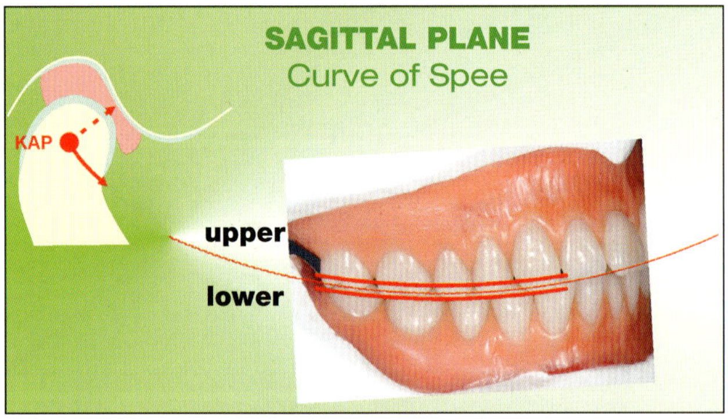

그림 3-70. Spee 만곡을 비롯해 치아와 악관절 간의 관계를 고려해서 이상적인 치아 물림 관계를 확보하는 것이 정역학과 동역학적인 측면에서 안정성을 확보하게 해주는 중요한 변수이다.

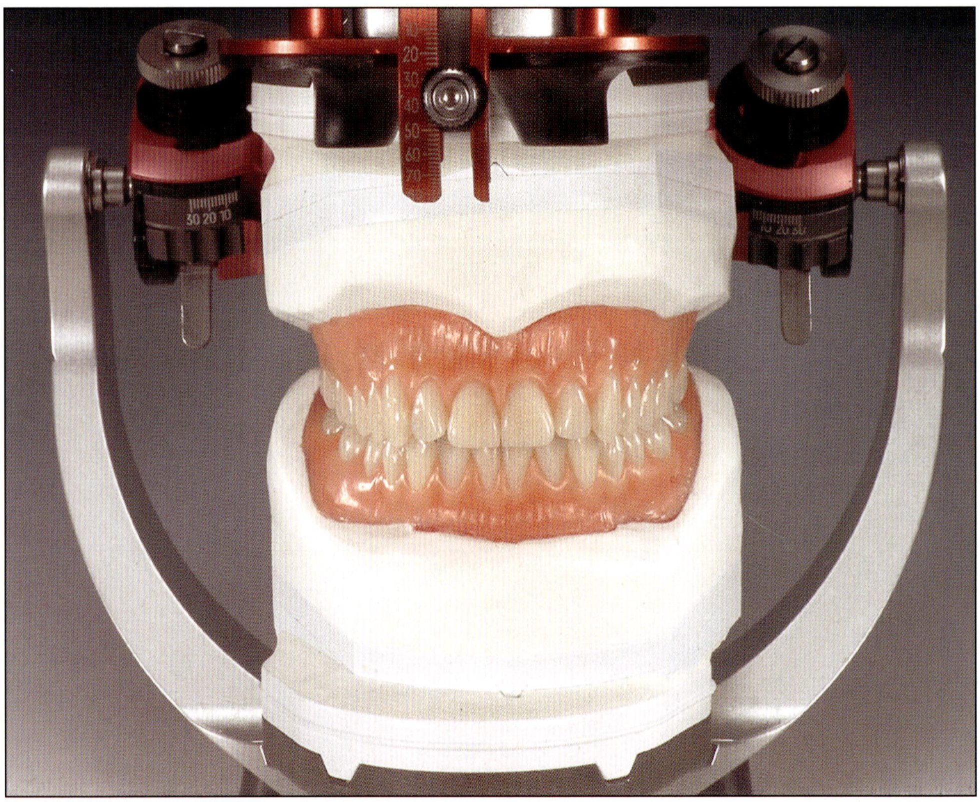

N F P(Natural Functional Prosthetics)의 기능과 심미성 = 삶의 질

제 4 장 NFR에 의거한 최종 수복

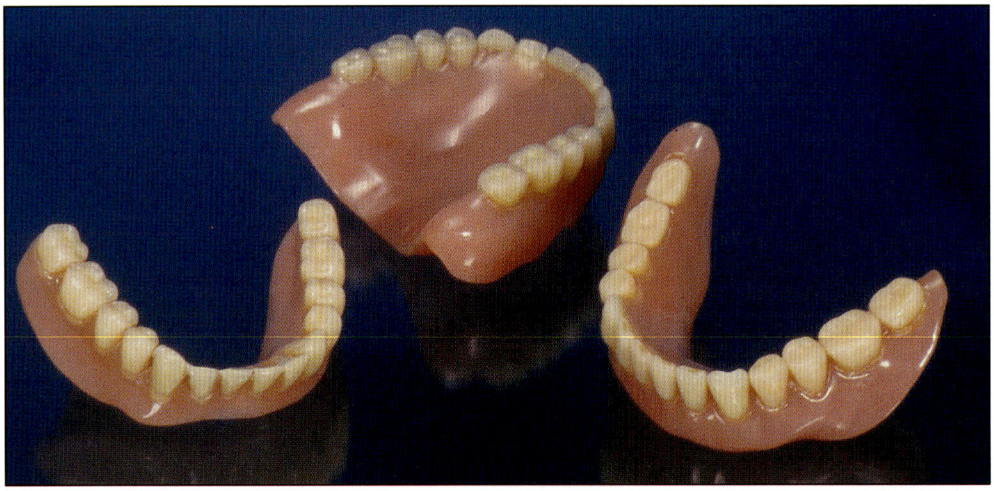

그림 4-1-1. 환자의 의치 모습.

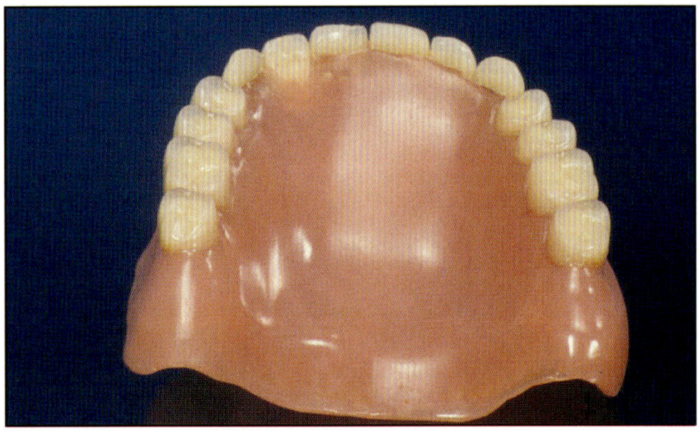

그림 4-1-2. 상악 치아의 morphology가 '소실되고 없는' 상태임을 보여주는 사진.

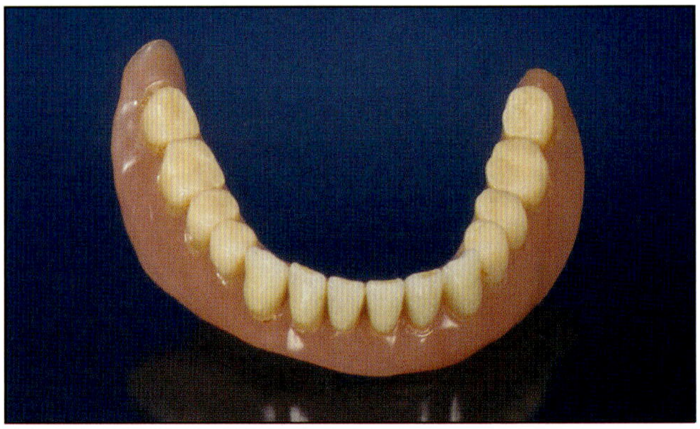

그림 4-1-3. 하악의 경우에도 마찬가지로 치아의 morphology가 더 이상 보이지 않는다.

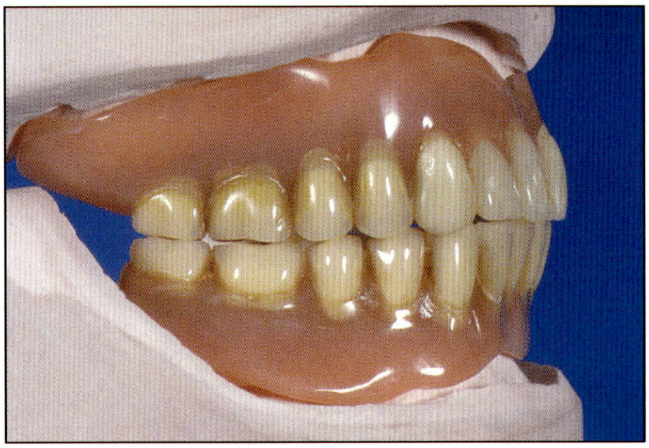

그림 4-1-4. 하악 제1중절치의 치아 물림을 보여주는 우측 구치부 모습.

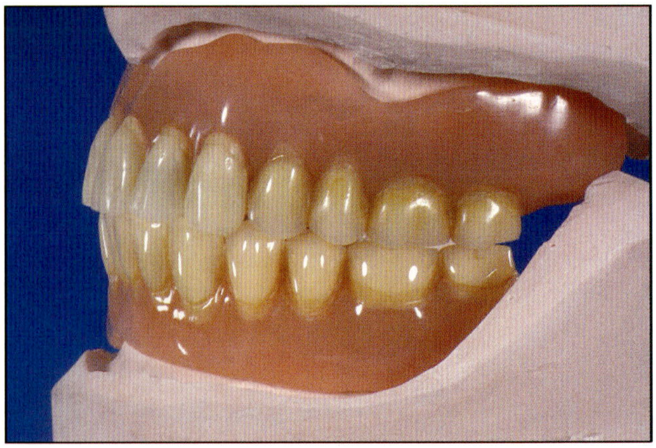

그림 4-1-5. 하악 제1중절치의 치아 물림을 보여주는 좌측 구치부 모습.

4.1 완전 정상?

내가 치과기공소에서 일하는 동안 나는 항상 환자를 직접 대할 수 있는 기회를 가졌었다. 나이 든 환자들이 온갖 종류의 보철물을 주머니나 핸드백에 넣고 다니는 경우를 매우 자주 볼 수 있었다. 그러한 상황이 빈번하다는 것은 총의치의 일반적인 기능이 비참하다는 것을 증명하는 슬픈 현실이다.

이 임상 증례(그림 4-1-1)에서 볼 수 있듯이 환자는 상악에 보철물 1개와 하악에 보철물 2개를 가지고 있었다. 하나는 교합은 비교적 잘 맞았지만 하악과는 맞지 않았다. 다른 하나는 교합은 맞지 않지만 하악과는 비교적 잘 맞았다. 다음의 자료는 우리가 이 주제를 좀 더 책임감 있게 다루어야 한다는 것을 보여주기 위한 것이다(그림 4-1-2~55).

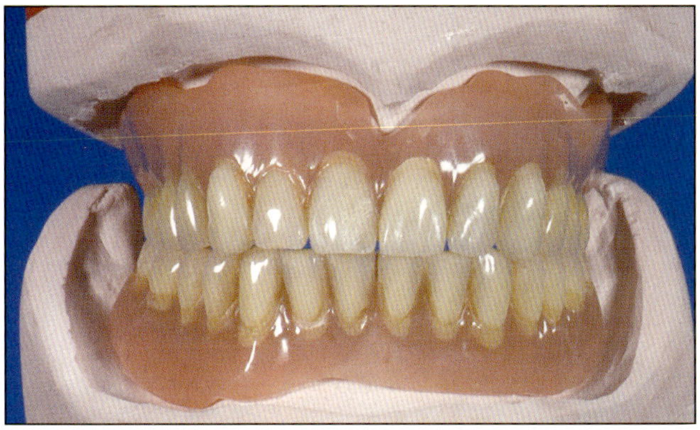

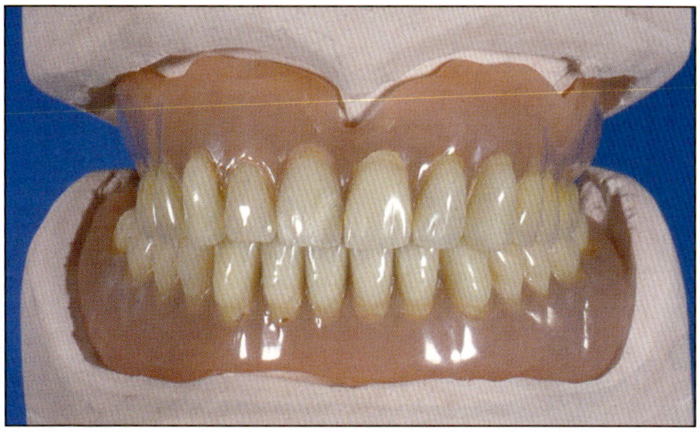

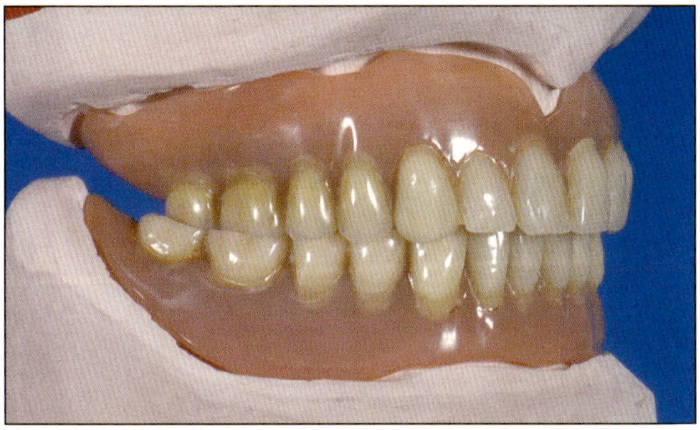

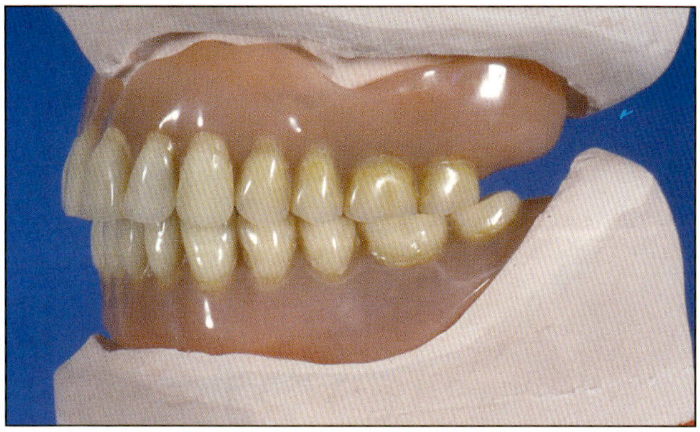

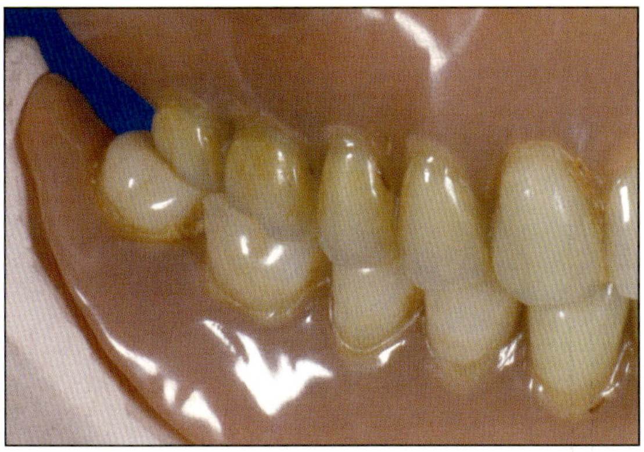

그림 4-1-6~10. 이들 사진은 각각의 의치에서 일어나는 다양한 관계를 보여주고 있다.

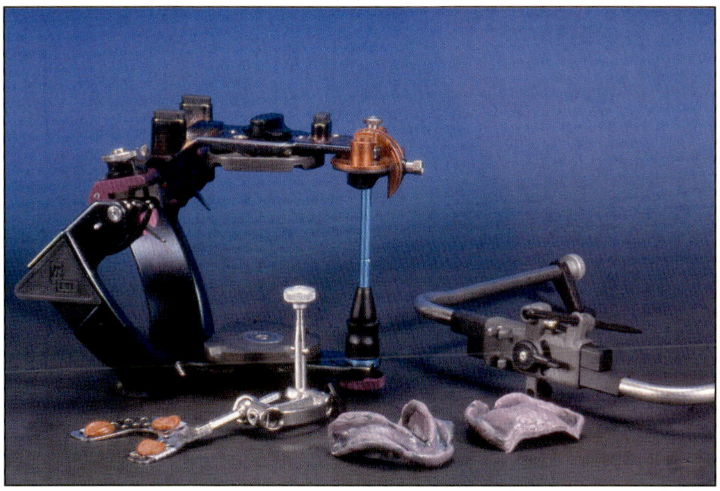

그림 4-1-11. 모형을 제작하고 상악 모형을 장착하기 위한 준비.

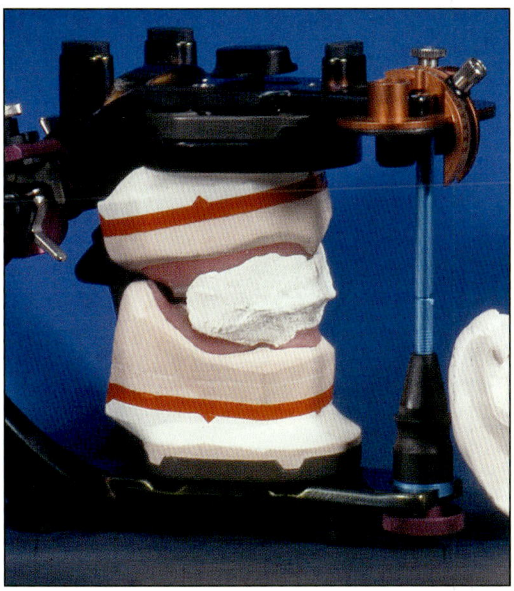

그림 4-1-12. 하악 모형을 장착하기 위한 석고 인덱스와 incisal pin record.

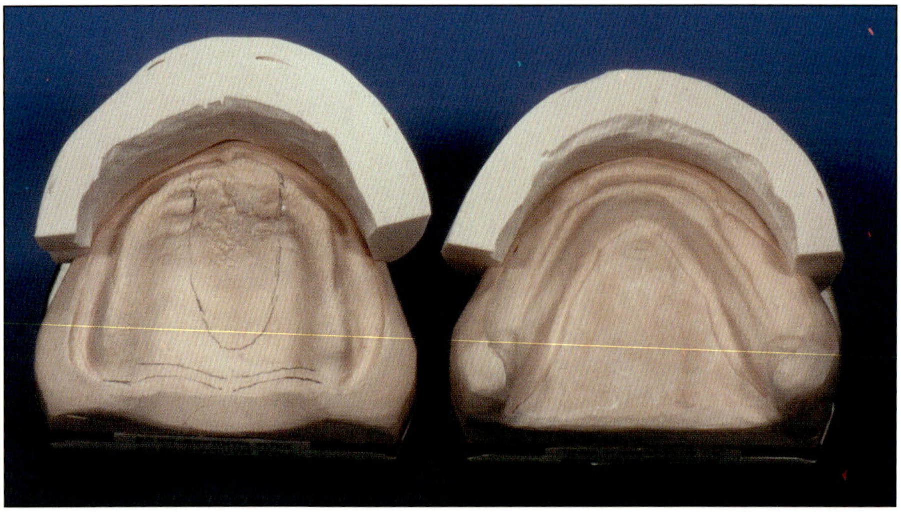

그림 4-1-13. 두 개로 절단한 실리콘 인덱스를 상하악 모형에 대보면 전치를 set-up 할 수 있는 공간적인 여유가 어떤지 확인할 수 있다.

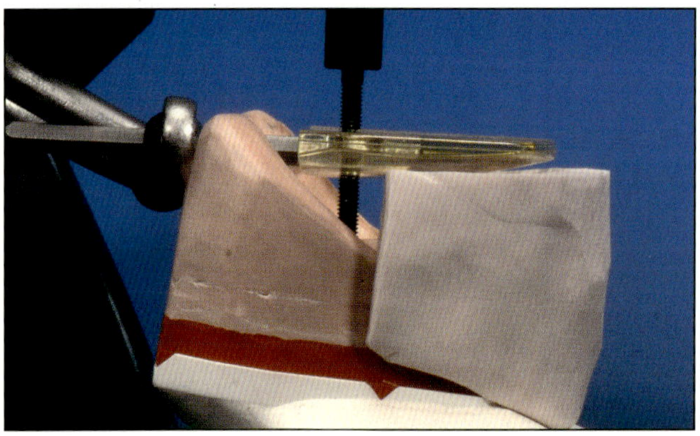

그림 4-1-14. Calotte 조정.

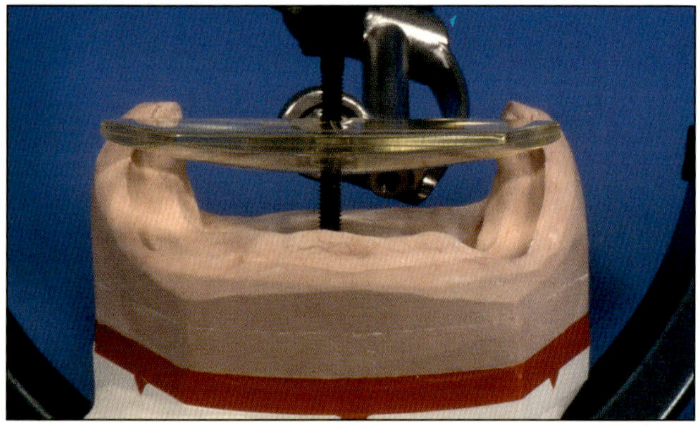

그림 4-1-15. 전면 모습.

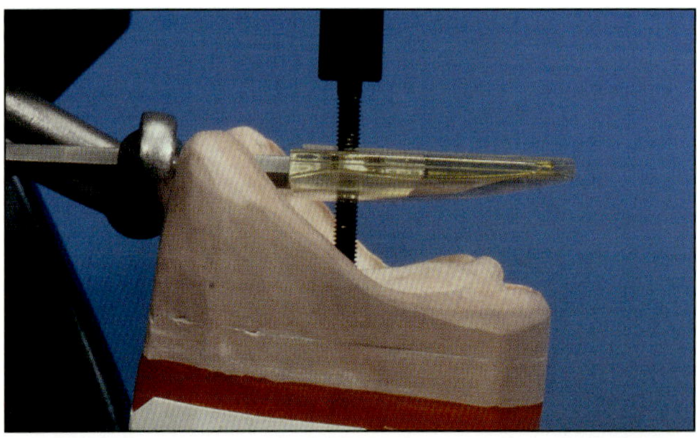

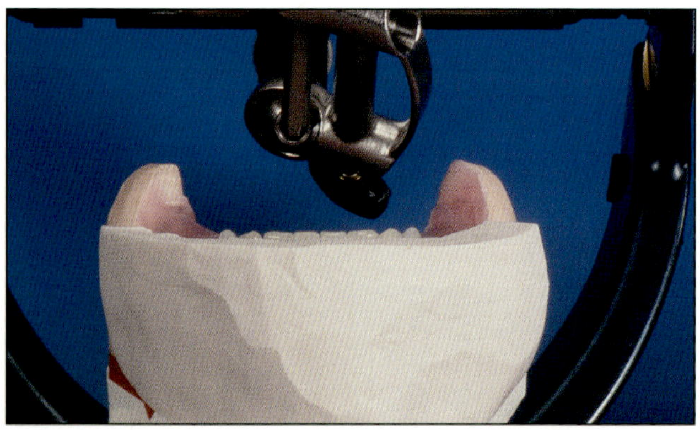

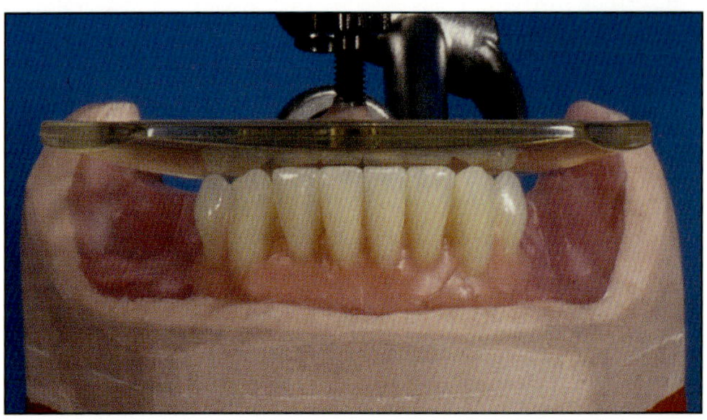

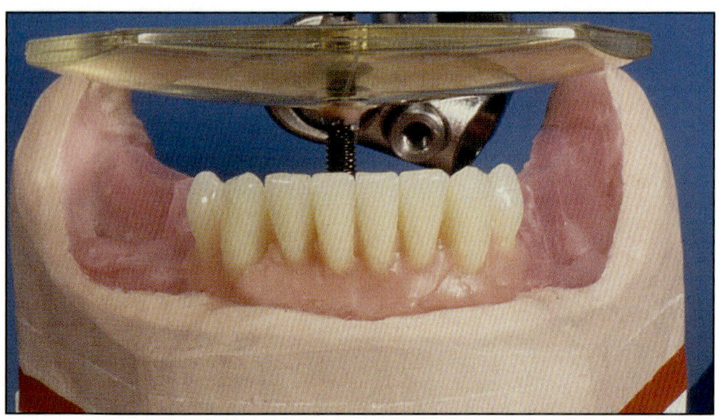

그림 4-1-16. 측면 모습. 그림 4-1-17~19. 실리콘 인덱스와 calotte를 이용해서 제1소구치까지 set-up을 완료한 하악 전치.

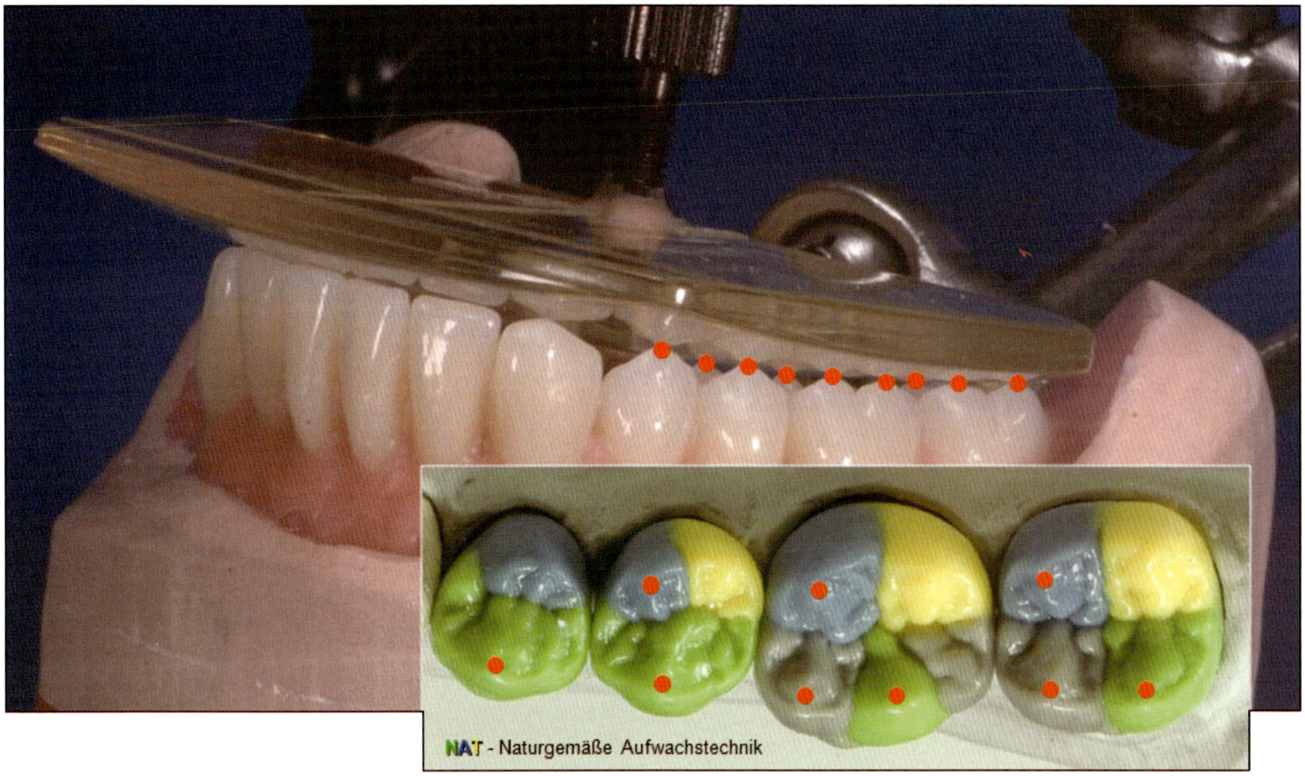

그림 4-1-20. 구치부에는 모든 교두정이 calotte와 접촉하는 것은 아니다.

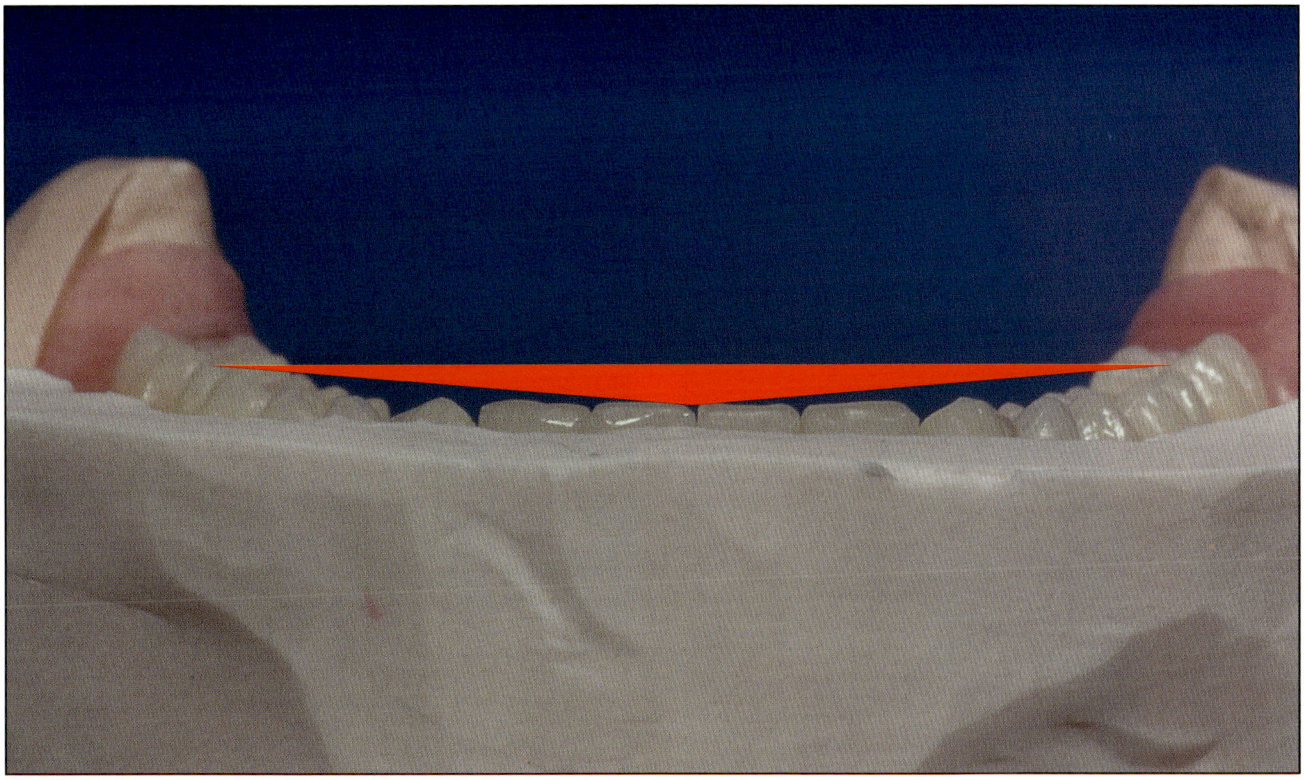

그림 4-1-21. 교합평면의 occlusion triangle에는 교합만곡(occlusion curve)이 기록되어 있다.

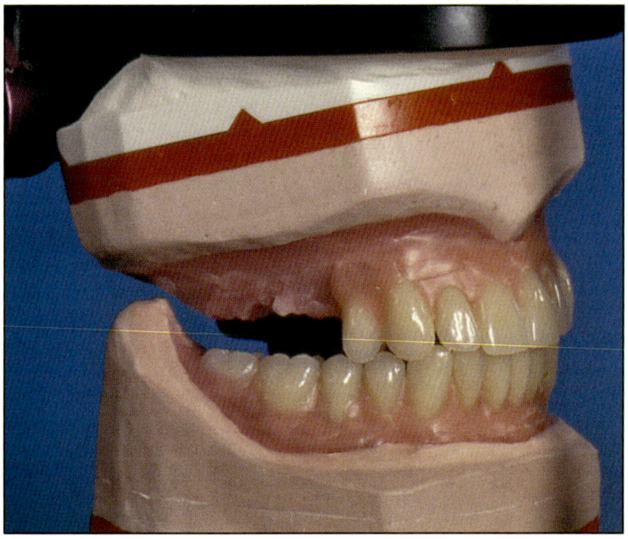

그림 4-1-22. 제1소구치까지의 상악 전치 set-up이 완료되었다.

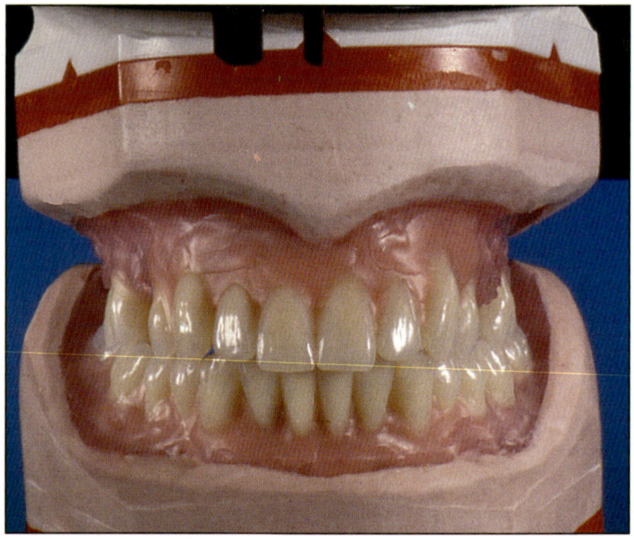

그림 4-1-23. 제1대구치가 set-up된 상태를 전면에서 본 모습.

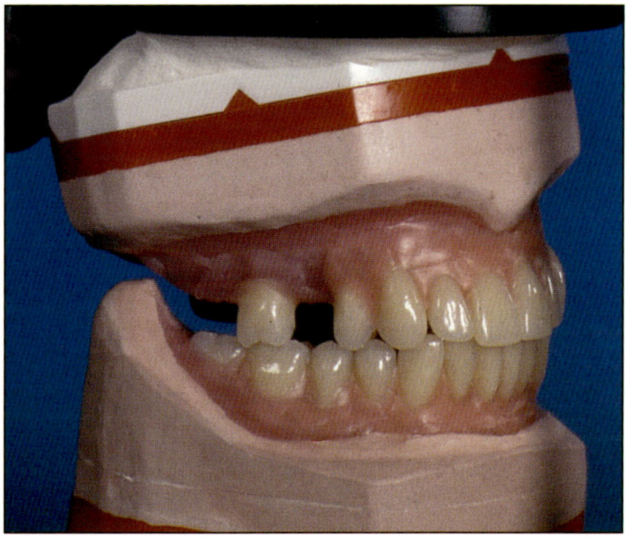

그림 4-1-24. 우측 대구치의 위치.

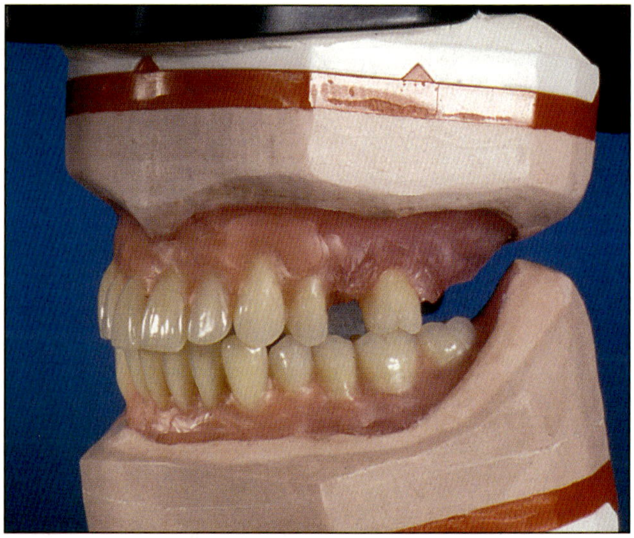

그림 4-1-25. 좌측 대구치의 위치.

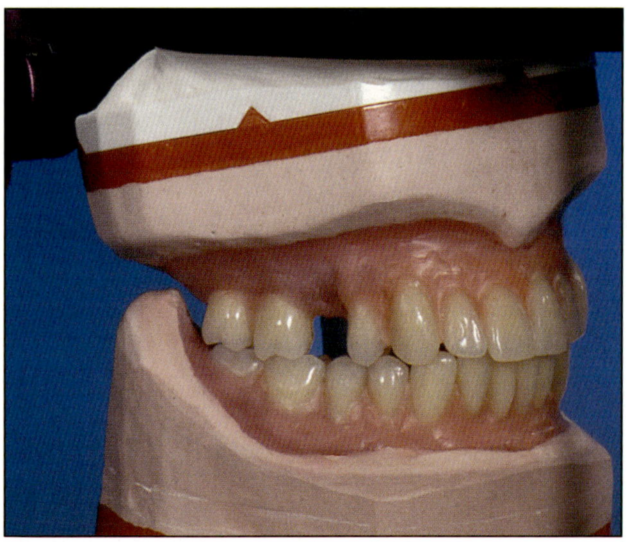

그림 4-1-26. 오른쪽 상하악에 제2대구치를 추가하고….

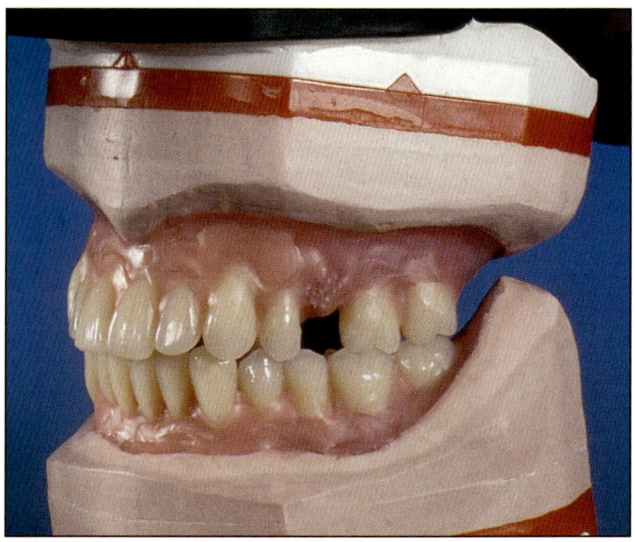

그림 4-1-27. …왼쪽 상하악에도 제2대구치를 추가한다.

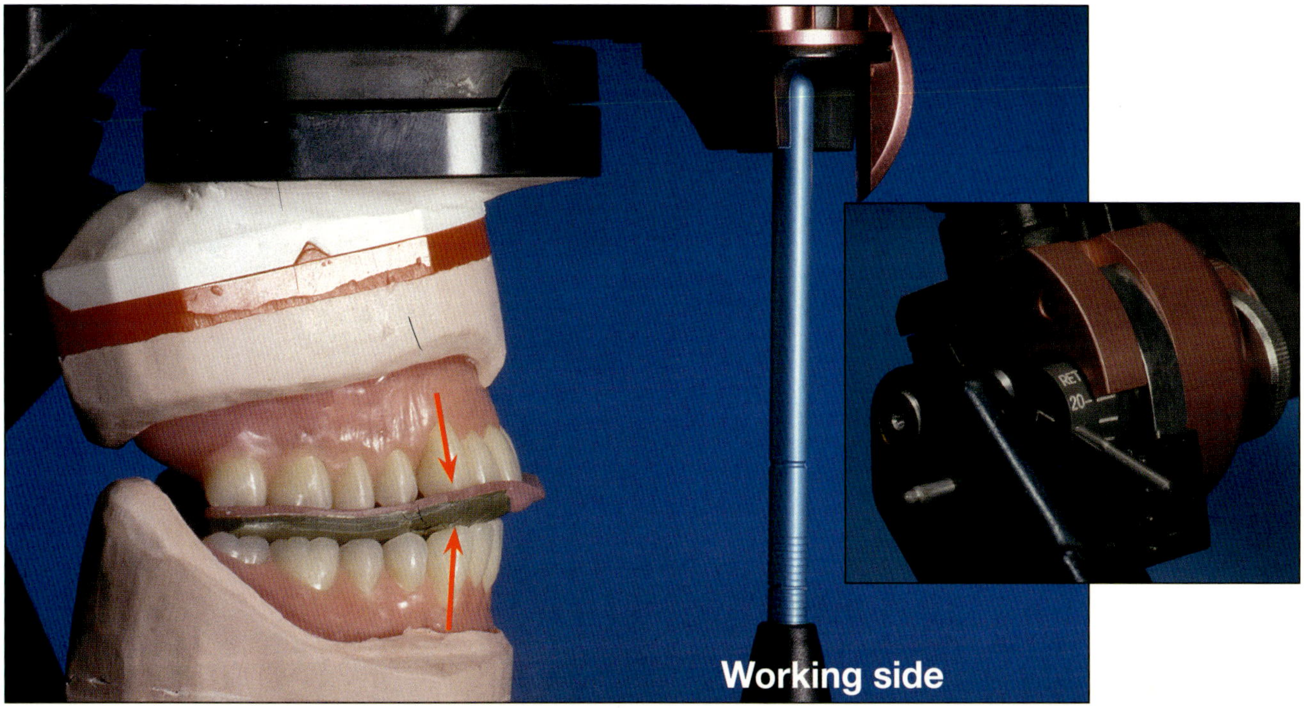

그림 4-1-28, 29. Set-up한 것을 이용해 동역학적 데이터(dynamic data)를 기록한다. 이때 laterotrusion을 하는 동안 견치끼리 서로 최대한 아래위로 마주하도록 해야 한다

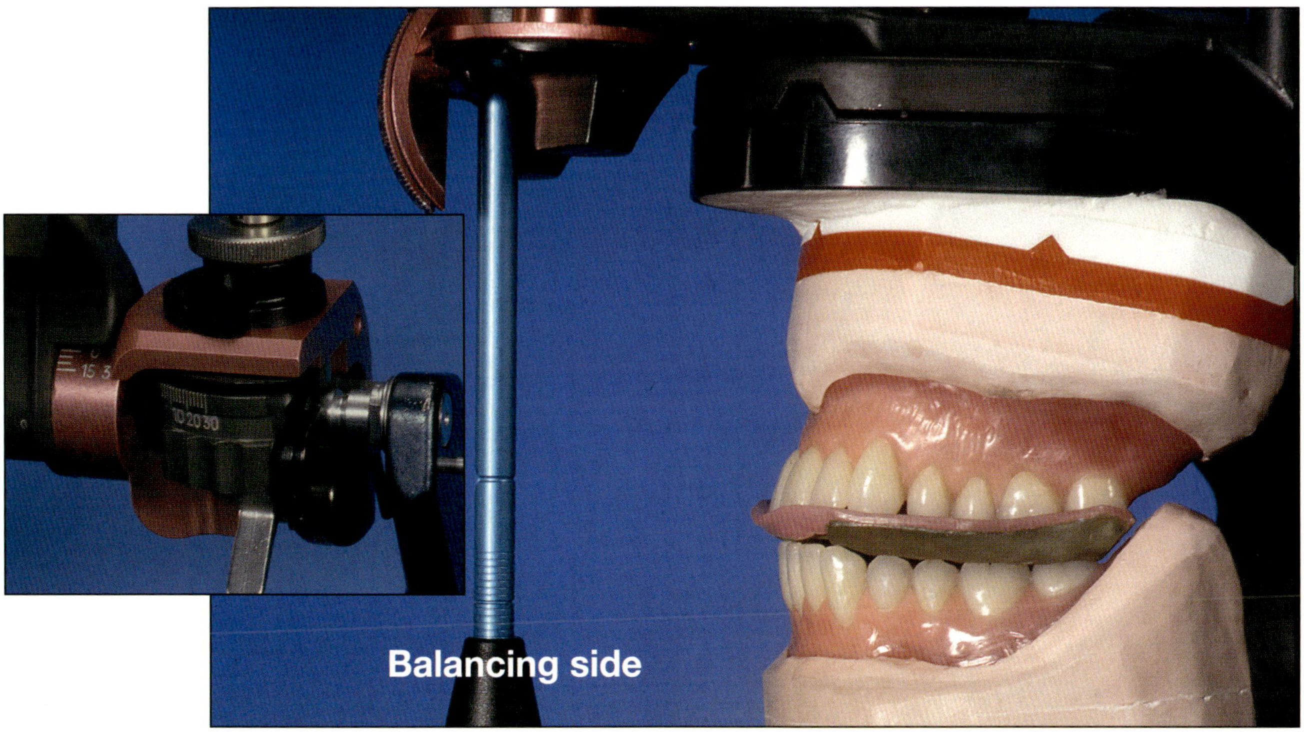

그림 4-1-30, 31. 균형측(mesiotrusion 쪽)에서는 mesiotrusion의 방향과 mesiotrusion의 경사도, Benett 각, ISS(immediate side shift)하려는 경향에 관한 기능 자료(functional data)를 얻을 수 있다.

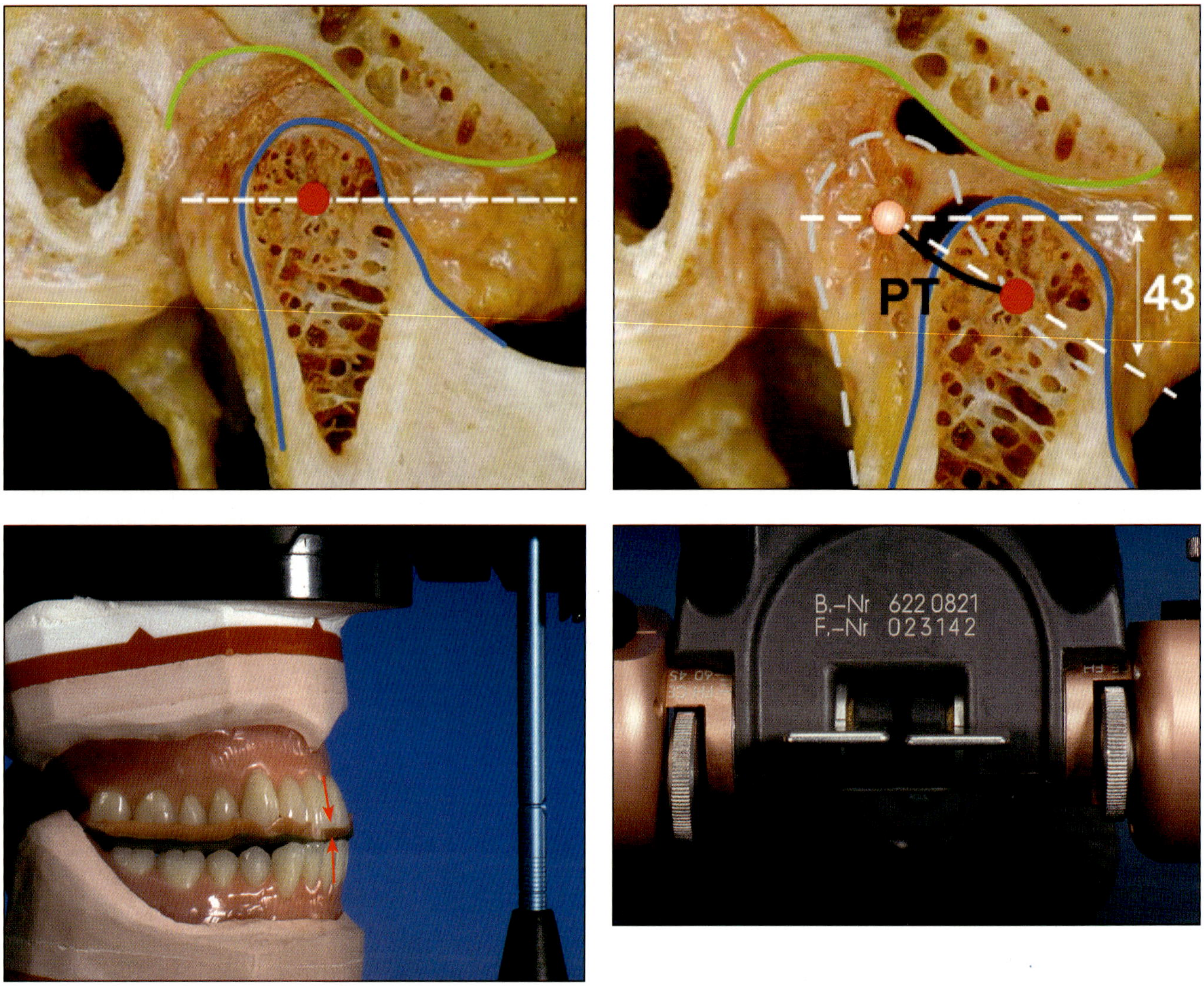

그림 4-1-32~35. Protrusion 운동을 기록할 때는 중절치의 절단이 서로 직접 위아래로 맞닿게 위치해야 한다. 그리고 교합기 양측에서 protrusion 경로의 각을 읽거나 조절하면 된다.

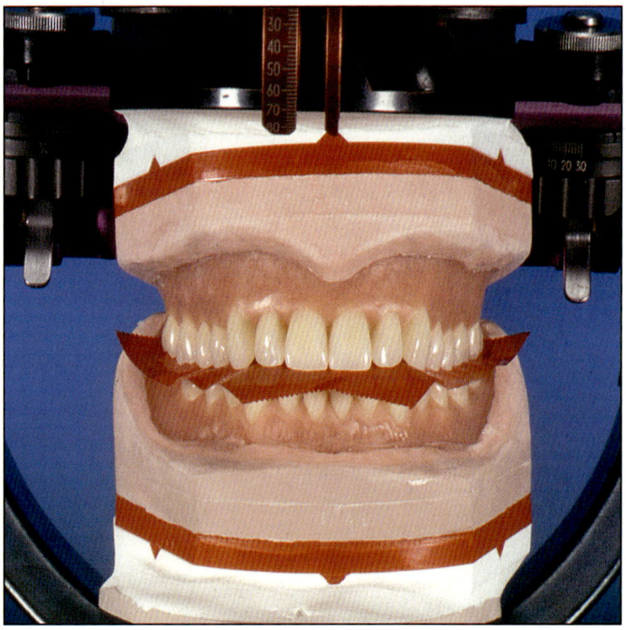

그림 4-1-36. 아크릴로 구현한 후에는 보철물을 모형에서 빼내기 전에 교합을 점검해야 한다. 가장 먼저 해야 할 작업 단계는 빨간색 교합지를 사용해 중심위를 점검하는 것이다.

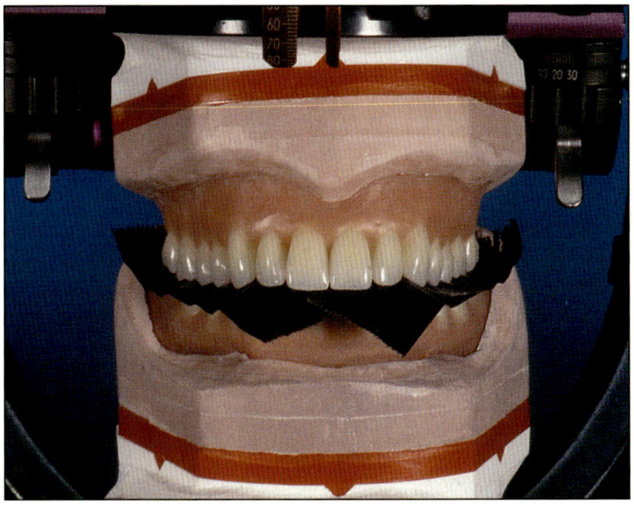

그림 4-1-37. 이어서 검은색 교합지를 이용해 protrusion path를 점검한다.

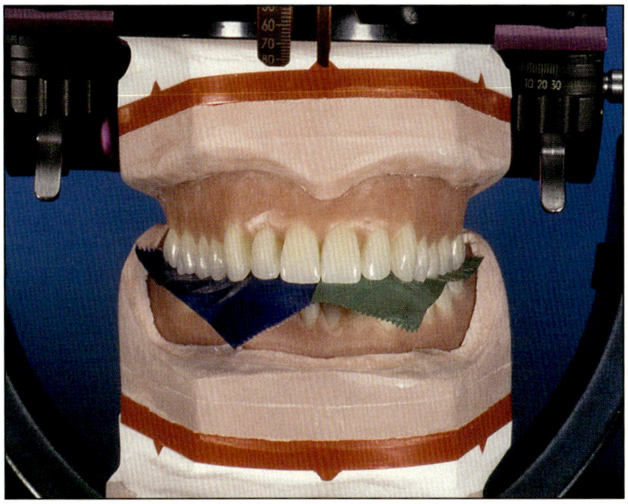

그림 4-1-38. 다음으로 laterotrusion(파란색)과 mesiotrusion(녹색)을 동시에 점검한다. 마지막으로 중심위를 다시 한 번 점검한다.

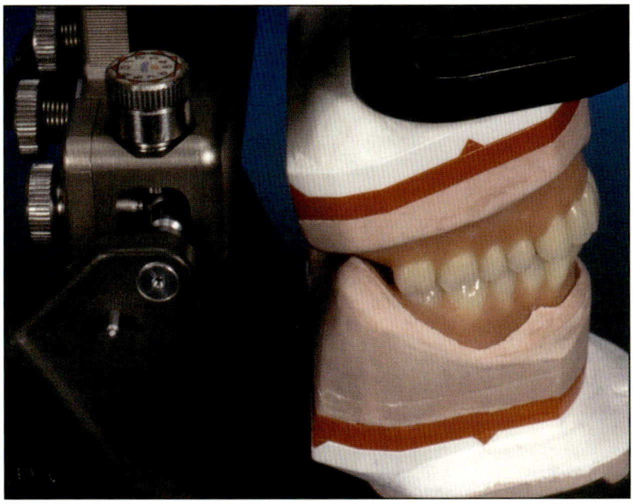

그림 4-1-39. SRT 교합기의 상부로 이전하고 나면….

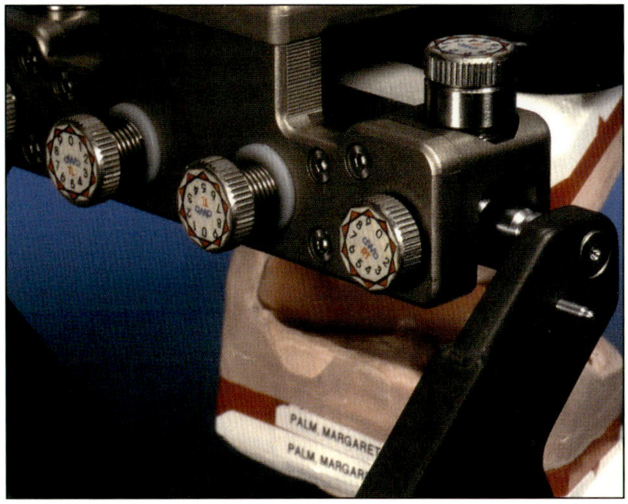

그림 4-1-40. …Retrusion과 translation surtrusion 운동의 조합을 점검할 수 있다.

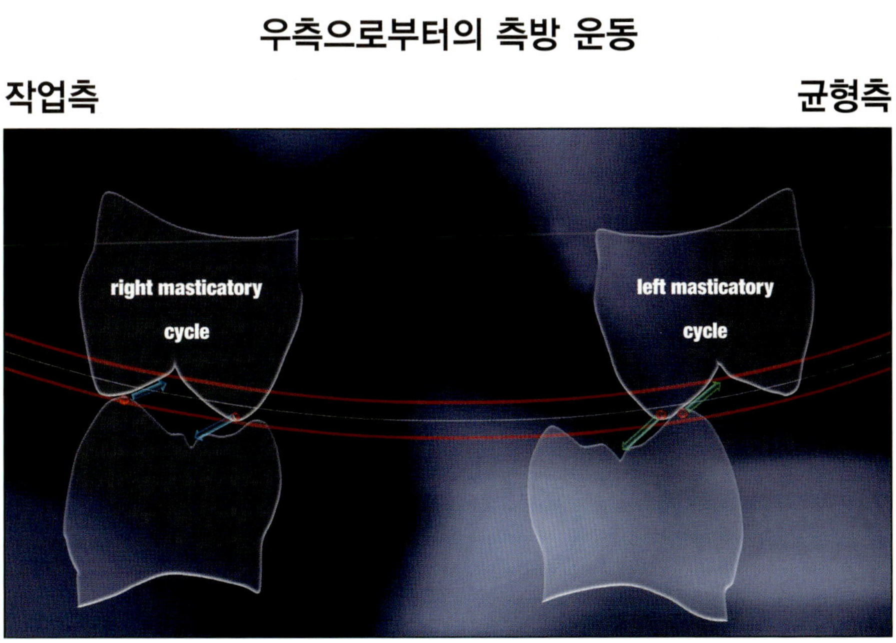

그림 4-1-41. 이 운동이 일어나는 동안은 대구치 간에 완전히 다른 교합 관계가 발생한다.

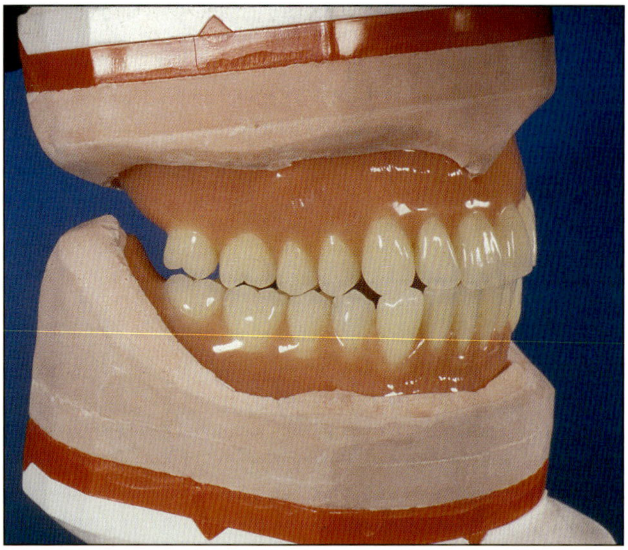

그림 4-1-42. 작업측에 friction-locking 운동이 시작되고….

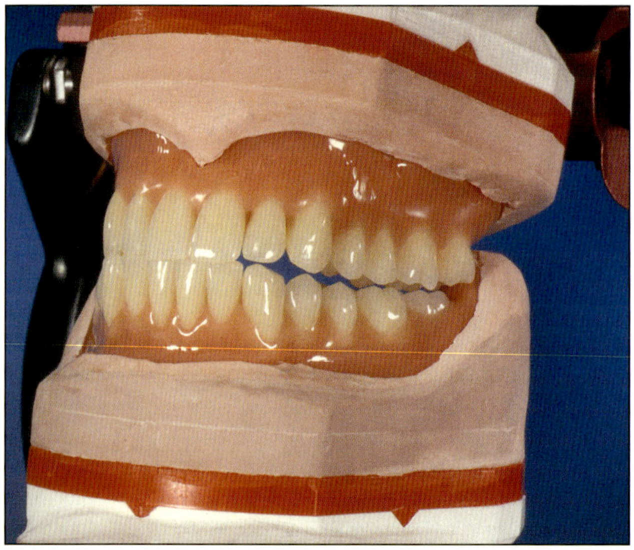

그림 4-1-43. …Mesiotrusion 쪽이 닫힌다.

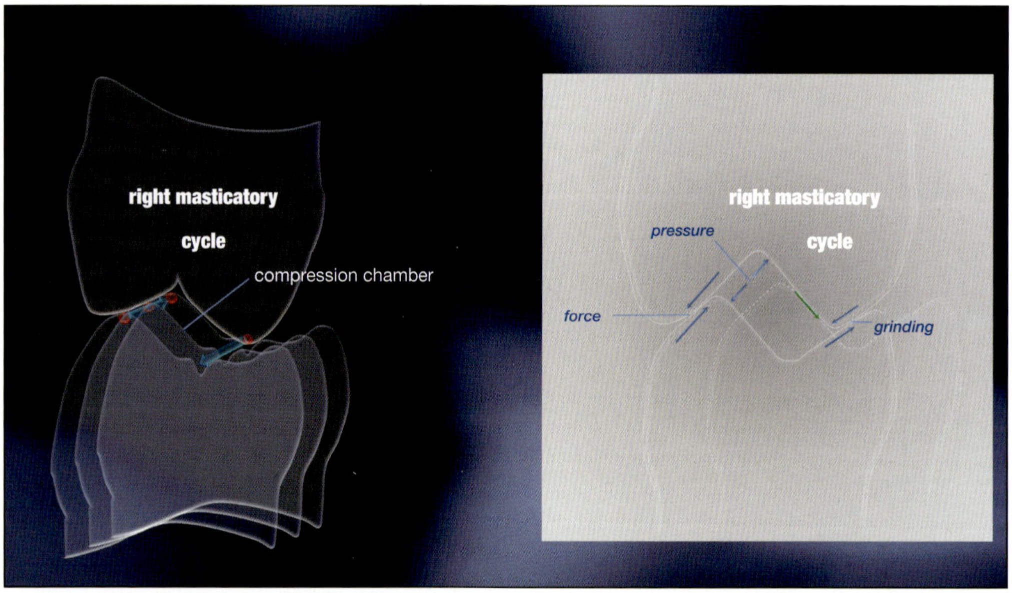

그림 4-1-44. Friction-locking 교합은 음식물을 가공하는 동안 여러 단계에 걸쳐 일어나며, 이것이 치아 표면의 요철에 기능적인 구조로 발전시키는 역할을 한다.

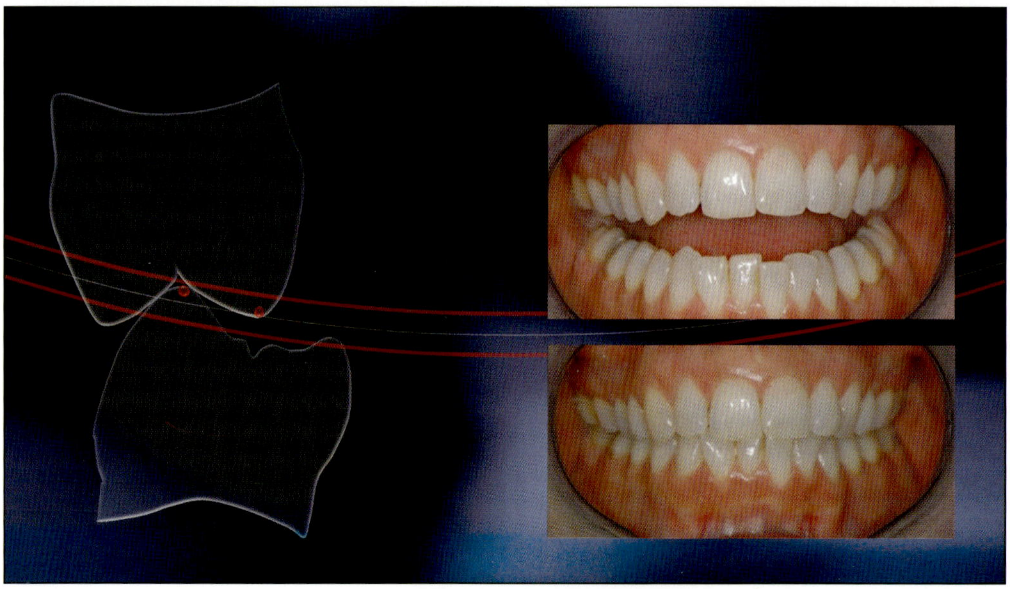

그림 4-1-45. 치아를 set-up 하는 과정에서 교합만곡과의 관계에 유의하지 않으면 접촉점이 줄어들게 된다. 이러한 접촉점 소실이 심해지면 치아의 저작 기능에 부정적인 영향을 미치게 된다.

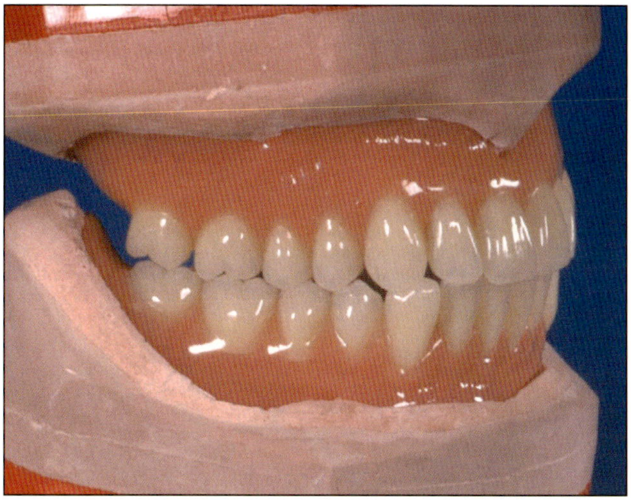
그림 4-1-46. 우측 치열이 교합된 상태.

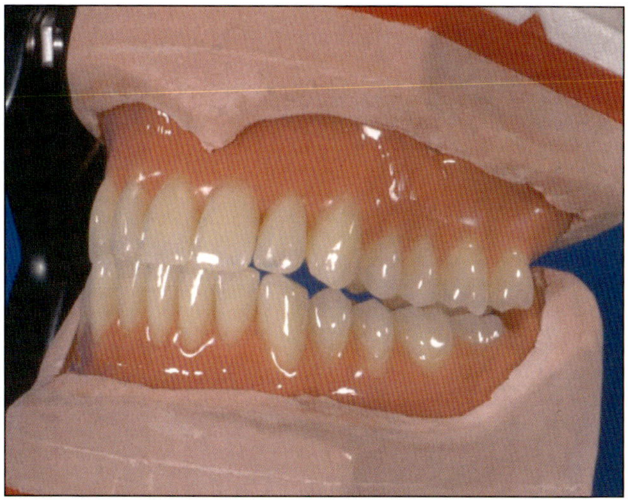
그림 4-1-47. 좌측 치열이 교합된 상태.

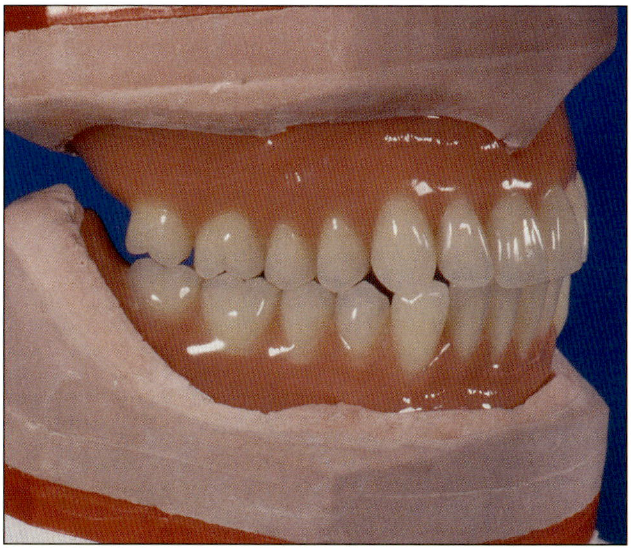
그림 4-1-48. 작업측이 중심위에 도달하기 직전의 모습.

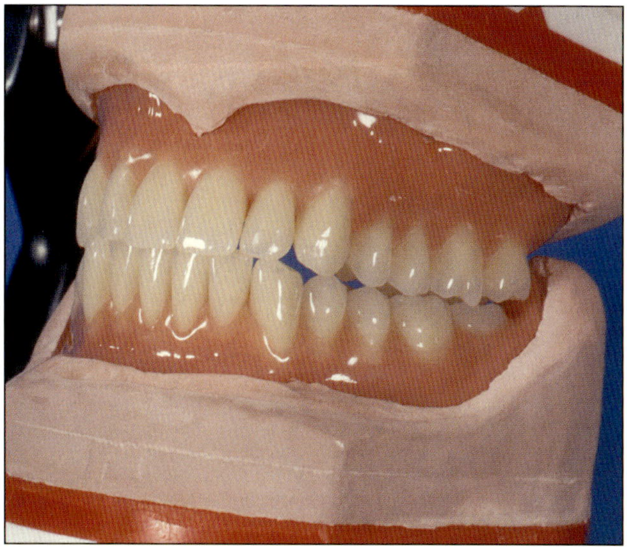
그림 4-1-49. 동일한 상황의 균형측 모습.

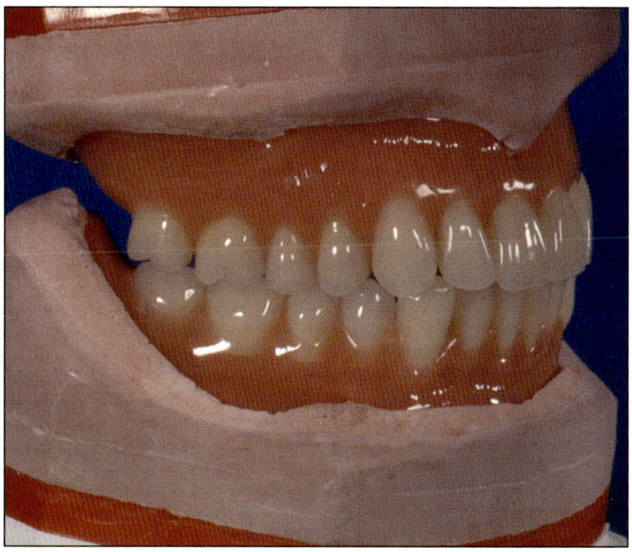
그림 4-1-50. 우측 중심위 악간 관계.

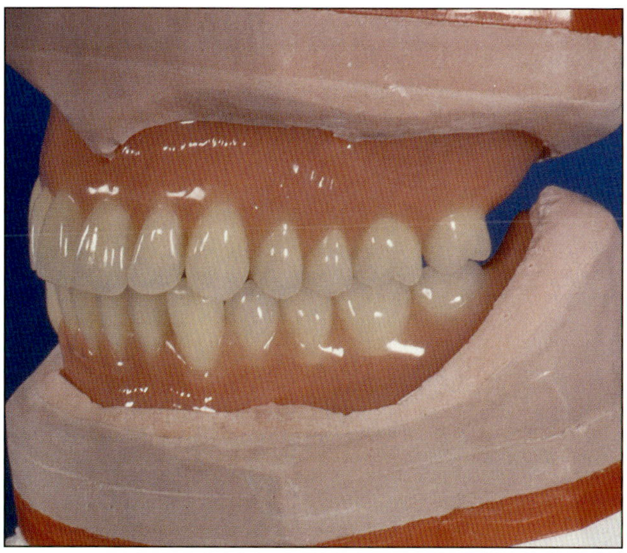
그림 4-1-51. 좌측 중심위 악간 관계.

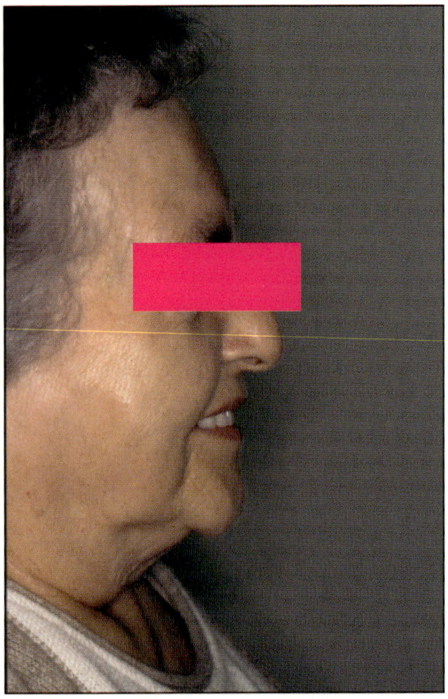

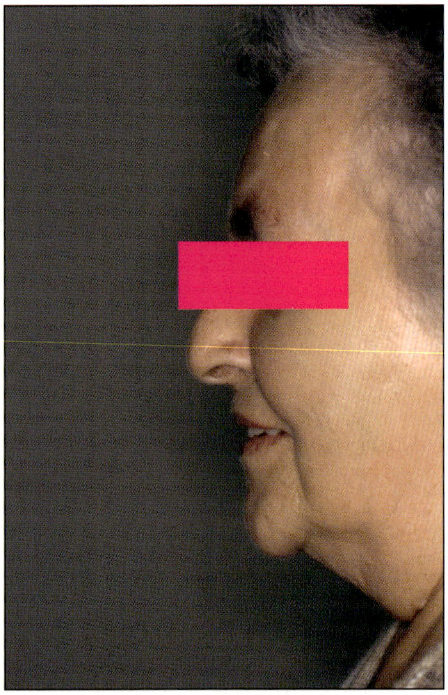

그림 4-1-52~55. 최종 모습: 측면 사진은 시술 전과 시술 후의 모습을 비교한 것이다.

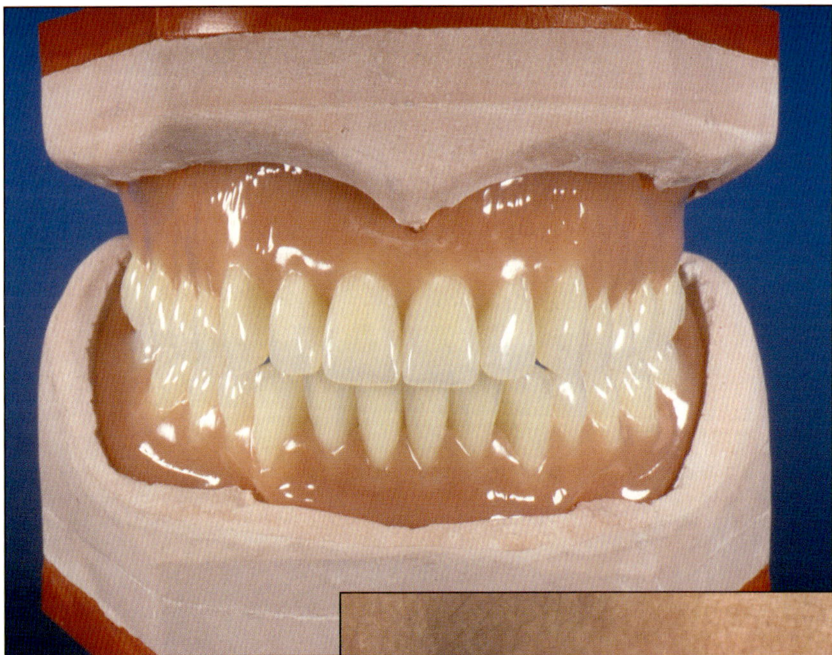

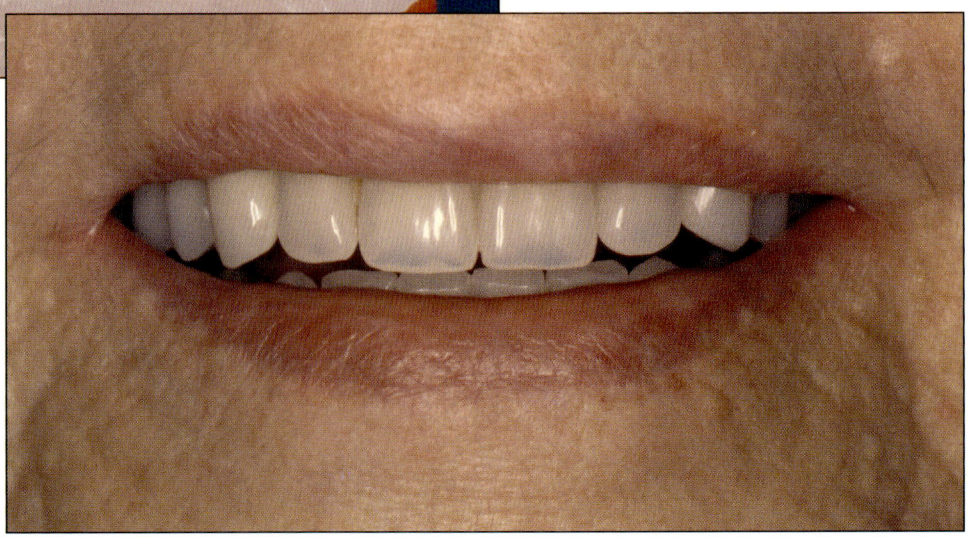

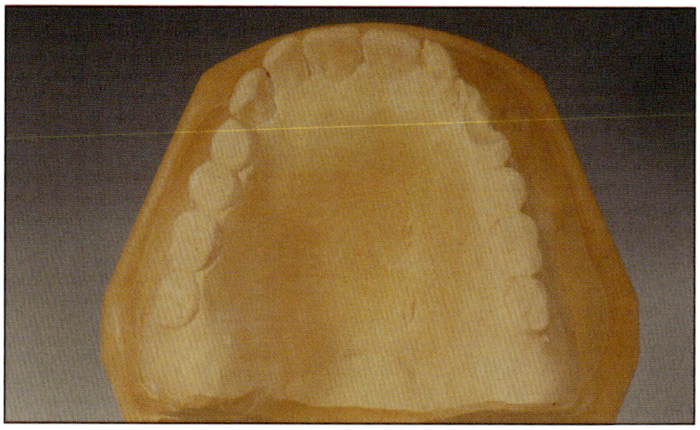

그림 4-2-1. 상악 보철물의 인상. 구치부의 치아가 형태학적으로 '평평(flat)'하다.

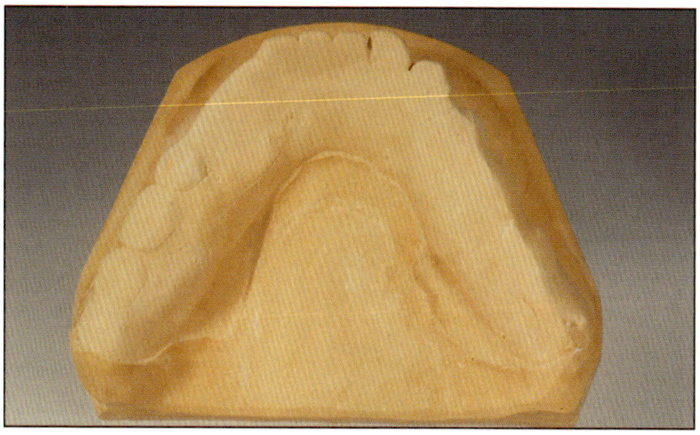

그림 4-2-2. 하악의 보철물은 32번 치아와 33번 치아 사이에 핑크색 아크릴 레진이 임시로 덧대어져 있다.

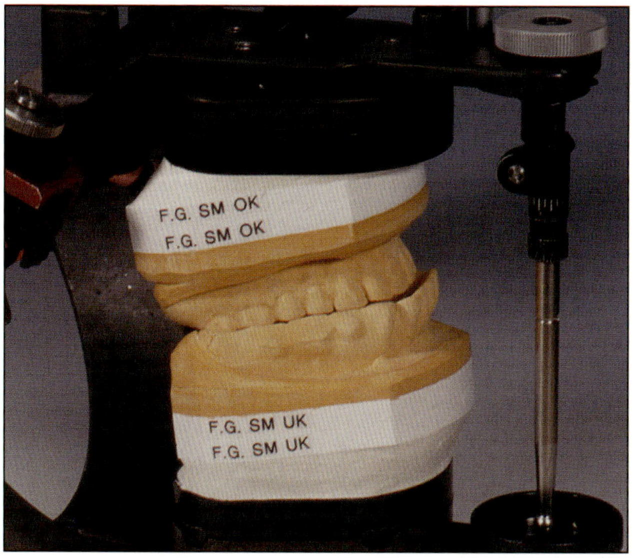

그림 4-2-3. 교합기에 장착된 진단모형의 우측면 모습.

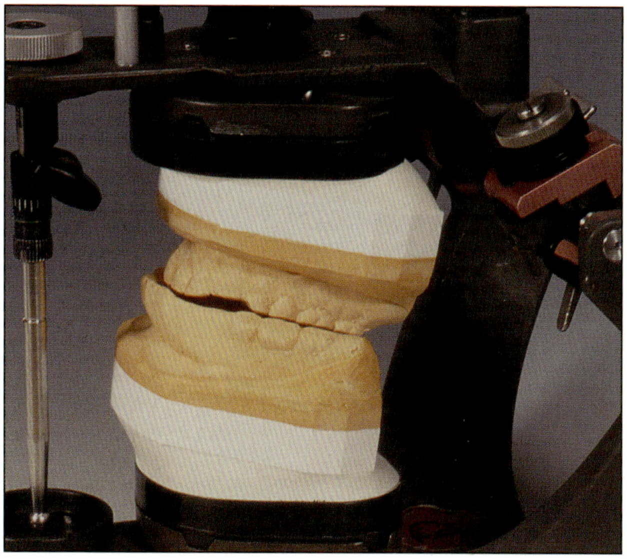

그림 4-2-4. 이 두 사분악(quadrant)도 수많은 의문을 불러일으킨다.

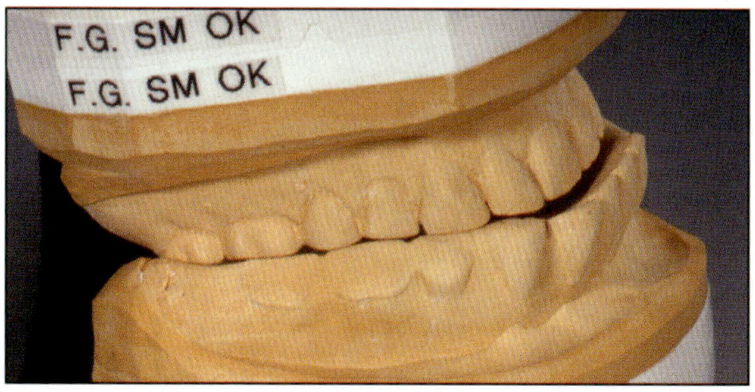

그림 4-2-5. 제1사분악과 제4사분악 사이의 교합 관계가 불량하다.

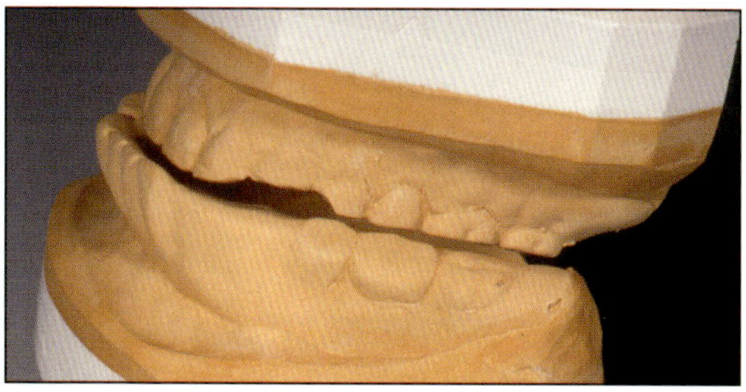

그림 4-2-6. 제2사분악과 제3사분악 사이의 구치에도 접촉점이 존재하지 않는다.

4.2 완전 비정상!

함께 보철물을 제작해 보자고 합의한 지는 이미 한참 지난 때였다. 다른 동료의 환자를 위해 새로운 보철물을 제작해 줄 수 있는지 전화가 왔었다. 환자를 직접 만나 본 후 시도해 보기로 결정했다. 이 환자 증례의 경우에는 총의치 작업에 Condylokomp 기록장치와 CAR 장치를 사용하는 것이 핵심이었다.

아래의 사진 자료에서도 확인할 수 있듯이, 처음 분석을 했을 때 우리도 무척 놀랐었다.

"도대체 어떤 작업을 어떻게 할 수 있을까?"라는 의문이 들었다. 그 답은 그림 4-2-1~43에서 볼 수 있다.

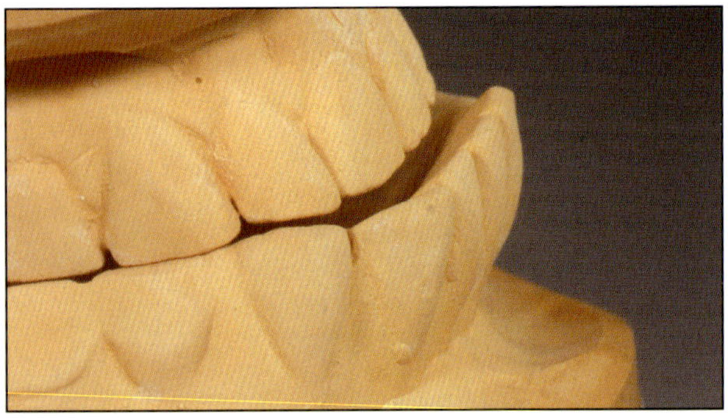

그림 4-2-7. 전치 상황의 세부 모습.

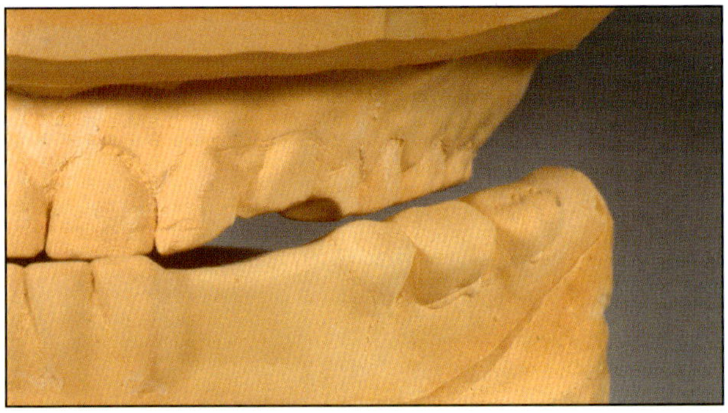

그림 4-2-8. 제3사분악의 기이한 구치 위치.

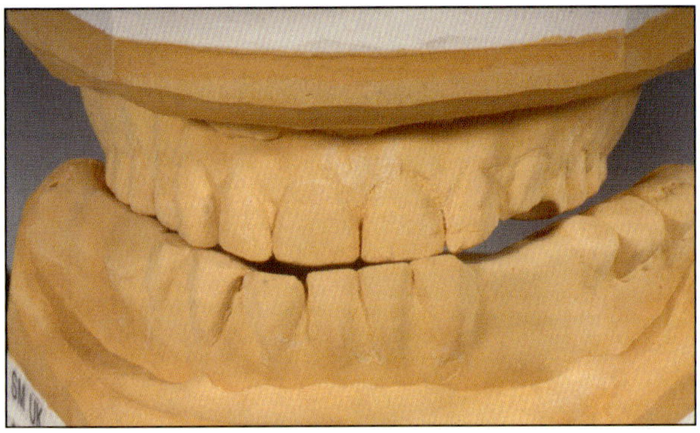

그림 4-2-9. 상하악 치열궁 간의 접촉 관계를 전면에서 보여주는 기이한 모습.

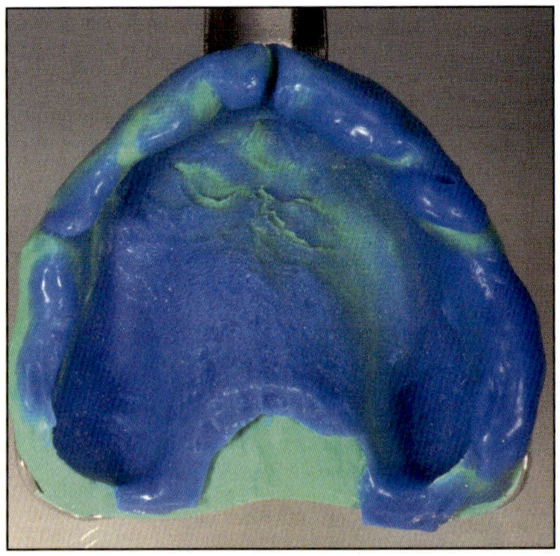

그림 4-2-10. 최초 인상 채득은 최대한 정밀하게 해야 한다.

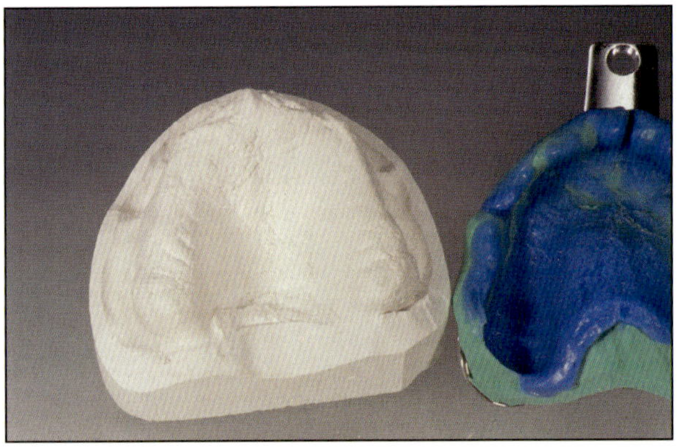

그림 4-2-11. Individual functional impression tray용 모형.

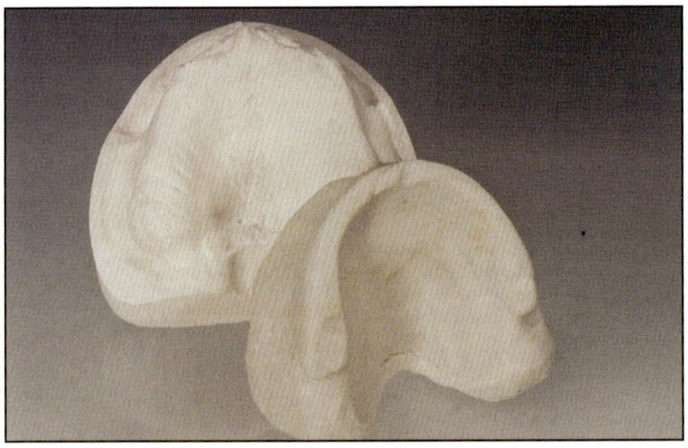

그림 4-2-12. Functional impression tray와 아크릴 bite rim.

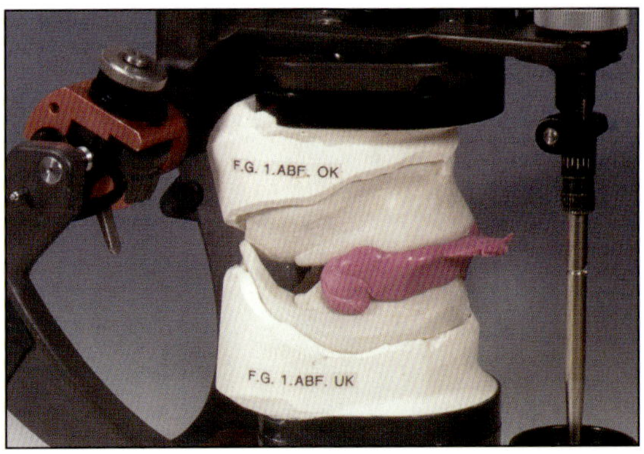

그림 4-2-13. 구강 내에서 채득한 bite rim registration이 1차적인 자료를 제공한다.

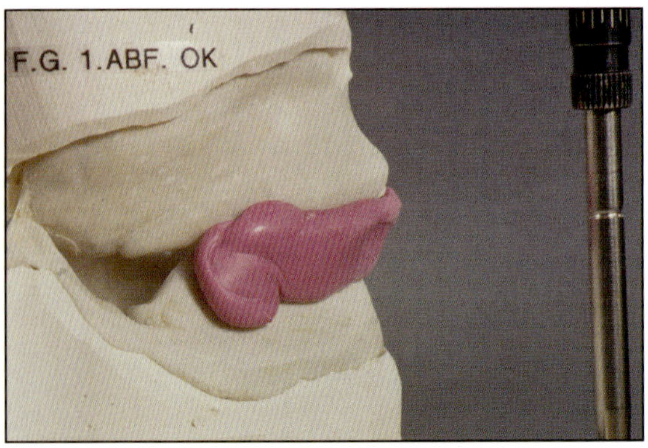

그림 4-2-14. 교합기에 장착된 초기의 진단 모형 상태.

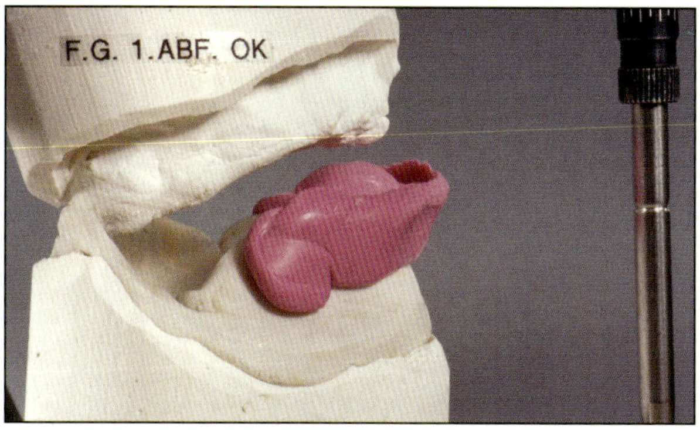

그림 4-2-15. 상부 functional impression tray를 제거한다.

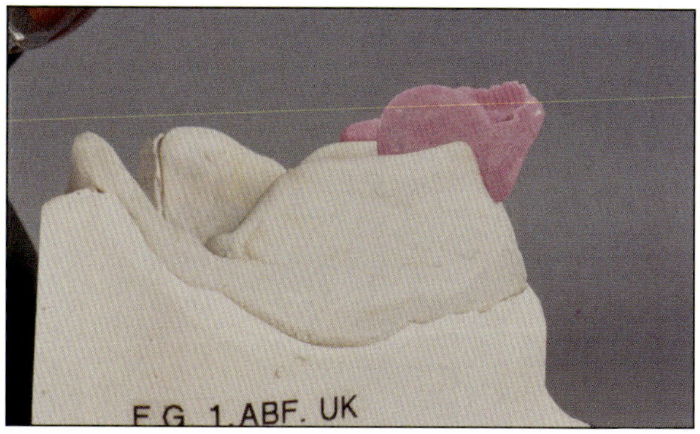

그림 4-2-16. 실리콘 인덱스를 절단한다.

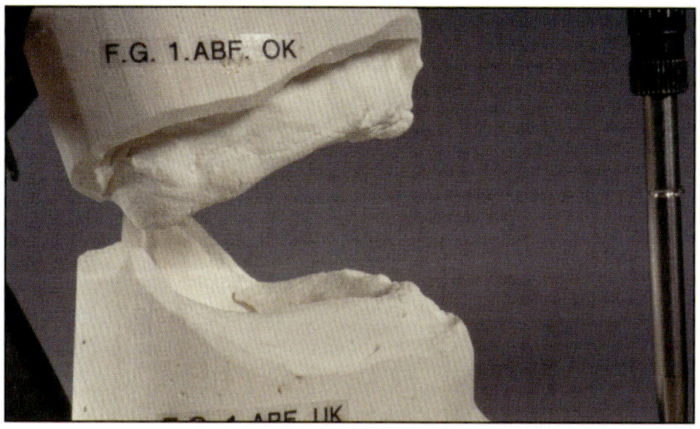

그림 4-2-17. 1차적으로 살펴본 하악과 상악 간의 모형 위치는 정상인 것으로 보인다.

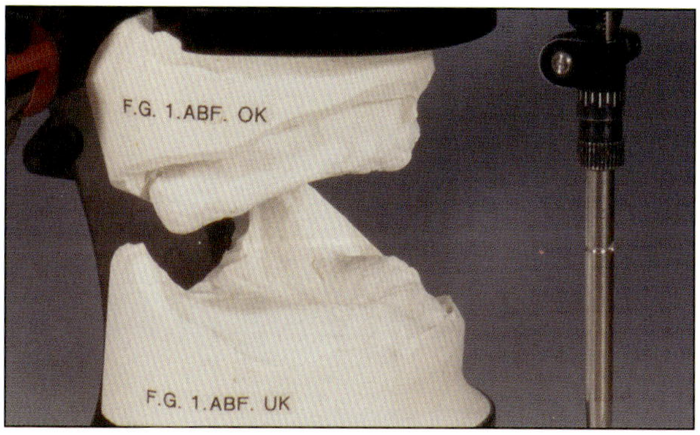

그림 4-2-18. 상악과 하악 간의 관계를 1차적으로 측정한 결과를 보면 이 둘이 상당히 정상적인 관계를 형성한다는 것으로 드러났다.

그림 4-2-19a, b. 교합기에 장착하고 상황을 살펴본 결과, 초진 상황에서 느꼈던 당황스러움이 상대적으로 줄어들었다. 하지만 한 가지 의문은 여전히 남아있었다: 도대체 왜 어떻게 해서 이 지경에 이르게 되었을까?

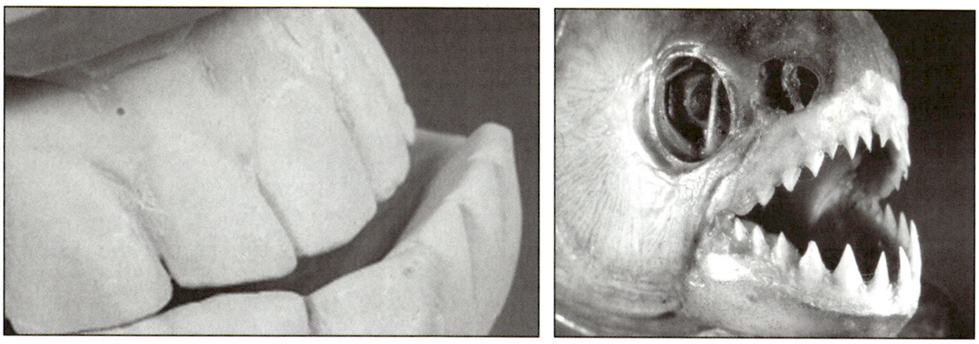

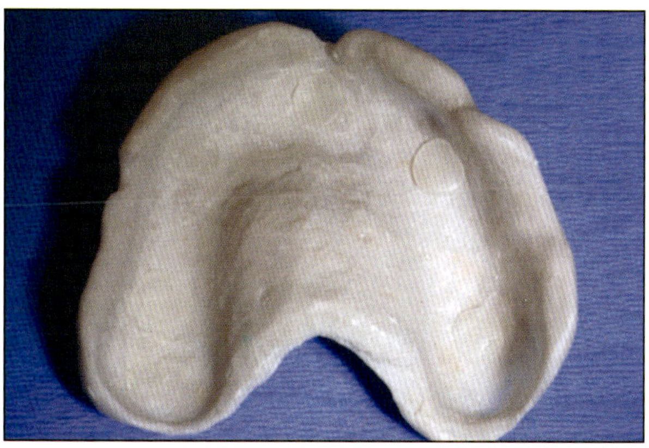

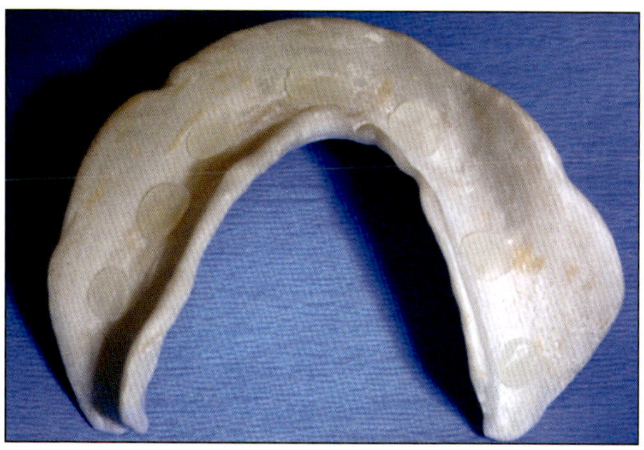

그림 4-2-20, 21. 상악과 하악의 치조골에 흰색 wax로 된 작은 stop을 올려두었다. 이 stop은 functional edge를 구성하는 과정에서 place marker의 기능을 한다.

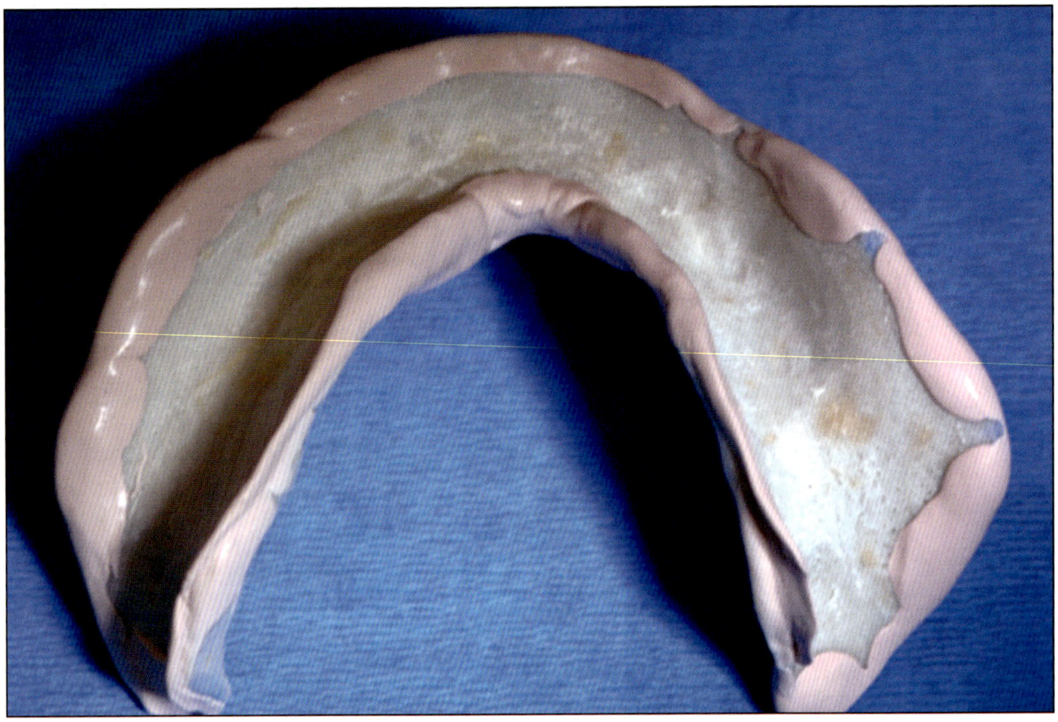

그림 4-2-22. Functional edge가 완성되면 stop을 제거한 다음, 다시 정상적인 인상 채득을 실시한다.

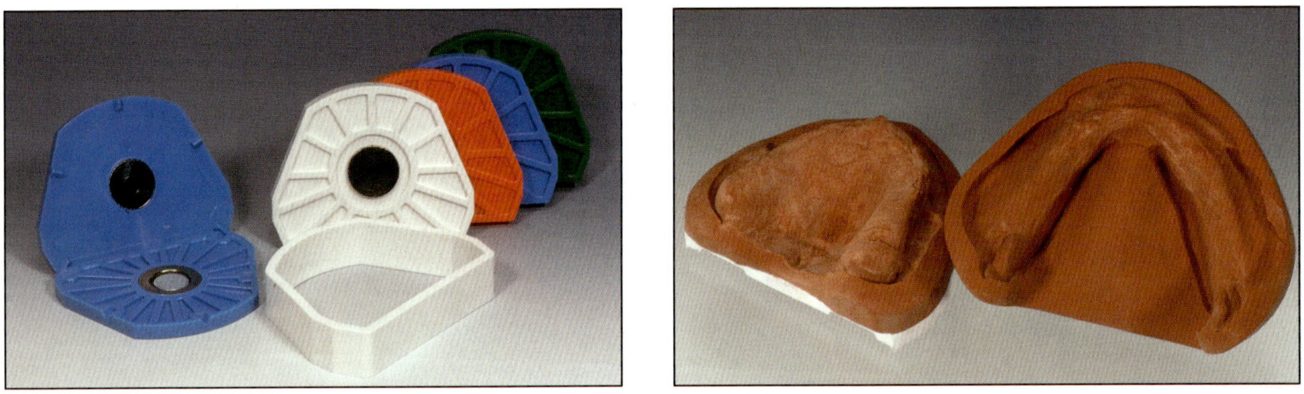

그림 4-2-23a, b. 모형을 제작하는 기반으로 Duet plate와 split cast 시스템을 사용한다.

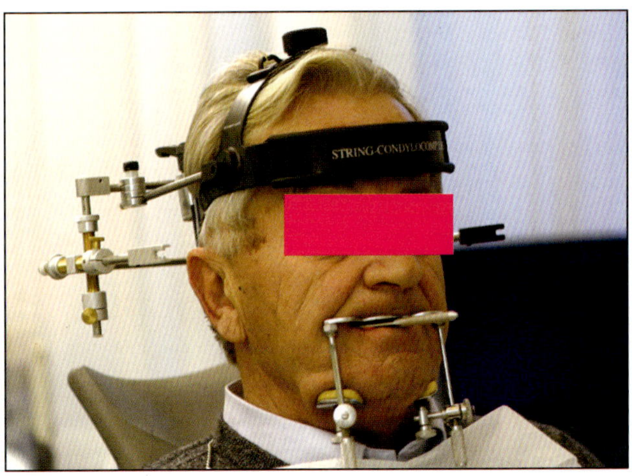

그림 4-2-24. Reflector bow를 장착하기 위해 하악 클램프(mandibula clamp)를 장착한다.

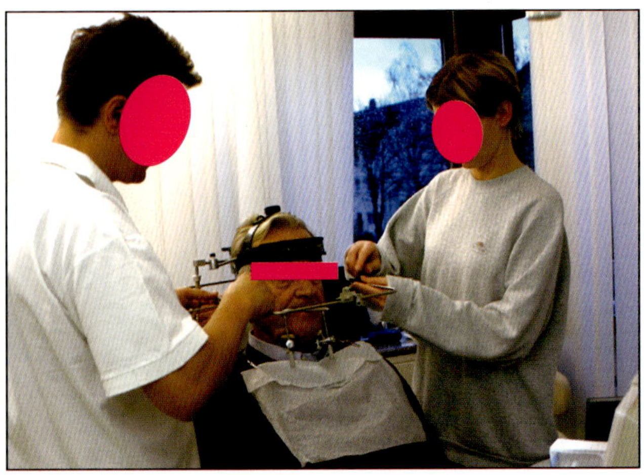

그림 4-2-25. 기능 기록을 작성하고 중심위를 측정하기 위한 추가 준비 과정.

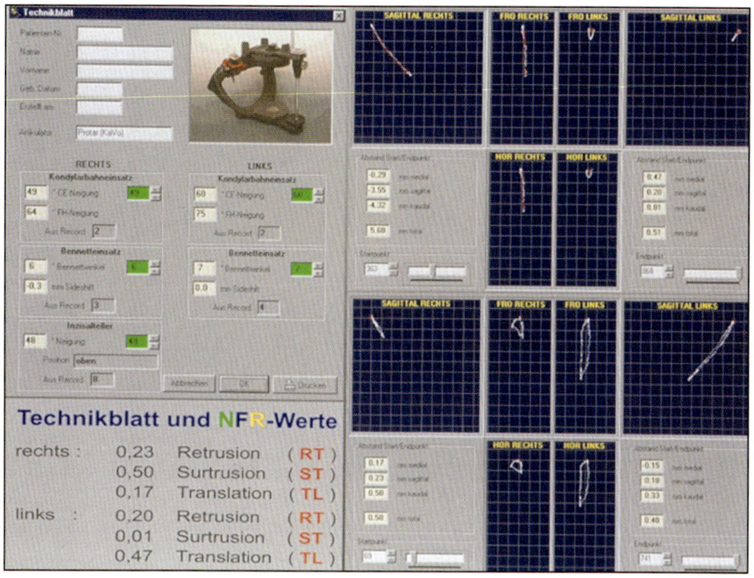

그림 4-2-26. 기능 기록과 교합기 프로그래밍용 데이터가 나와 있는 technician's guidelines.

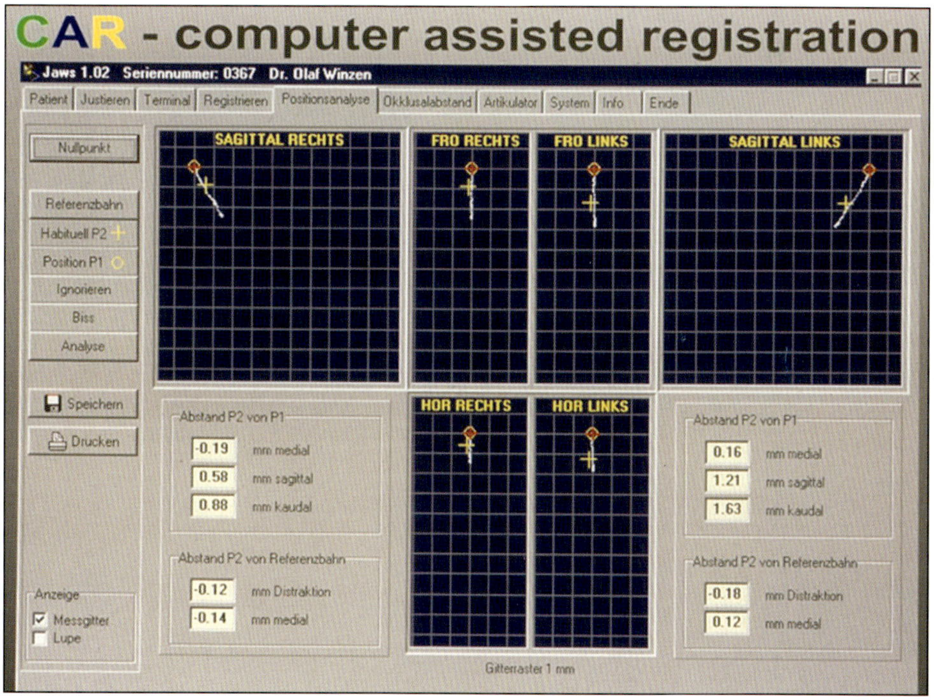

그림 4-2-27. 중심위 측정의 예: 노란색 십자는 임의의 시작 위치가 기록된 지점을 나타낸다. 노란 원이 실제 중심위이다. 3축 방향으로 조정해서 노란색 십자가 원 안에 들어가도록 만든다.

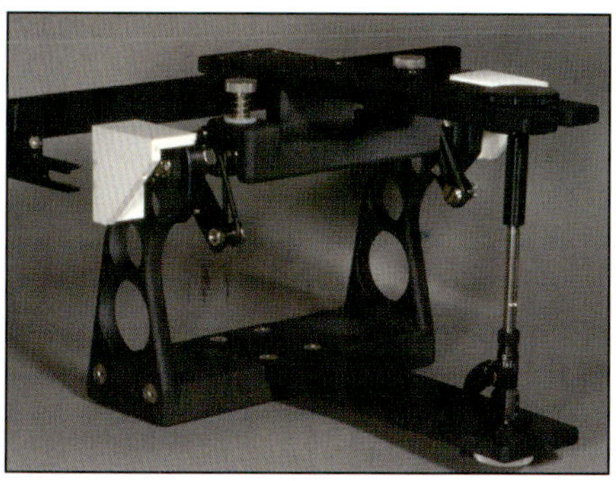

그림 4-2-28. 위치 설정 장치(positioning device)(CAR 장비).

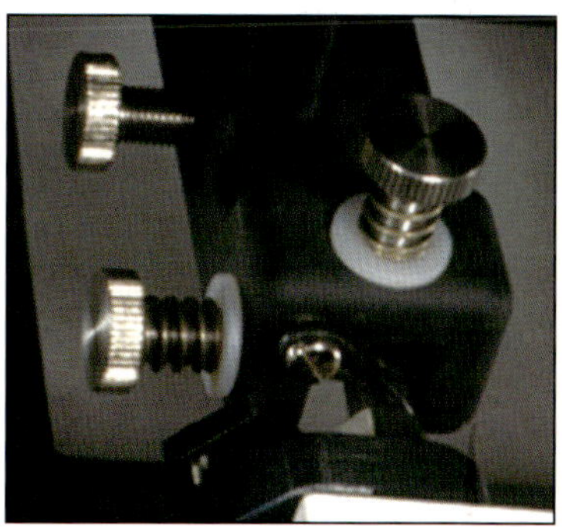

그림 4-2-29. 3축 방향으로 조절할 수 있는 옵션.

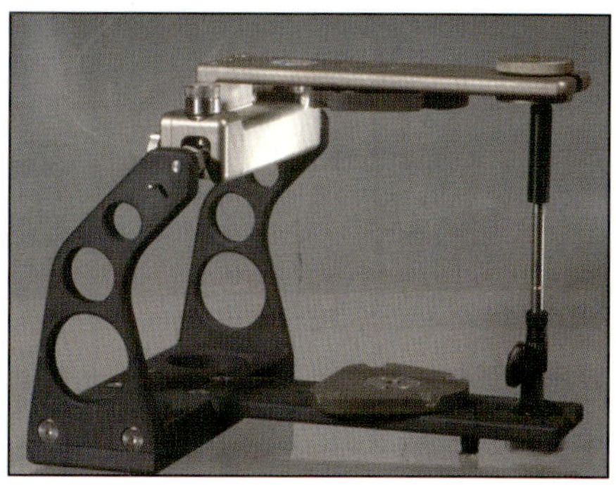

그림 4-2-30. 치과기공사용 SRT 교합기.

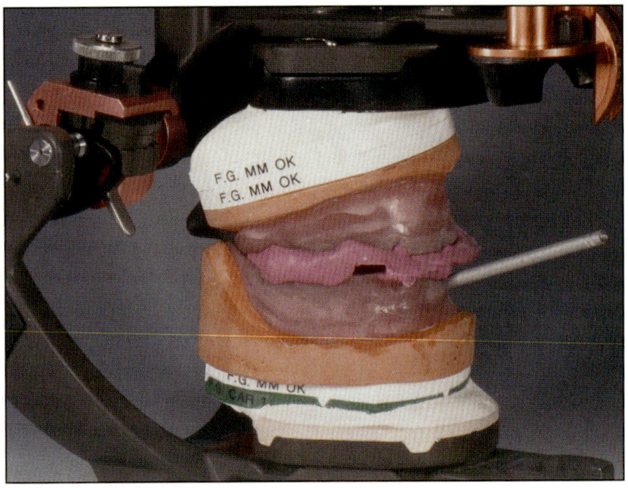

그림 4-2-31. CAR positioner를 이용해 위치를 재설정한 후에 하악을 마운팅한다. 녹색 splitcast plate를 이용해 archive하였다.

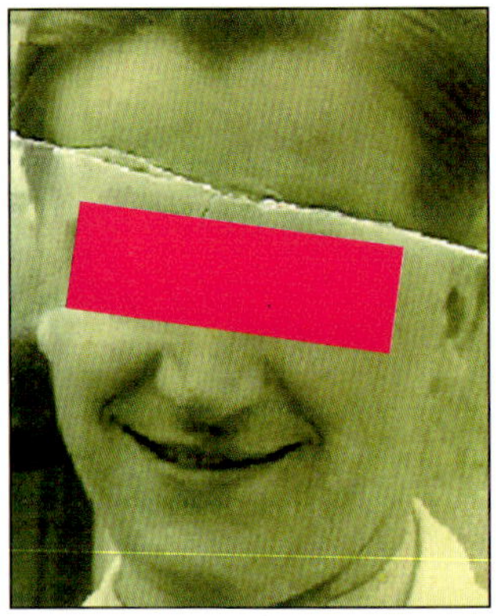

그림 4-2-32. 환자 사진.

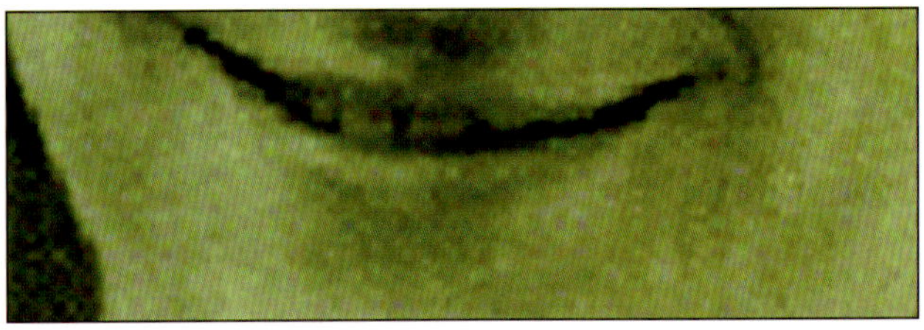

그림 4-2-33. 이처럼 열악한 품질의 사진에서도 정보를 얻을 수 있다.

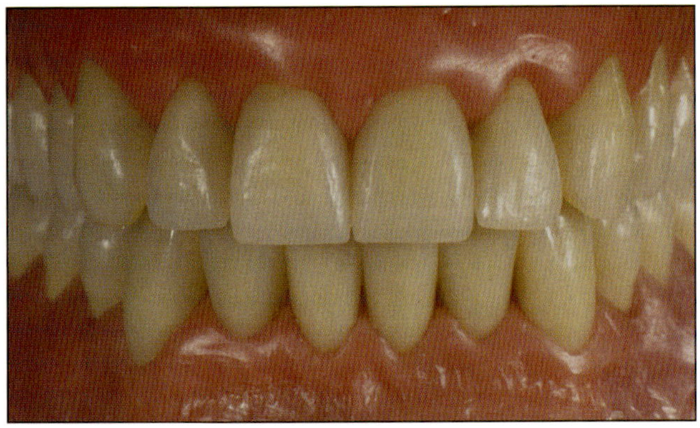

그림 4-2-34. 환자와 상의해서 수정한 전치: 상악과 하악의 전치 치열이 다시 서로 정상적인 관계를 갖고 있다.

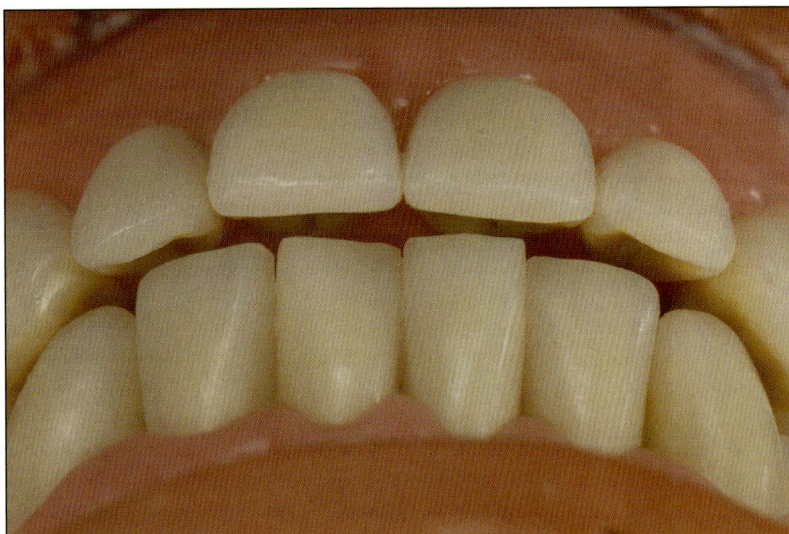

그림 4-2-35, 36. Sagittal cross section analysis(SSA)에 의거해 구성한 전치부의 functional space. 다시 한 번 점검한다.

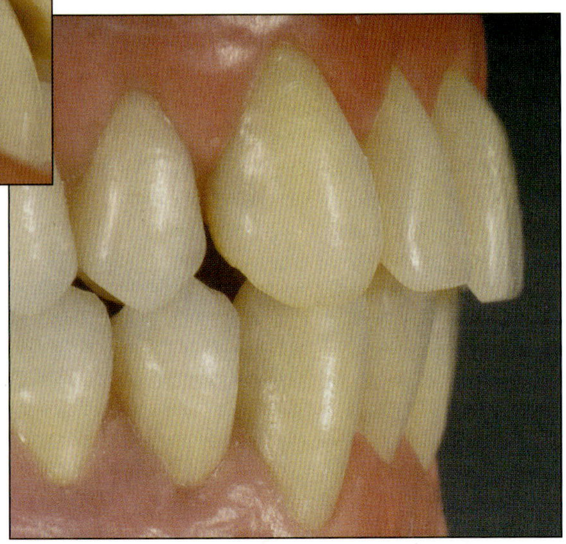

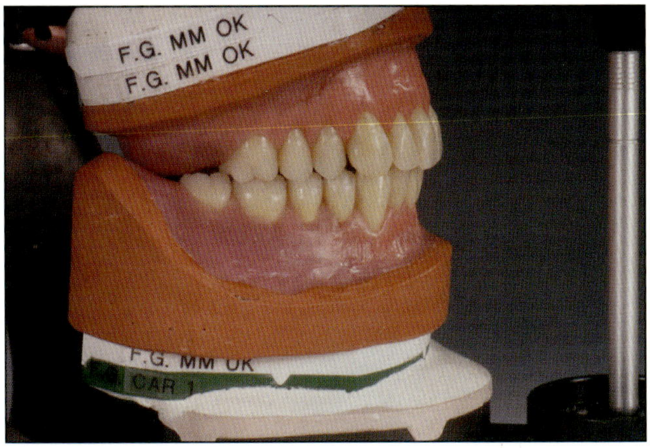

그림 4-2-37. 위치를 재설정(녹색 splitcast plate)한 후에 중심위에서 set-up.

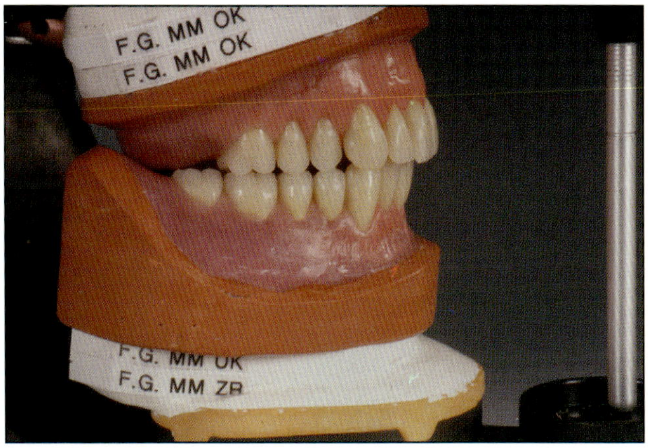

그림 4-2-38. Manual bite registration(흰색 splitcast plate)을 중심위에서 set-up. 하악이 잘못된 retrusive 위치에 있다.

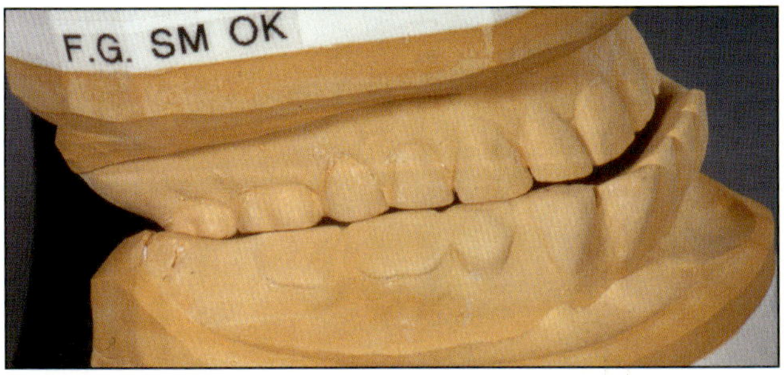

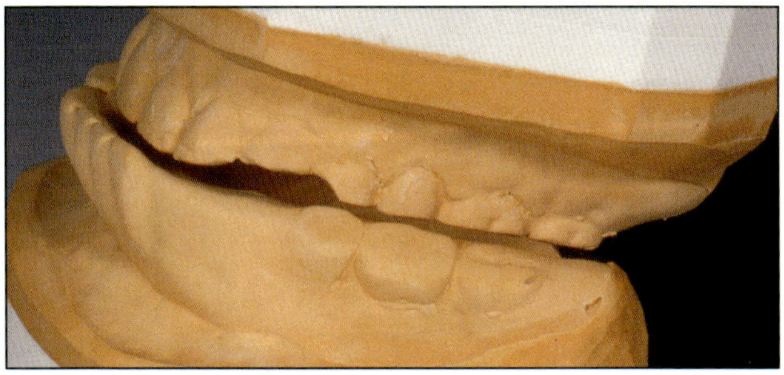

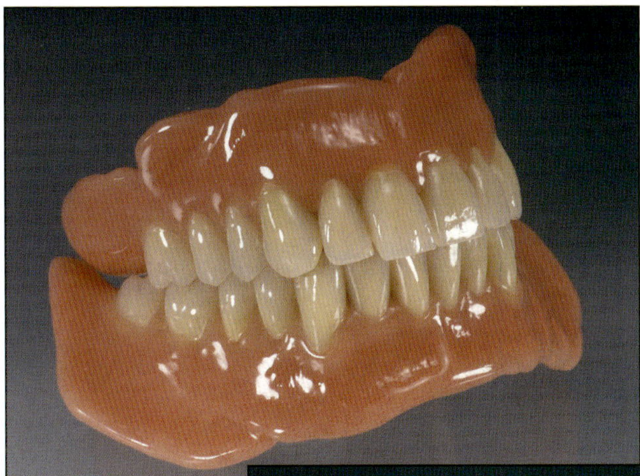

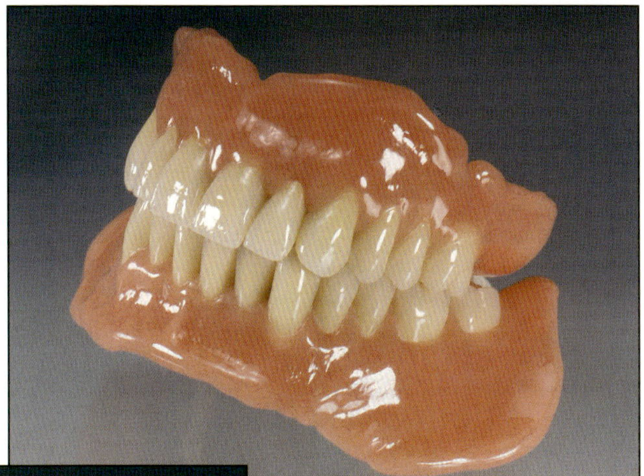

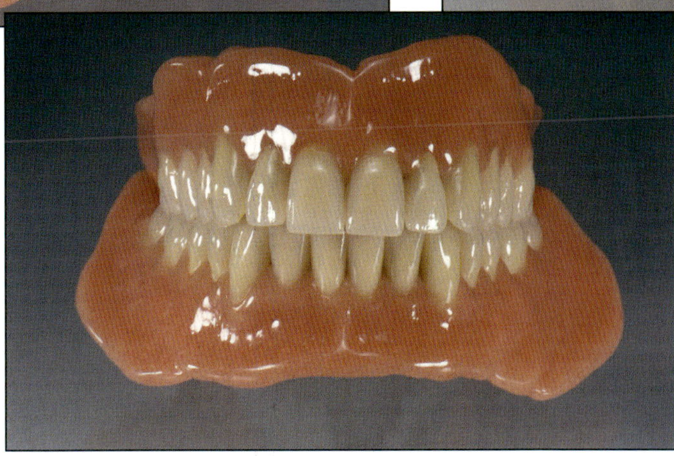

그림 4-2-39~43. 초기 모습과 완성된 의치의 최종 모습. 총의치는 기능과 심미성 측면에서 특히 까다롭다. 환자의 기대치를 충족시켜 주기로 작심했었는데, 이는 치과의사뿐만 아니라 치과기공사에게도 상당히 힘든 과제였다. 환자가 유감스럽게도 최종 촬영일에 내원하지 않았다. 하지만 환자가 만족했을 것이라 생각한다.

4.3 총의치 및 임플란트 Combination 보철

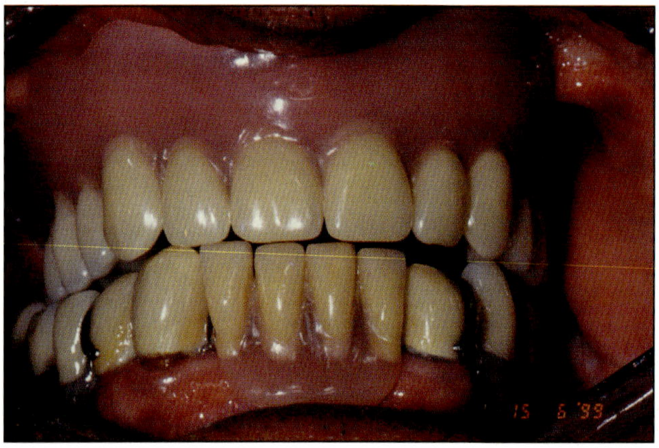

그림 4-3-1. 기존의 의치.

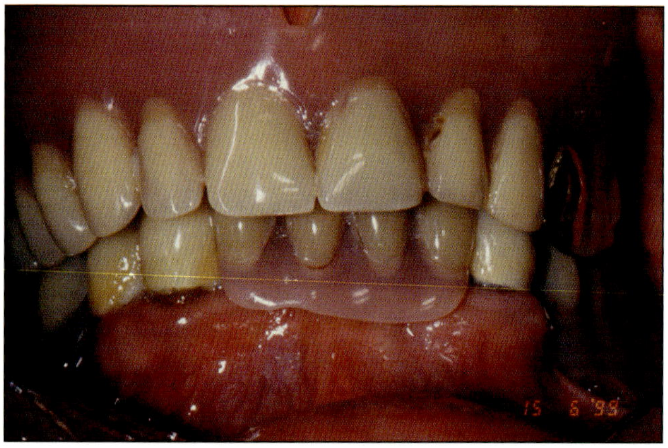

그림 4-3-2. '새로운' 의치.

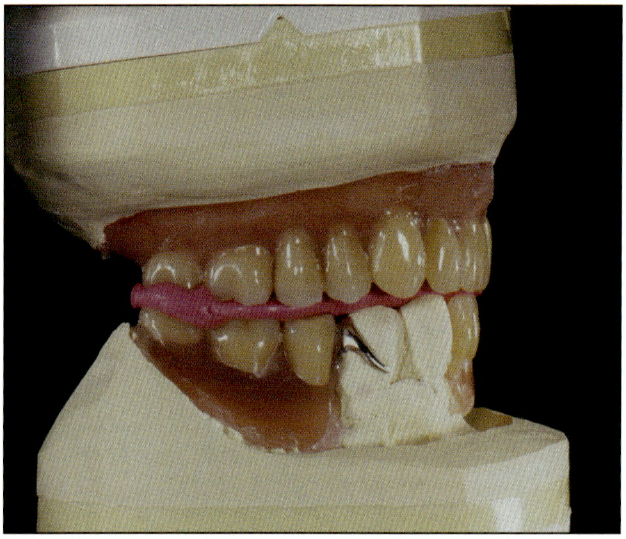

그림 4-3-3. 중심위를 찾는 것이 매우 어려웠다.

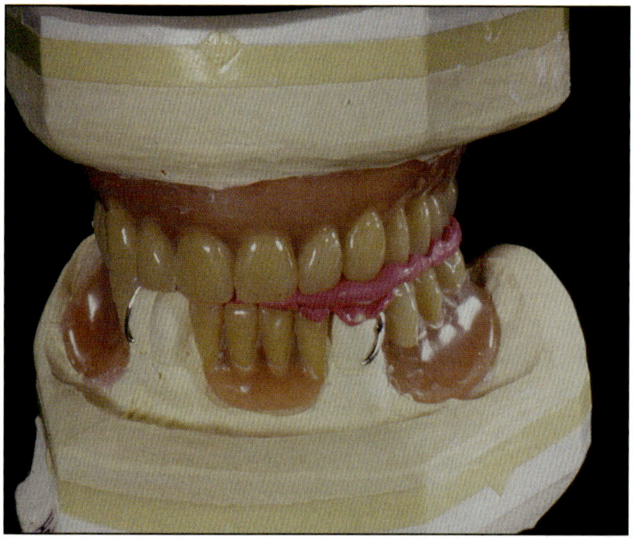

그림 4-3-4. 하악에는 아직 아크릴 레진으로 veneering된 gold crown이 3개 있으며, 견치 사이에는 바(bar)가 연결되어 있다.

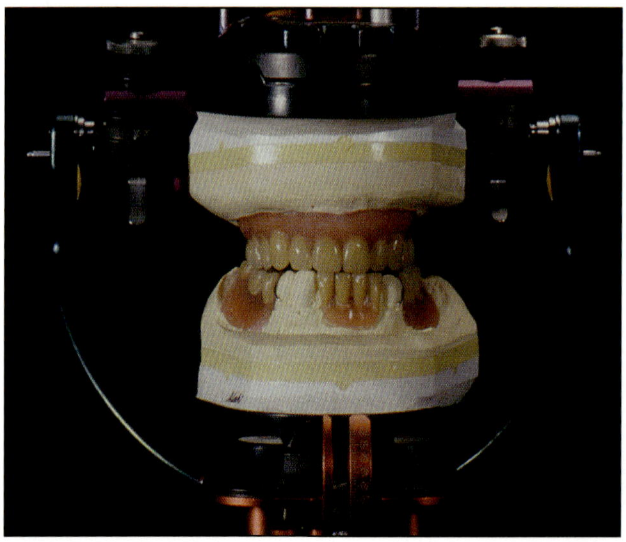

그림 4-3-5. 교합기에 장착하고 전면에서 본 모습.

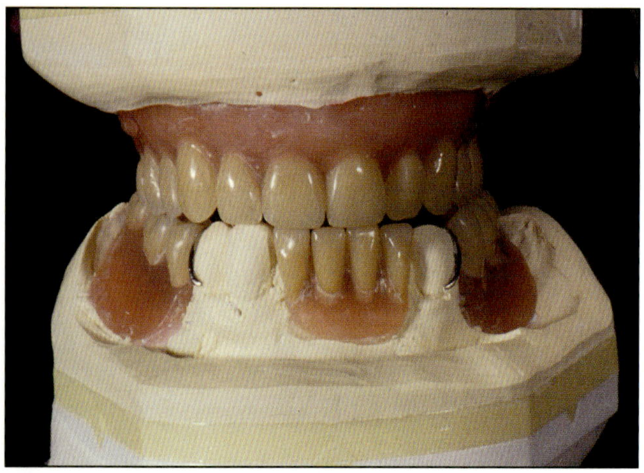

그림 4-3-6. 전치부에 접촉이 거의 일어나지 않는다.

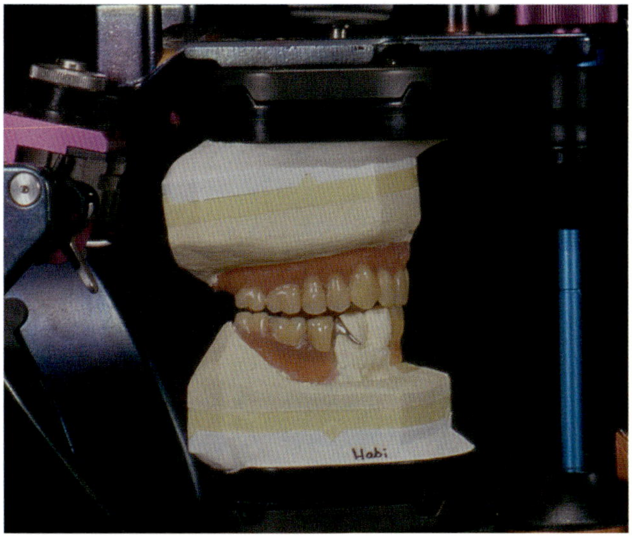

그림 4-3-7. 교합기에 장착한 후 우측 구치부의 모습.

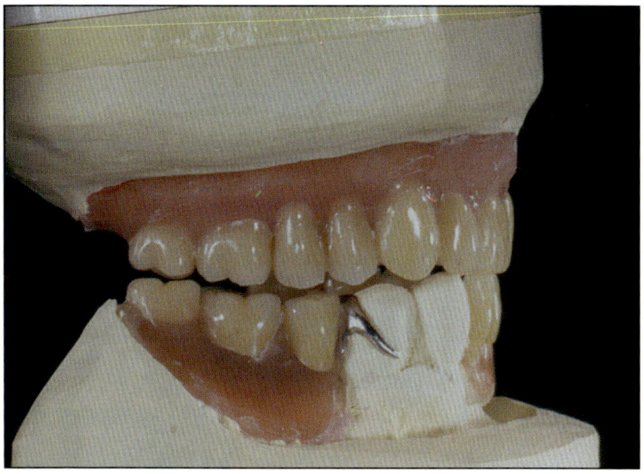

그림 4-3-8. 교합이 되지 않는 우측 상하악의 모습.

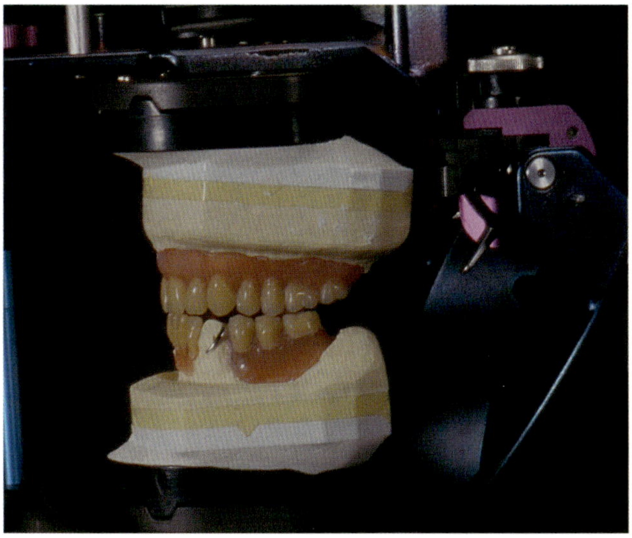

그림 4-3-9. 교합기에 장착한 후 좌측 구치부의 모습.

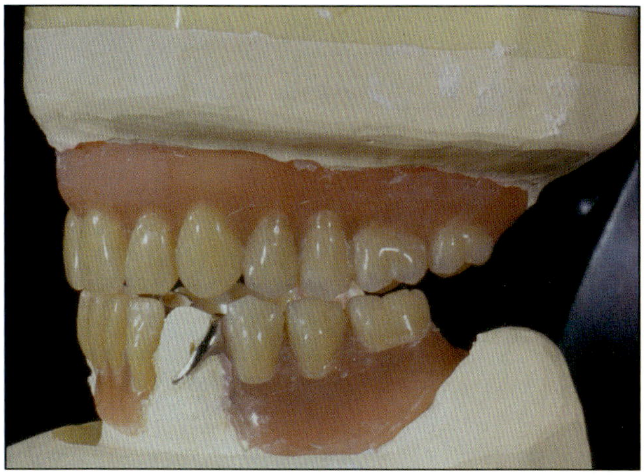

그림 4-3-10. 좌측의 구치부 치아에도 마찬가지로 아무런 접촉점이 없다.

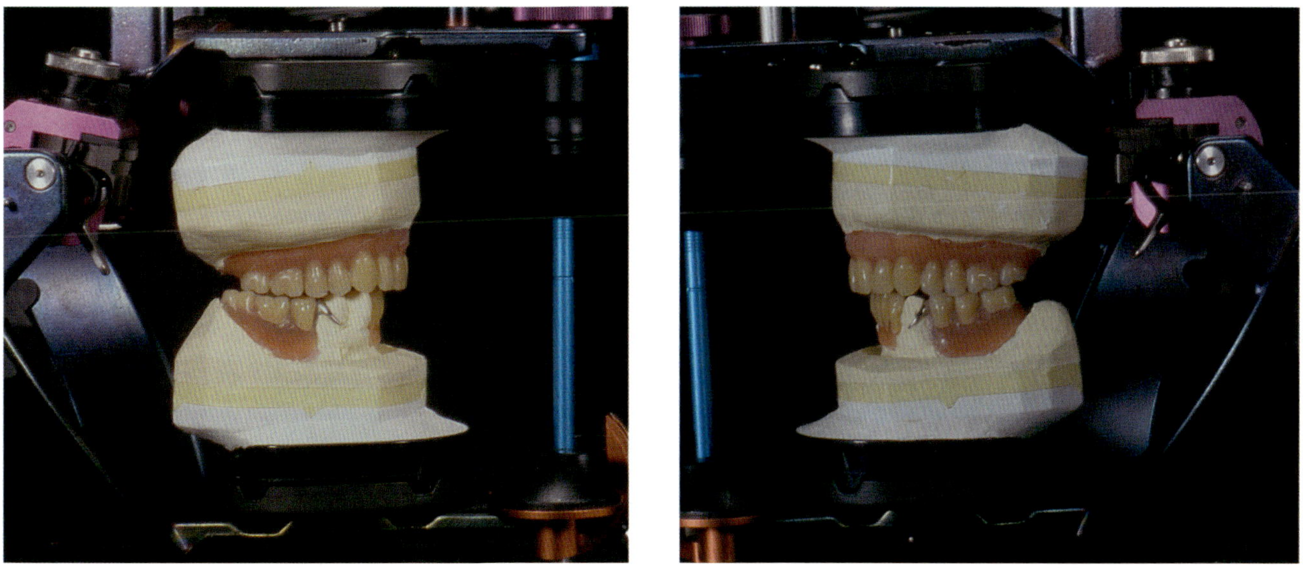

그림 4-3-11~15. 이 교합 모습이 여러 가능성 가운데 가장 양호한 상태일 것으로 여겨진다.

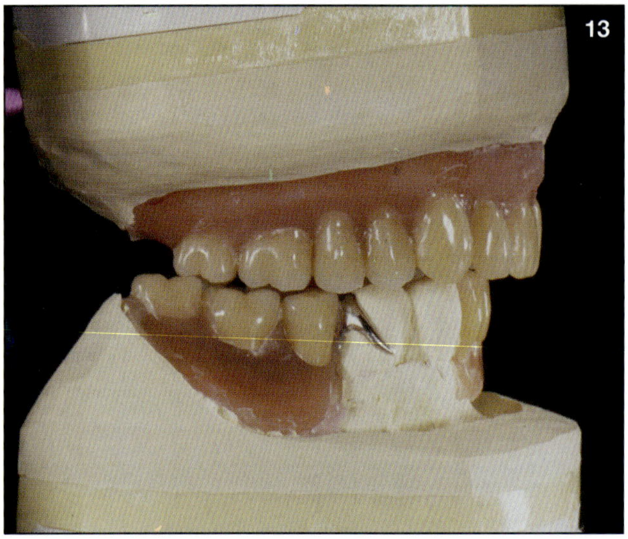

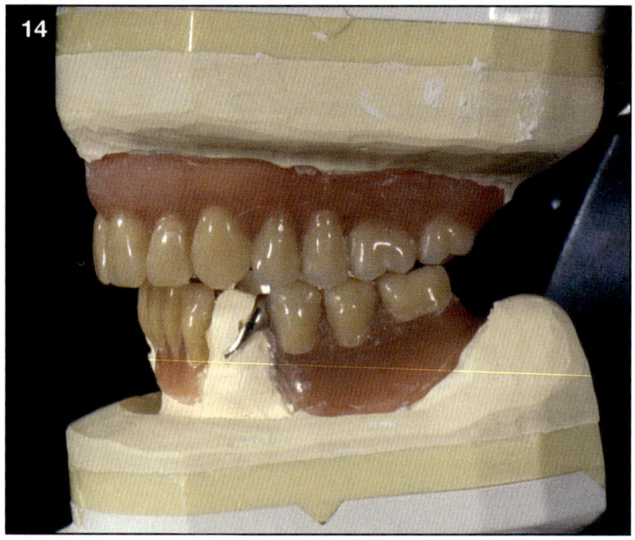

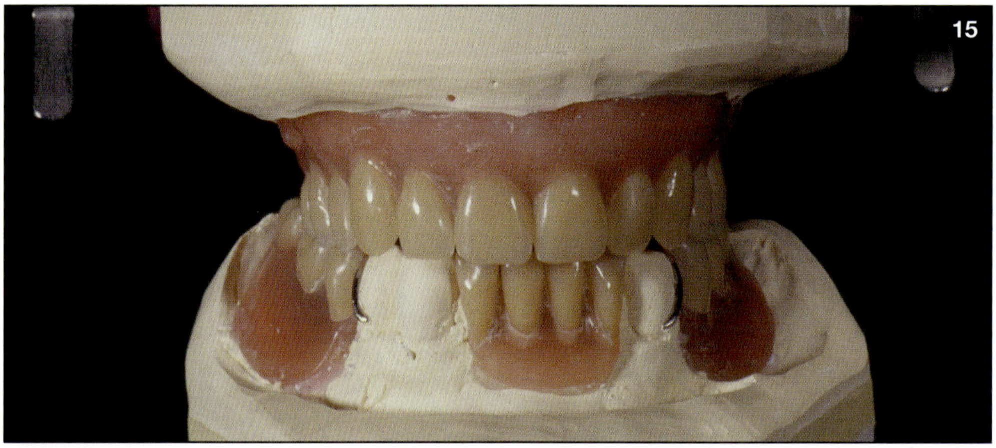

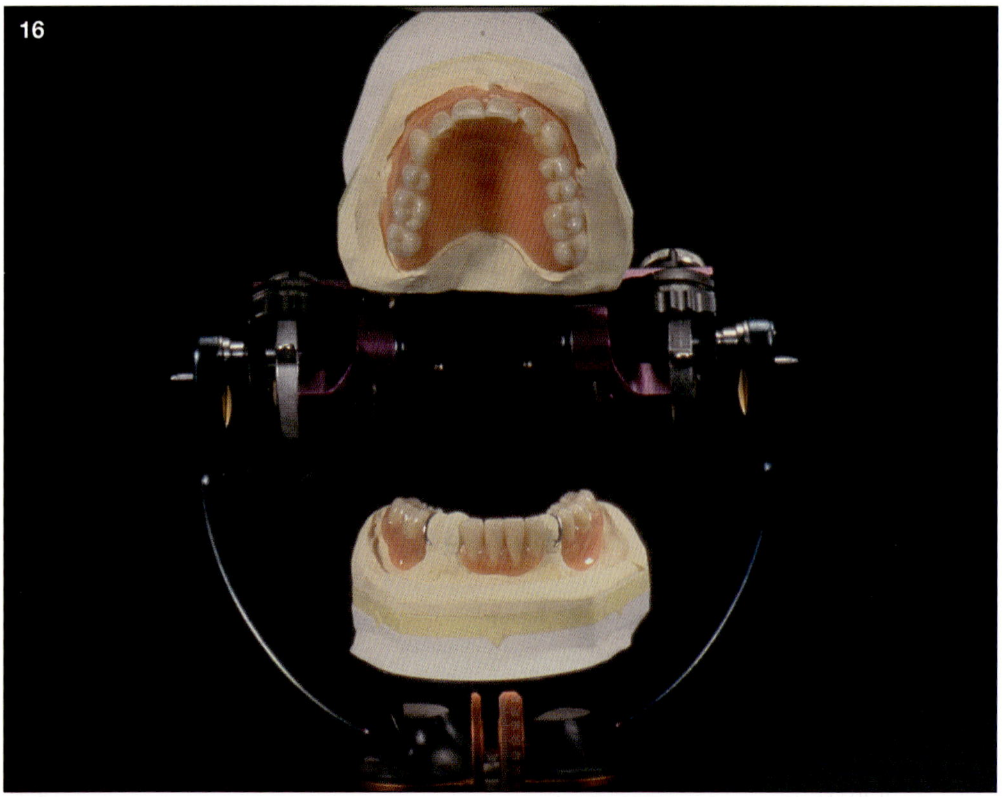

그림 4-3-16~20. 새로 제작한 보철물을 다양한 각도에서 본 모습.

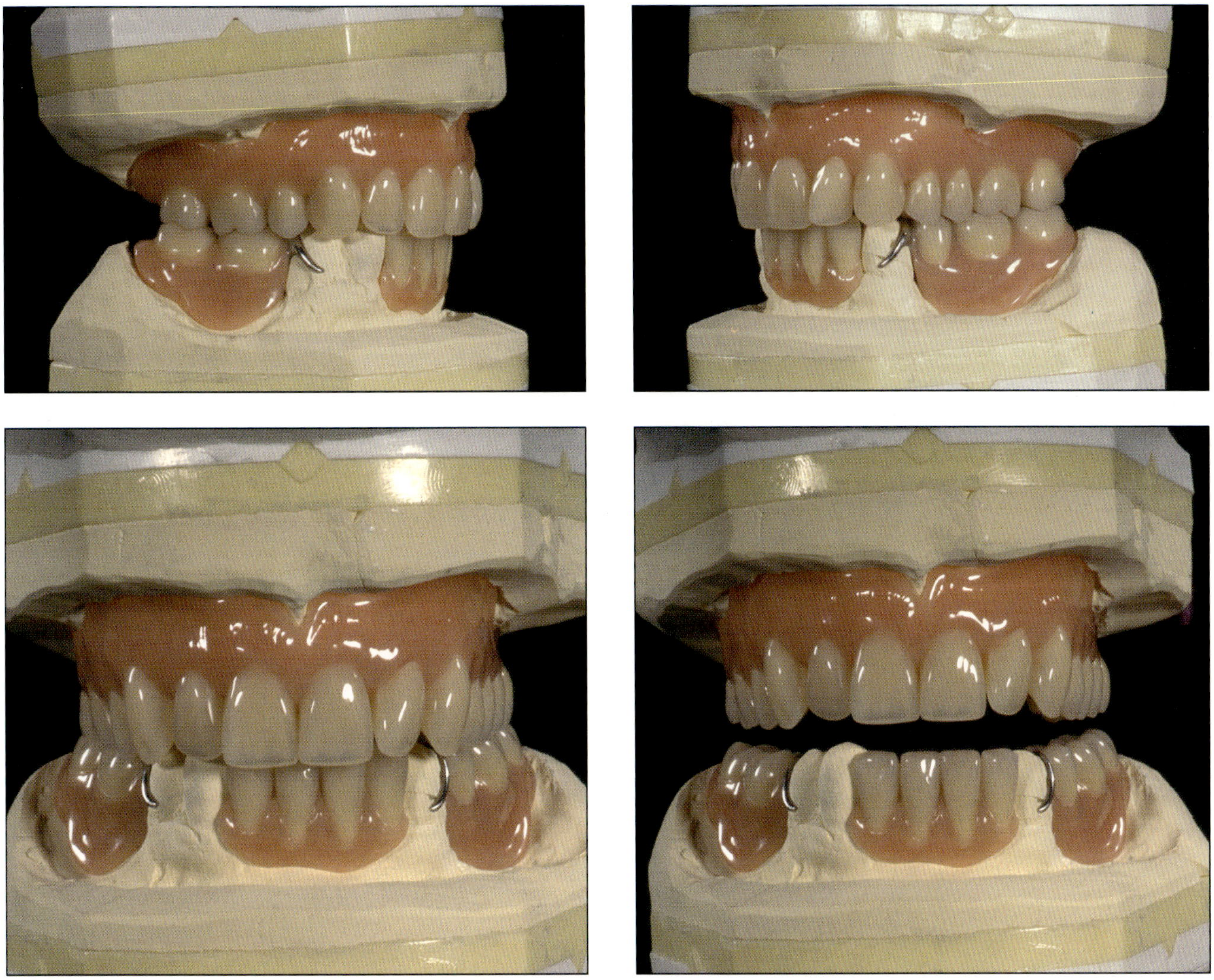

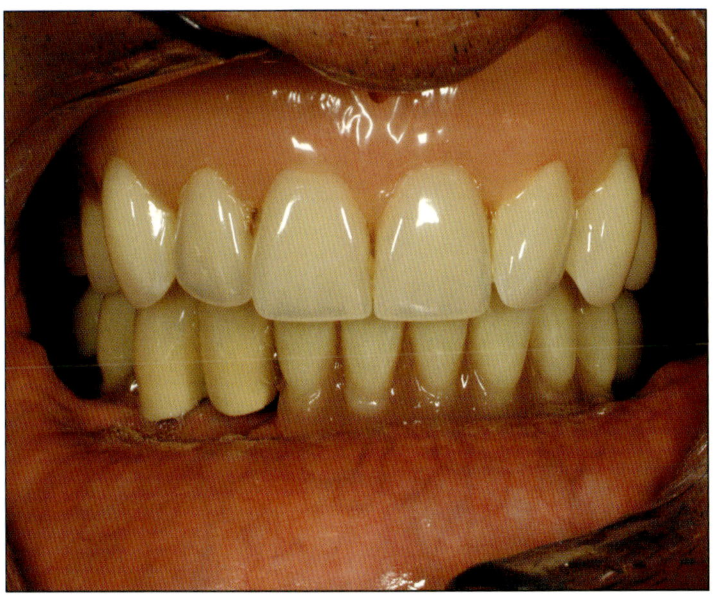

그림 4-3-21. 구강 내에 장착된 기존의 보철물.

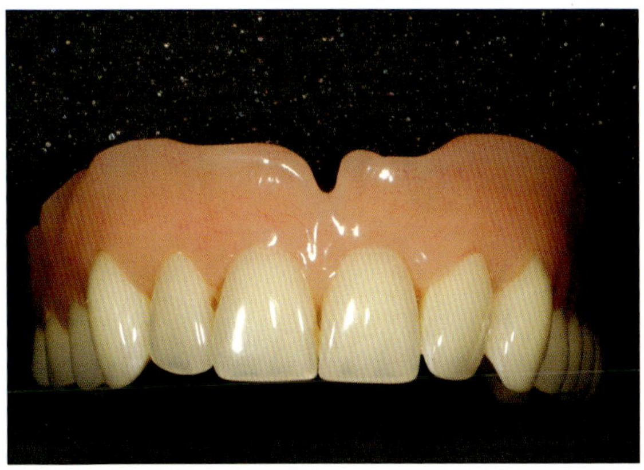

그림 4-3-22. 환자가 가볍게 individualizing 하기를 원했다.

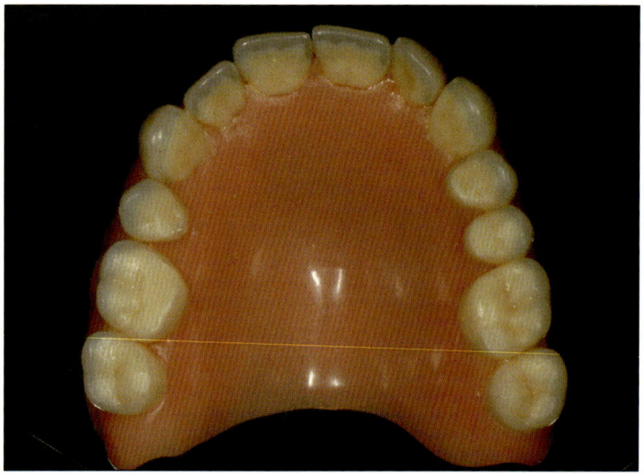

그림 4-3-23. 우측 치열의 길이가 축소되어 있다.

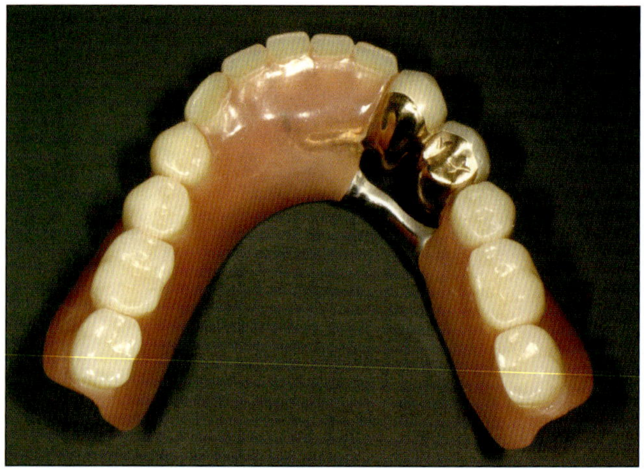

그림 4-3-24. 그동안 하악의 보철물을 다시 제작하고 확장했다.

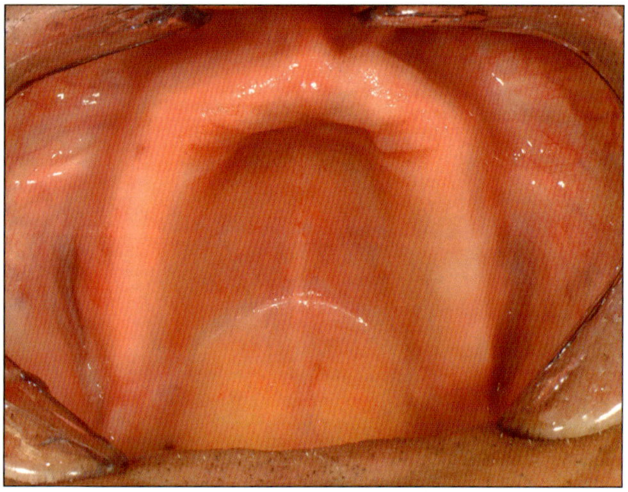

그림 4-3-25. 상악의 모습.

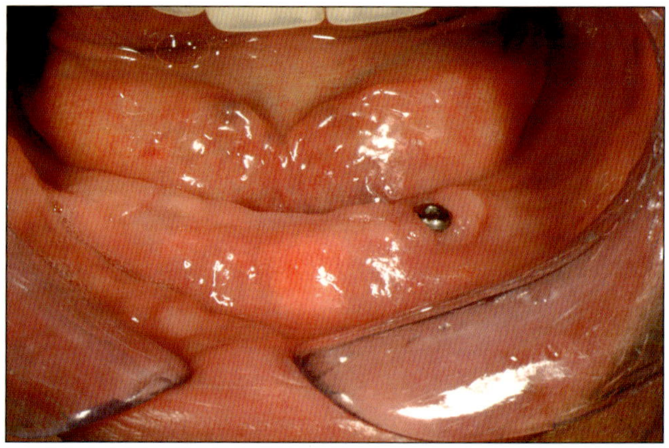

그림 4-3-26. 좌측의 임플란트가 저절로 노출되었다.

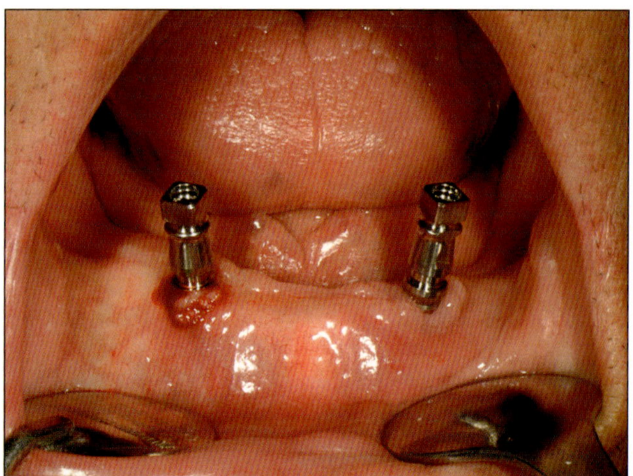

그림 4-3-27. 우측 임플란트를 노출시킨 다음 인상용 코핑을 체결했다.

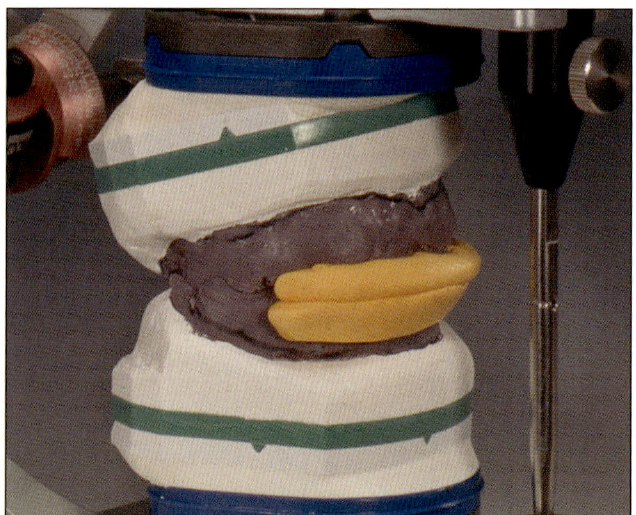

그림 4-3-28. 이 실리콘 교합인기(bite registration)는 별로 성공적이지 않다.

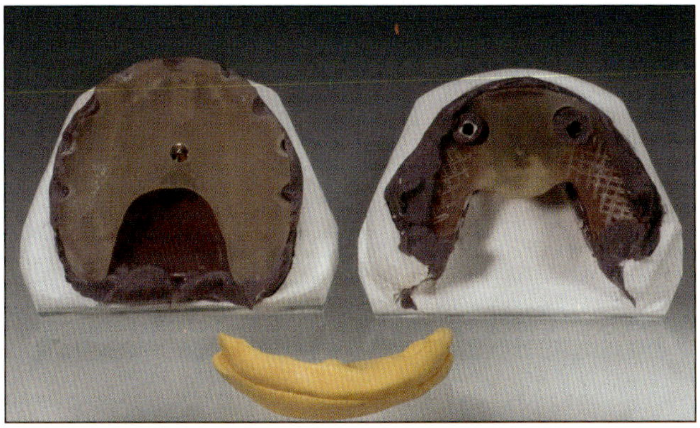

그림 4-3-29. 단 한 번의 내원에 functional impression과 incisal pin record를 완성했다.

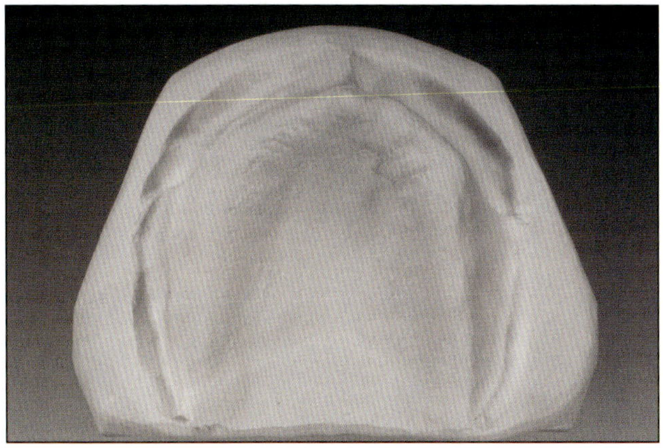

그림 4-3-30. 상악의 functional impression.

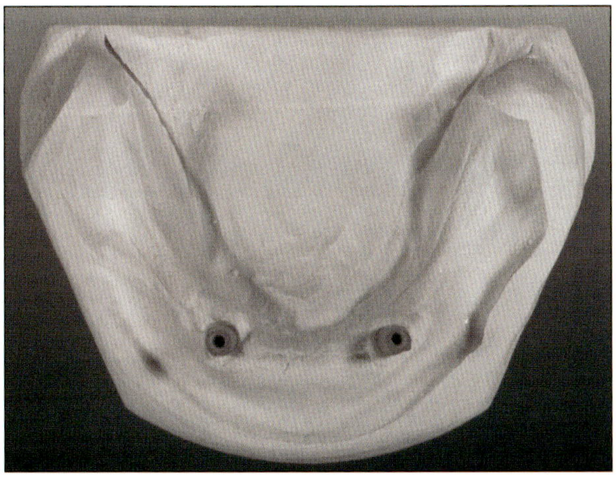

그림 4-3-31. 하악의 functional impression과 임플란트 임시 어버트먼트.

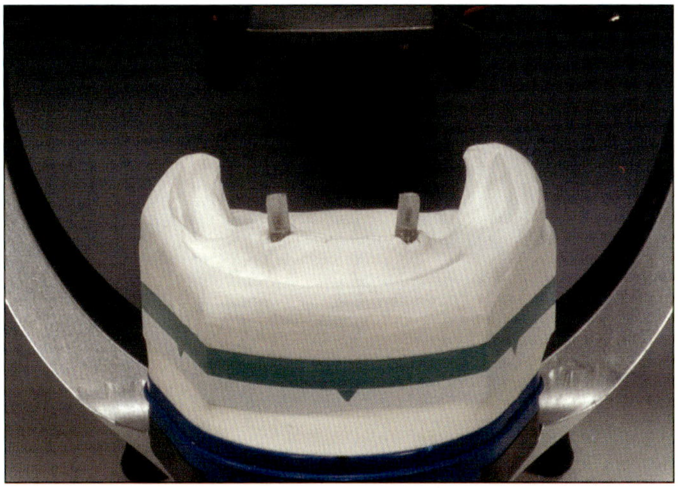

그림 4-3-32. 임시 임플란트 어버트먼트가 체결된 전면 모습.

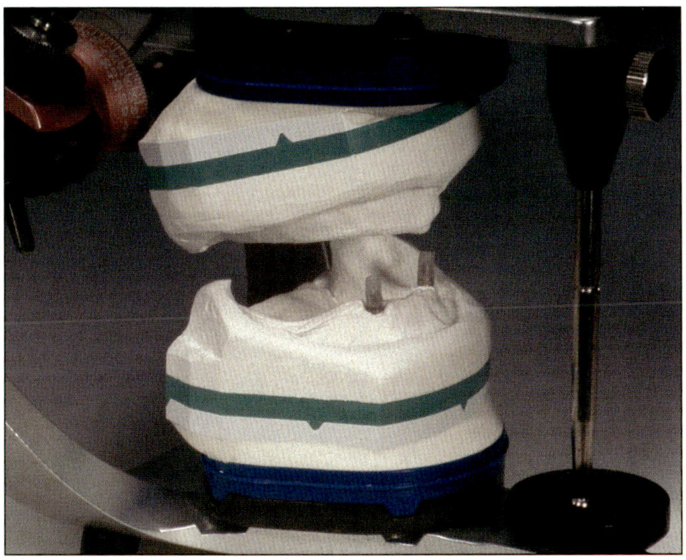

그림 4-3-33. 전반적인 진단 모형의 전체 모습.

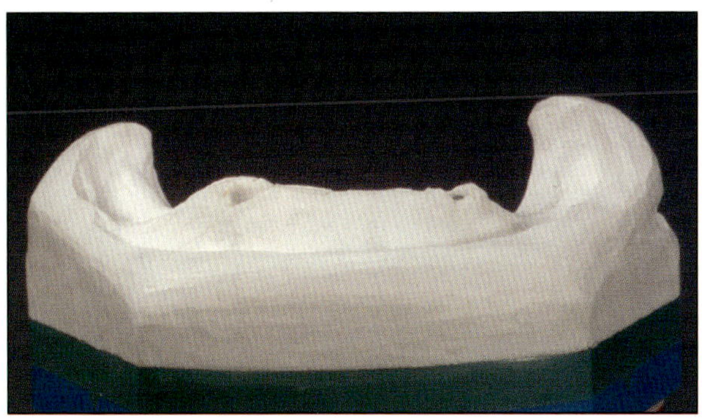

그림 4-3-34. 임시용 임플란트 어버트먼트가 장착되지 않은 상태의 하악 모형.

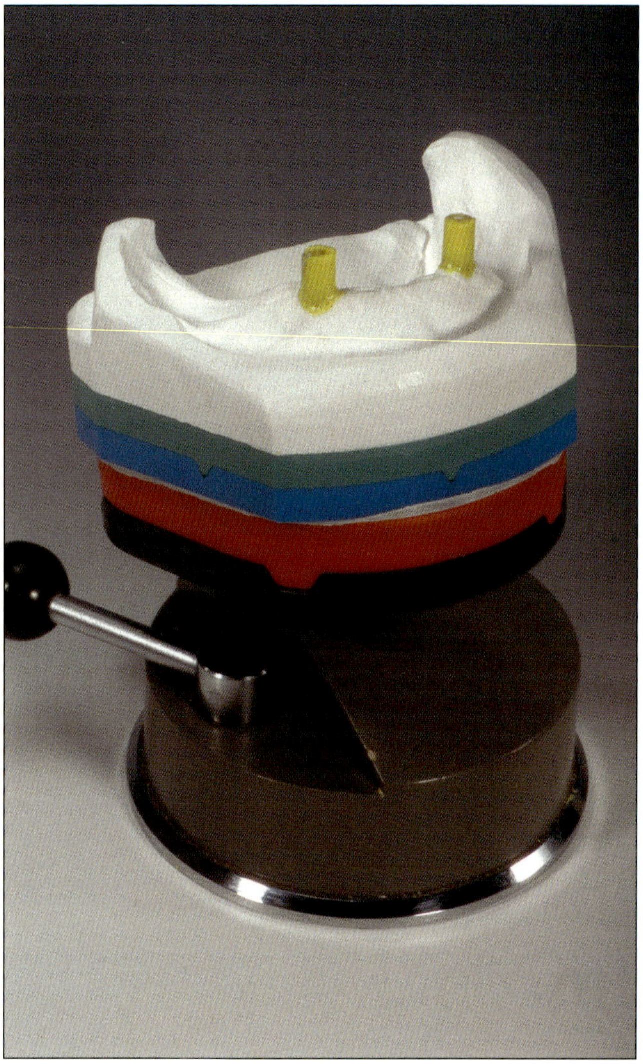

그림 4-3-35. Duet plates용 어댑터가 부착된 밀링 베이스.

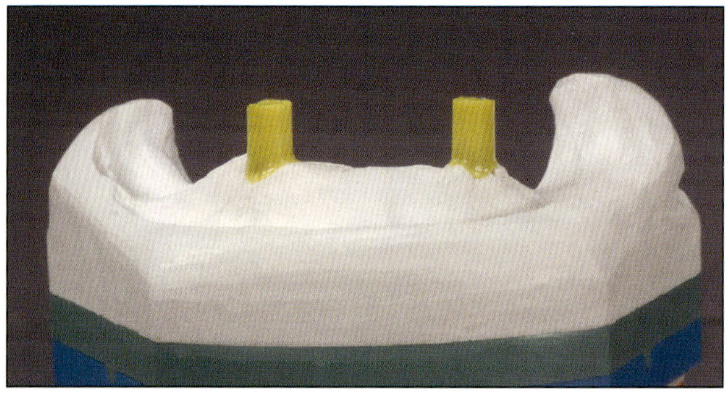

그림 4-3-36. 왁스를 도포하고 1° 각도로 밀링한다.

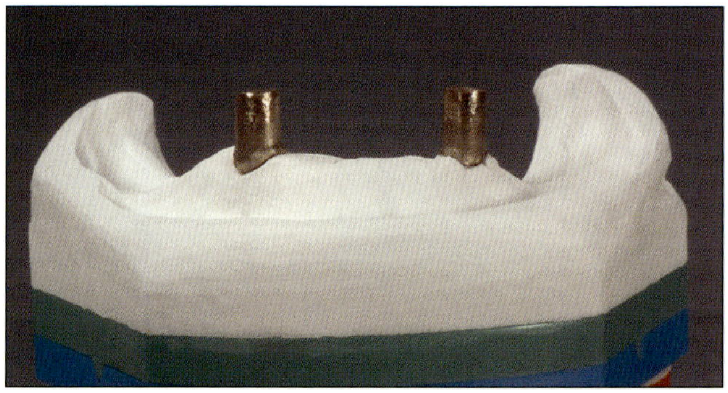

그림 4-3-37. 밀링한 어버트먼트를 골드로 바꾼다.

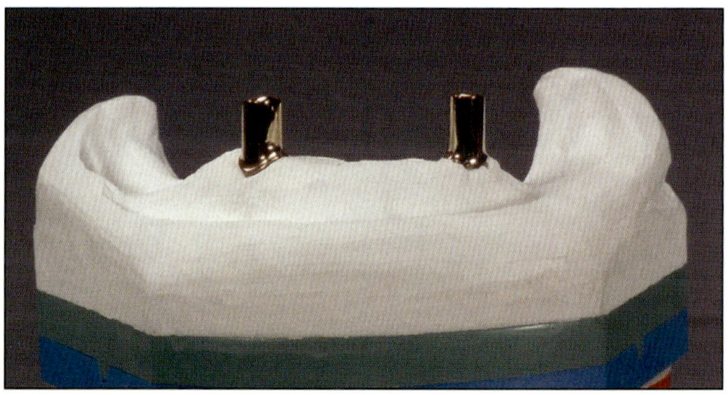

그림 4-3-38. 골드 어버트먼트도 마찬가지로 1° 각도로 밀링한다.

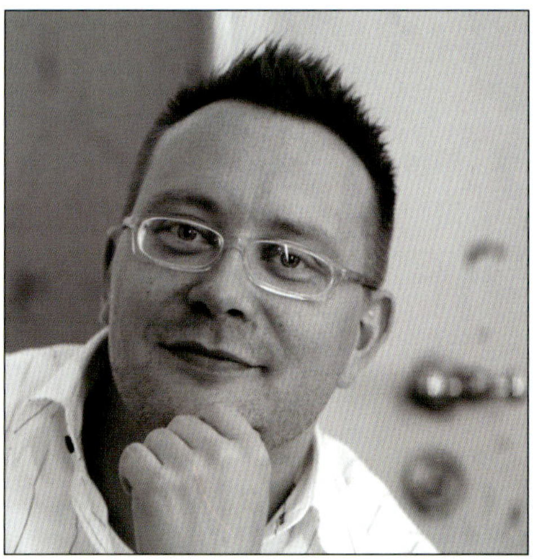

그림 4-3-39. 치과기공사 Christoph Buhl이 galvanic cap을 제작하는 작업을 도와주었다(F. Willershauser 방식).

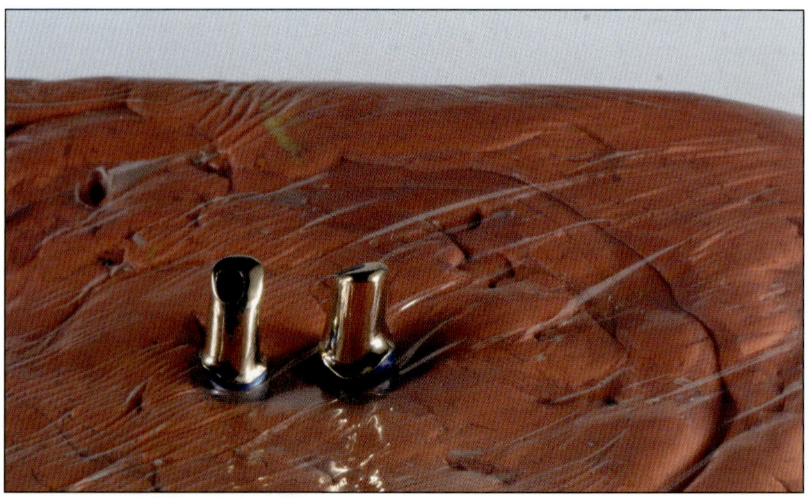

그림 4-3-40. 복제하기 위해 포일을 씌운 모델링 클레이(modeling clay)에 어버트먼트를 꽂는다.

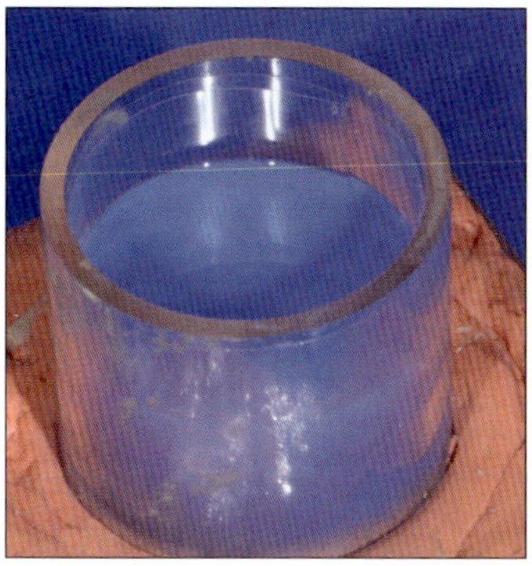

그림 4-3-41. 플라스틱 casting ring을 꽂은 다음 실리콘을 붓는다.

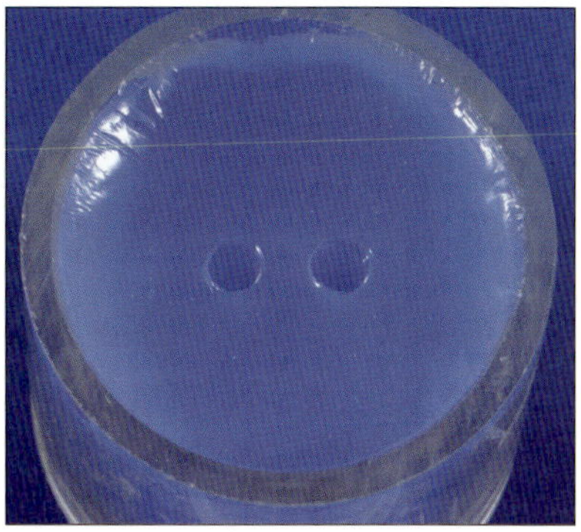

그림 4-3-42. 포일 때문에 실리콘 표면이 깨끗하다.

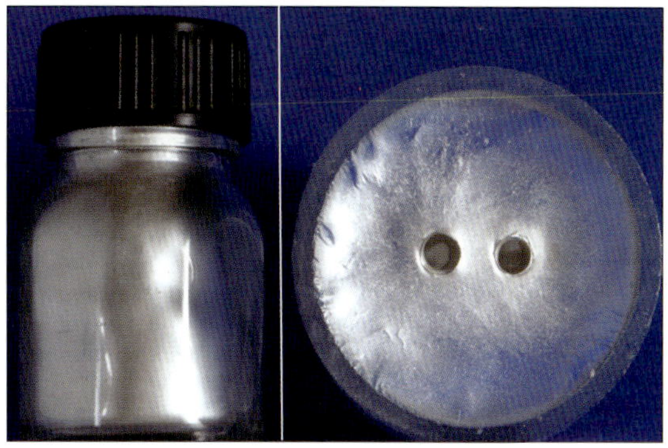

그림 4-3-43, 44. 표면에 실버 파우더를 뿌린다.

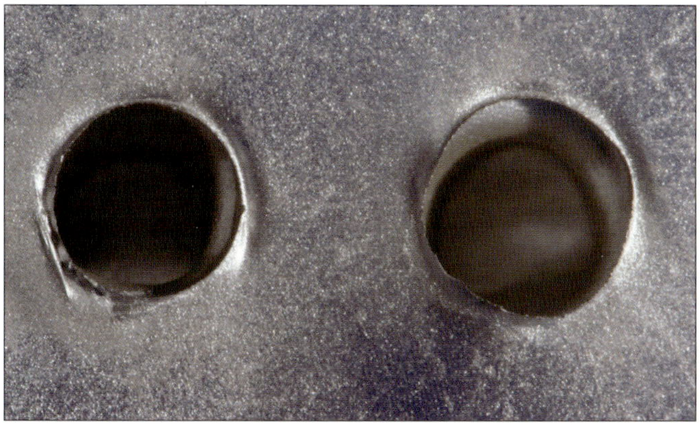

그림 4-3-45. 파우더를 뿌린 표면의 세부 모습.

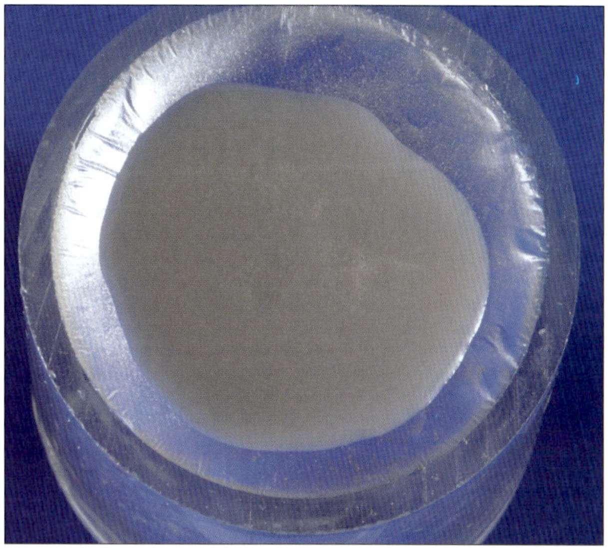

그림 4-3-46. 적합한 아크릴 재료를 틀에 붓는다.

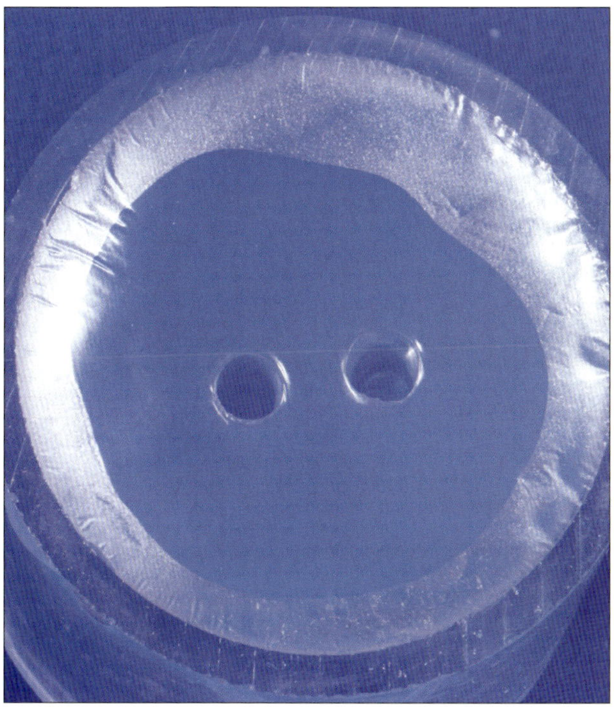

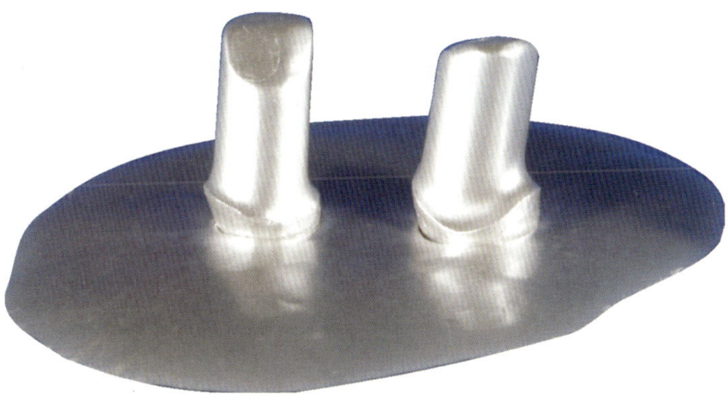

그림 4-3-47, 48. 은색의 아크릴 어버트먼트.

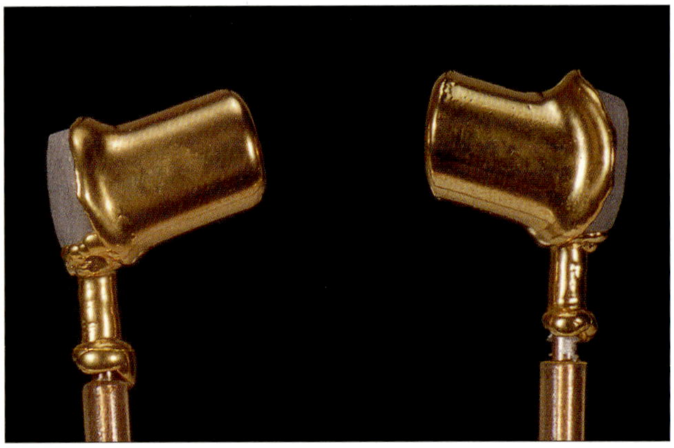

그림 4-3-49. Electroplating 공정이 완료되면….

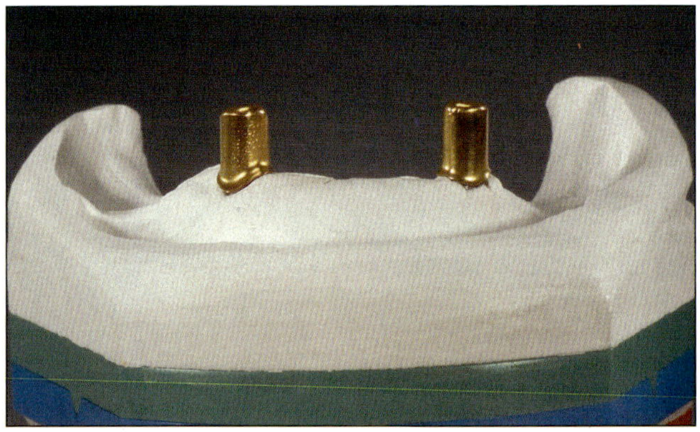

그림 4-3-50. …캡의 마무리 작업을 하고 이를 primary crown 위에 장착한다.

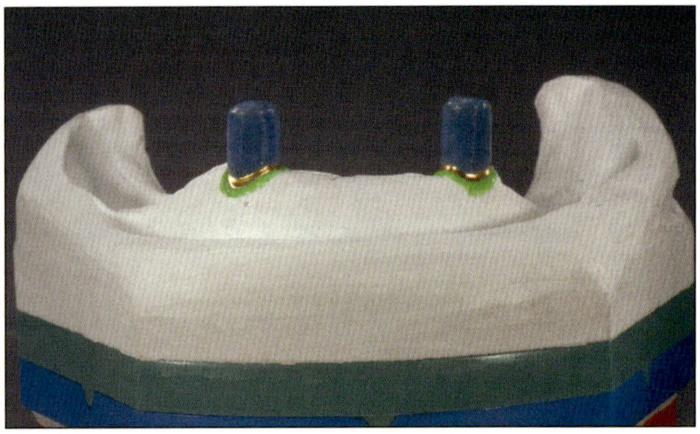

그림 4-3-51. 왁스 place marker의 아래에는 model cast를 지지해주기 위한 작은 턱(shoulder)이 만들어져 있다.

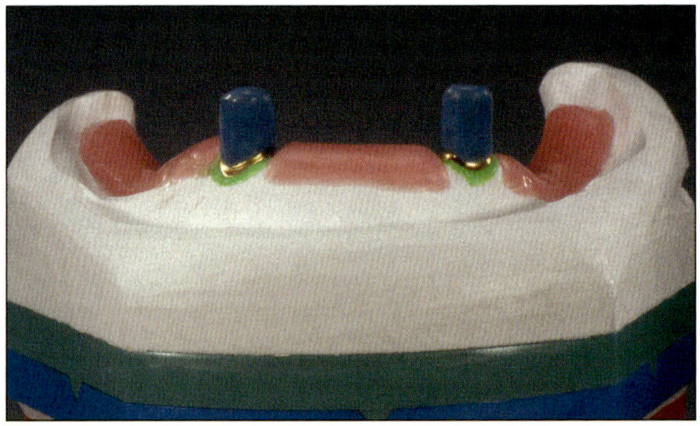

그림 4-3-52. 분홍색 왁스는 아크릴 베이스가 오게 될 place marker 역할을 한다.

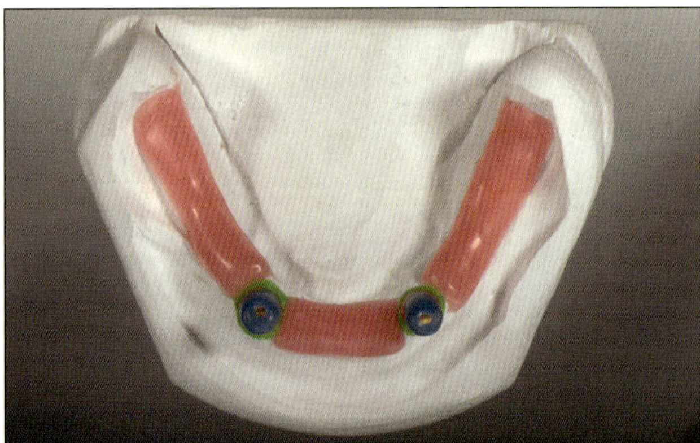

그림 4-3-53. Secondary cap에는 왁스에 작은 구멍이 나 있어서 model cast가 확실하게 들어가도록 도와준다.

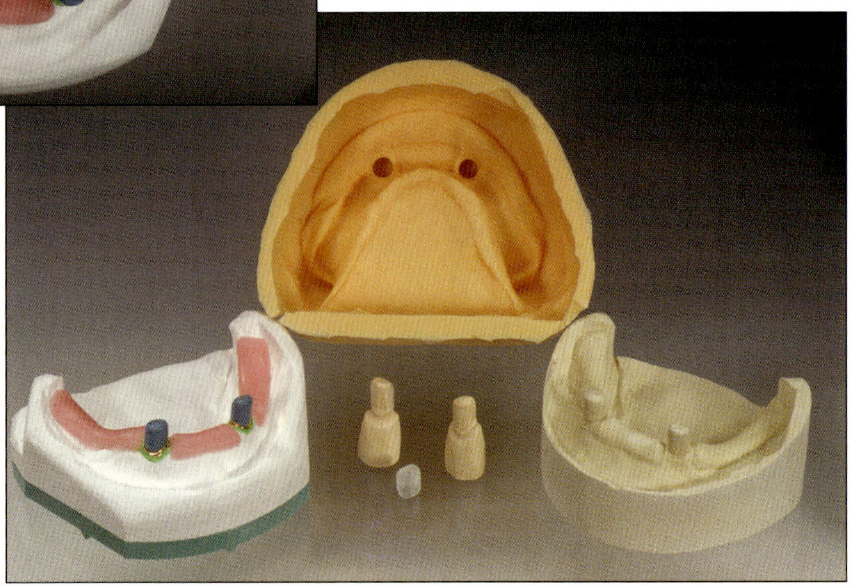

그림 4-3-54. 그림의 가운데에는 석고로 제작된 지대치가 두 개 있다. Model cast도 두께를 균일하게 만들기 위해 이 두 지대치를 사용해서 thermoforming 방식으로 cap을 제작했다.

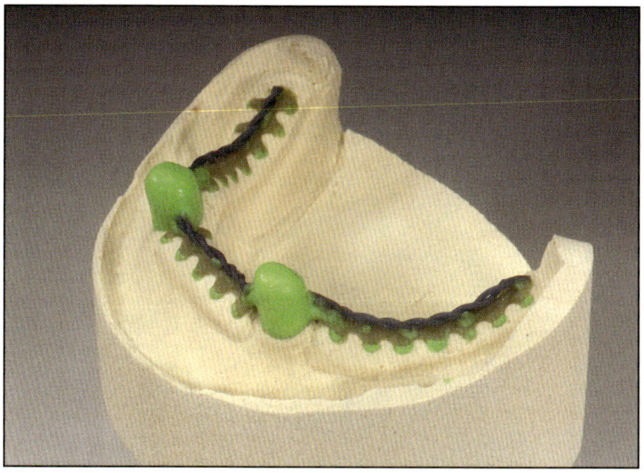
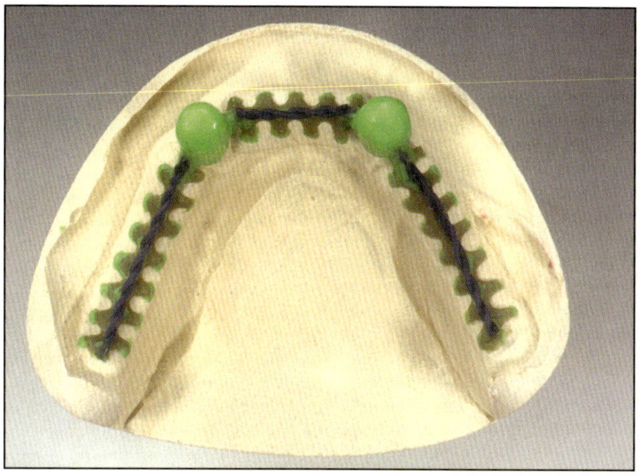

그림 4-3-55, 56. 매몰 모형 상에 model cast를 모델링한다.

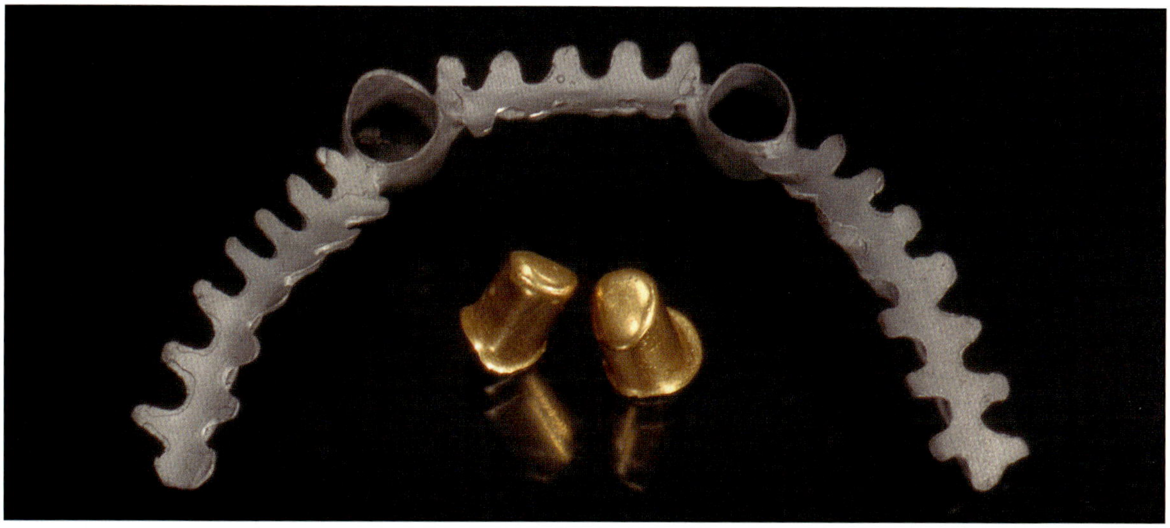

그림 4-3-57. Secondary cap은 구강 내에서 model cast와 접착시킨다.

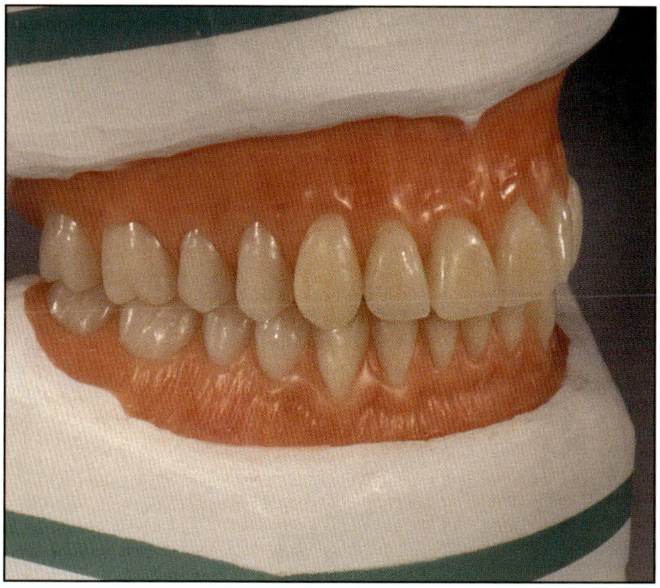
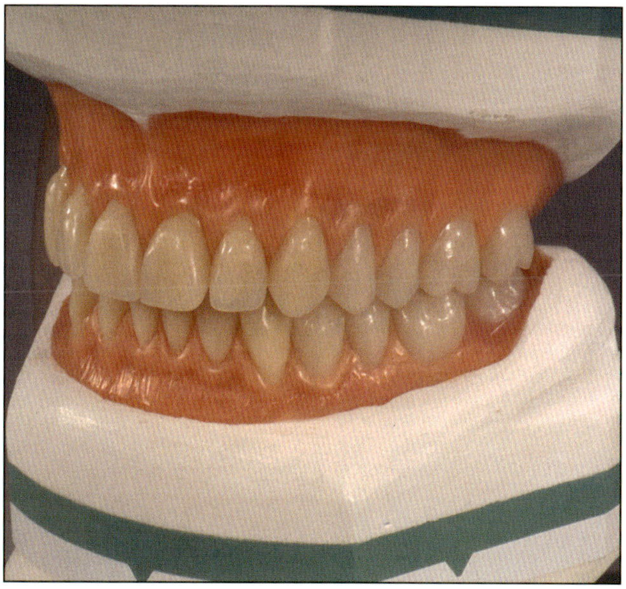

그림 4-3-58, 59. 상악과 하악의 set-up.

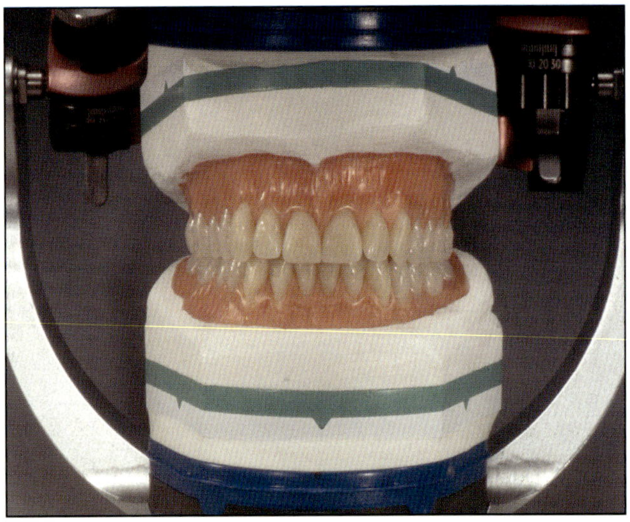

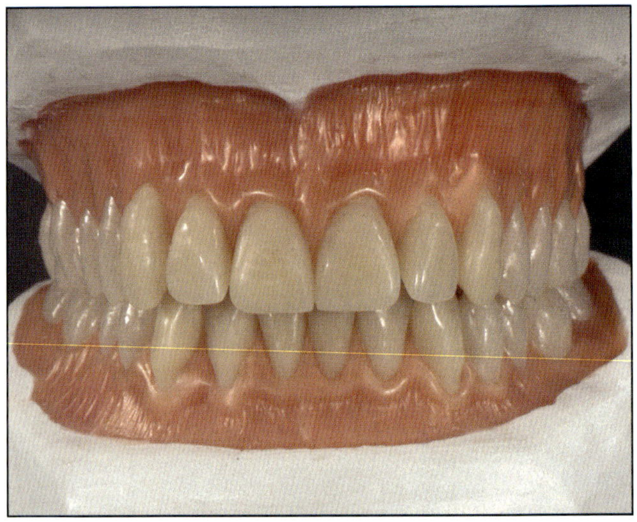

그림 4-3-60, 61. 교합기에서 기능 과정을 최종적으로 점검한다. Set-up한 것을 매몰해서 아크릴 레진으로 제작할 준비를 마쳤다. 새로 완성된 보철물을 다양한 방향에서 살펴본 모습.

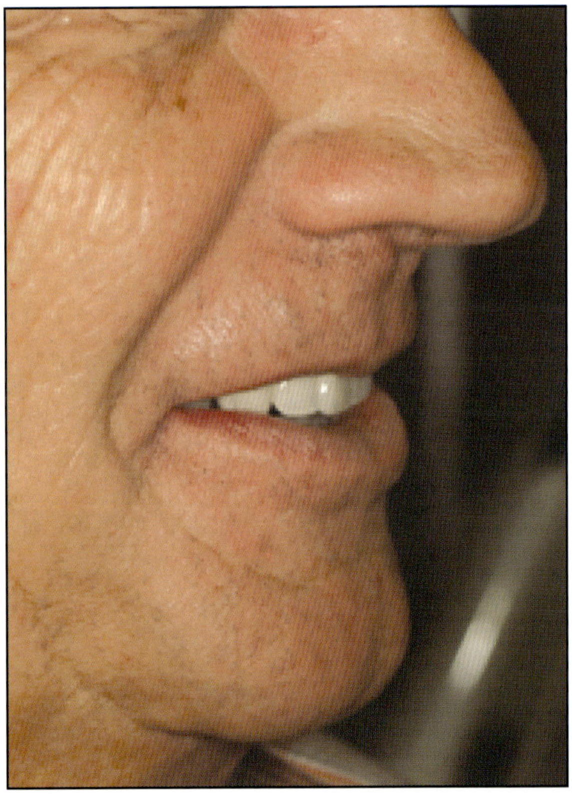

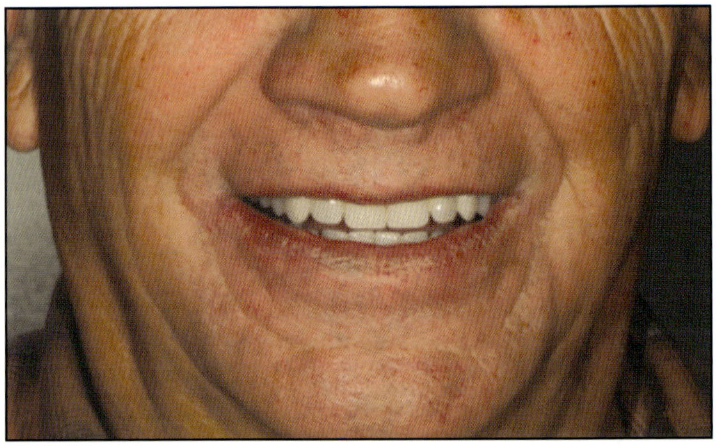

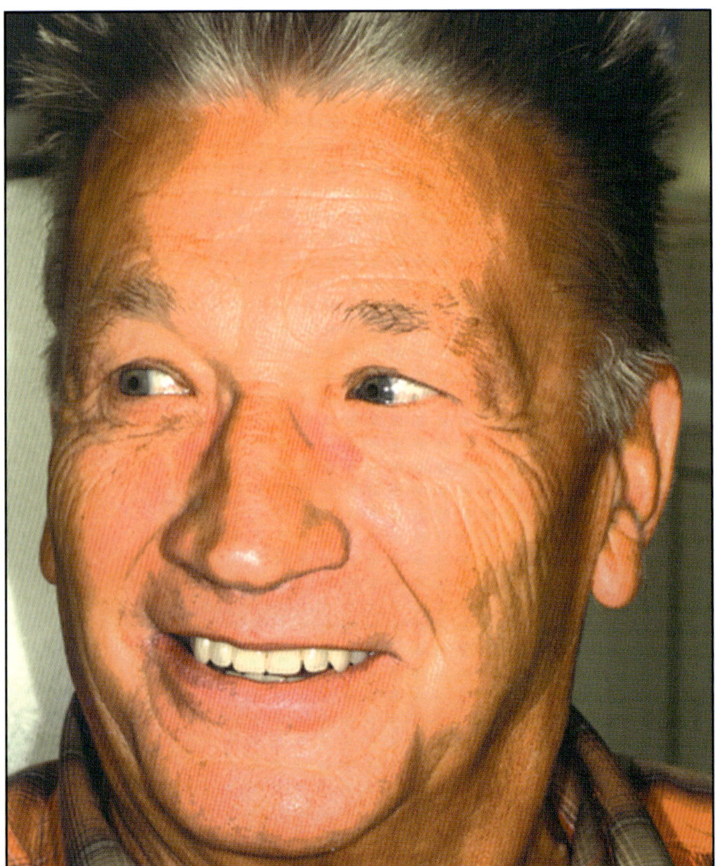

그림 4-3-62. 새로운 구강 내 상황을 측면에서 본 모습.

그림 4-3-63. 상악 전치와 하악 전치 사이의 비율을 전면에서 본 모습.

그림 4-3-64. 기쁨과 당당함과 기대에 찬 눈길로 아내를 바라보는 환자.

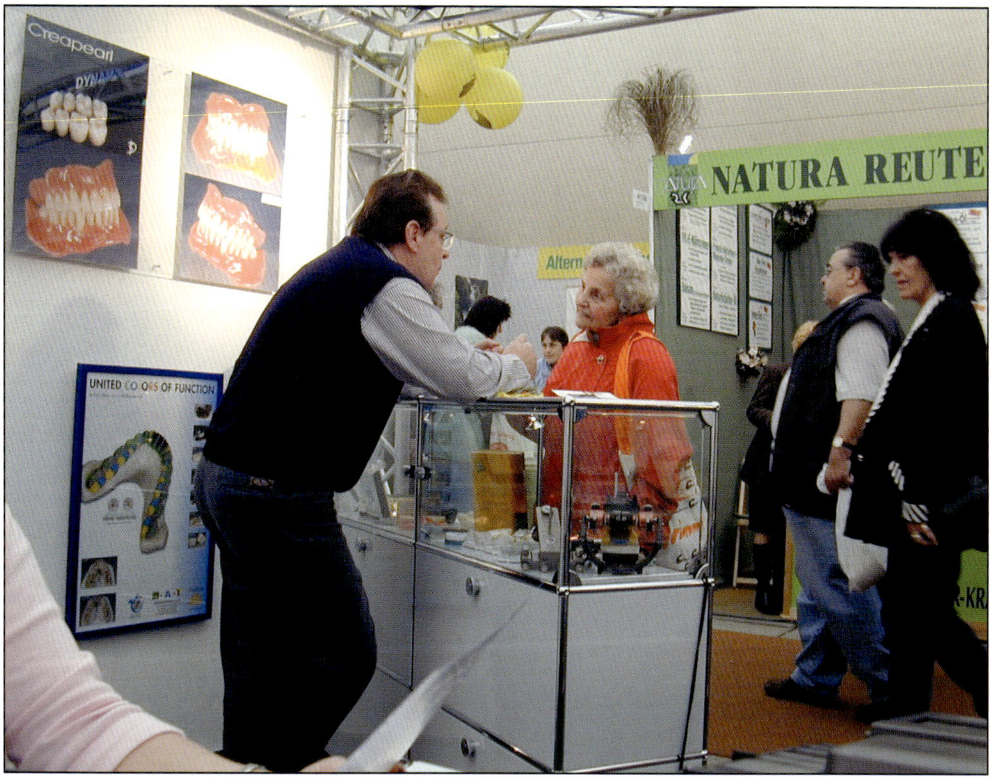

박람회 부스에서 대화를 나누어보면 생각지도 못했던 우리의 직업에 대한 대중의 인식을 알 수 있었다. 특히 노인들이 총의치나 임플란트와 combination 보철물에 엄청난 관심을 보였었다. 대화 중에 대부분의 노인들이 지금까지 환자로서 겪었던 바에 크게 실망했다는 것을 느낄 수 있었다.

4.4 완전 엉터리!?

어느 노부인과 우리 부스에서 긴 대화를 나눈 적이 있다. 이 노부인이 벽에 걸린 아름다운 보철물 포스터를 보고는 우리와 함께 자신의 상황에 대해 이야기 나누고 싶어 했다. 그녀는 9개월 전에 새로운 보철물을 시술 받았으나 매우 실망하고 있다고 했다. 많은 비용을 들여 보철을 시술 받았지만 전혀 만족스럽지 않다고 했다. 그 보철물로 음식을 먹을 수도 없을 뿐 아니라 심미성도 떨어졌으며, 소위 독일에서 가장 뛰어난 전문가에게 시술을 받았다는 사실이 믿기지 않는다고 했다. 그리곤 의심에 찬 눈길로, 나라면 더 잘 만들 수 있는지 물었다.

이에 대한 답변을 하기 위해서는, 현재의 상황을 파악하기 위해 먼저 분석을 하고, 그 다음에 판단을 해야 한다고 설명했다. 노부인은 우리에게 자신의 주소를 남기고 며칠 후로 약속을 잡았다.

방문해서 먼저 보철물의 인상을 채득하고 face bow와 registration 작업을 했다. 모형을 교합기에 마운팅하고 나니 현재의 상황이 적나라하게 드러났는데, 다음의 사진에서 확인할 수 있다(그림 4-4-1~13). 이 보철물의 질적 평가는 독자에게 맡기겠다.

환자가 점점 우리가 하는 일에 신뢰를 가지기 시작했으며, 우리도 환자의 문제를 해결하기로 마음먹었다. 작업 과정은 앞의 단원에 이미 상세히 기술했었던 것과 동일하다. 가장 큰 어려움은 그림 4-4-25에서 볼 수 있듯이, 양악의 크기 비율이 눈에 띄게 차이 난다는 점이었다.

하지만 환자가 처음으로 시적해 보고 매우 만족스런 표정을 짓는 모습을 보고, 우리는 우리의 작업이 성공할 것임을 예견할 수 있었다. 구치부에는 기성 치아의 기능적 형태(functional morphology)를 환자의 동역학적 데이터(dynamic data)를 이용해 수정하였다(그림 4-4-14~27). 여러 해 동안 착용했던 보철물에서 인상을 채득한 덕에 초진 상황과 비교해 볼 수 있었다. 인상에 남겨진 당시 상태의 모습은 환자가 매일 사용함으로써 기능적인 형태가 어떻게 변화했는지를 다른 무엇보다도 정확하게 보여준다. 치아에는 각 개인의 사용 패턴이 남아있다. 우리가 '판독해야' 하는 것은 이 마모 단계의 인간 치아에 새겨진 발생학적 기능 패턴(pattern)이다(그림 4-4-28~47). 이 기능 패턴이 기성 치아의 품질을 평가할 수 있게 해주는 명백한 증거이다.

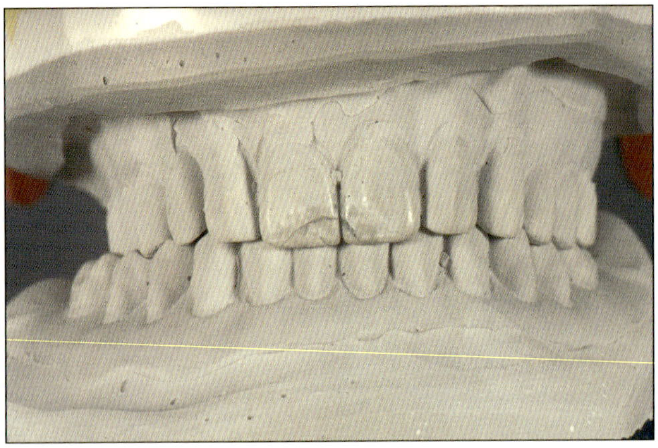

그림 4-4-1. 중심위 위치의 상하악 모형.

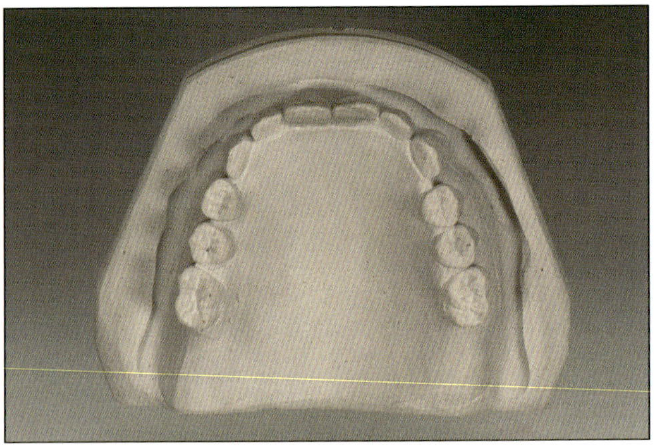

그림 4-4-2. 상악 보철물의 교합면 모습.

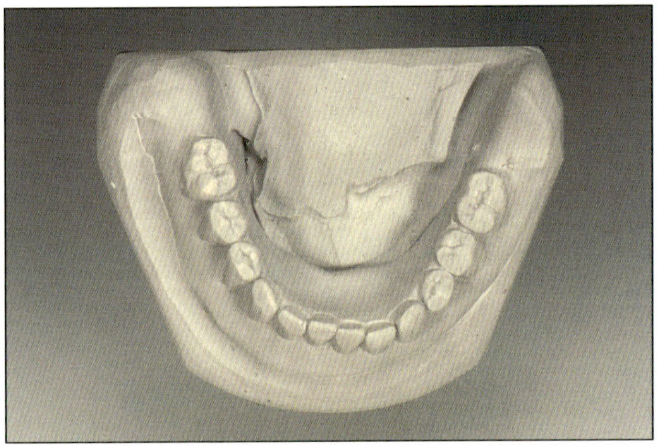

그림 4-4-3. 하악의 치아가 심하게 마모되어 있다.

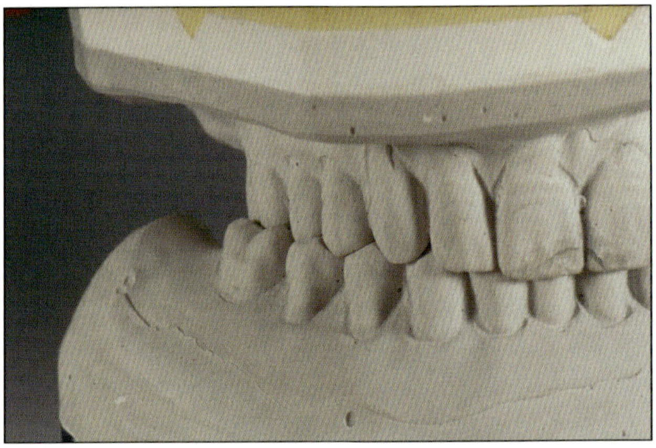

그림 4-4-4. 우측에는 crossbite가 일어난다.

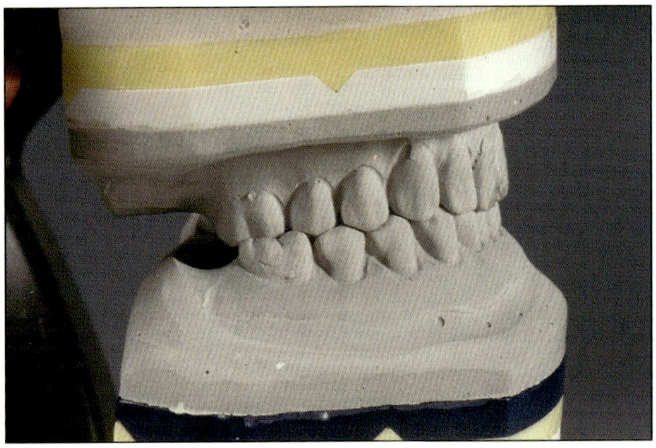

그림 4-4-5. 우측면 모습.

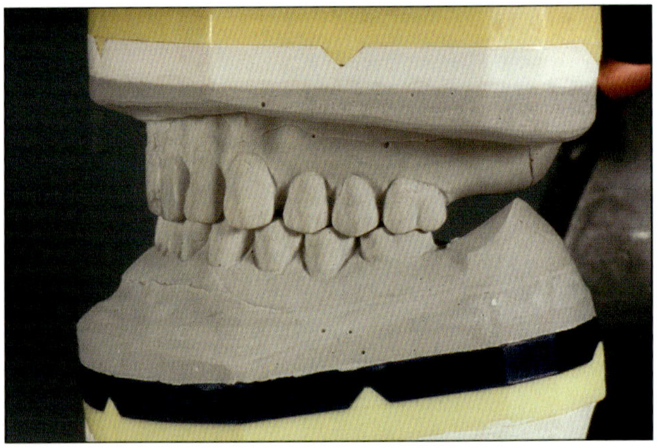

그림 4-4-6. 좌측면 모습.

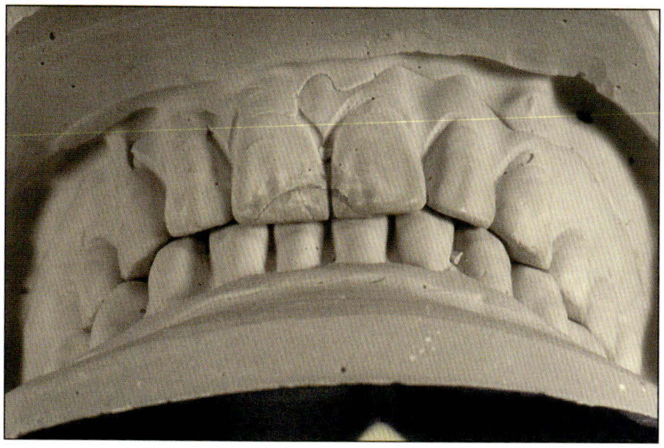

그림 4-4-7. 여러 차례 되풀이된 재장착으로 인해 전치 부위와 구치 부위의 치열이 서로 닿아 심하게 마모되었다.

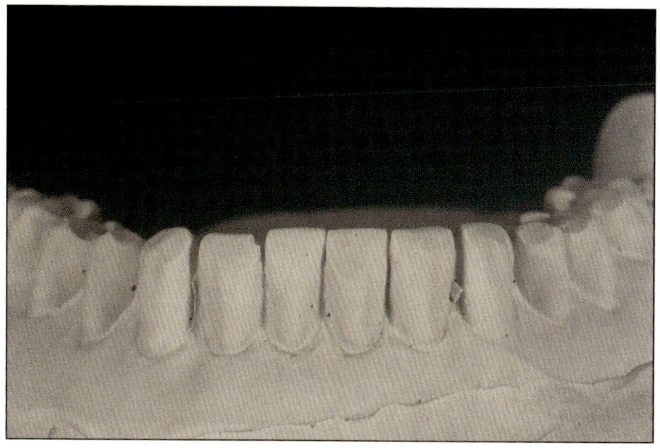

그림 4-4-8. 하악 전치는 엄청나게 손상되어 있다.

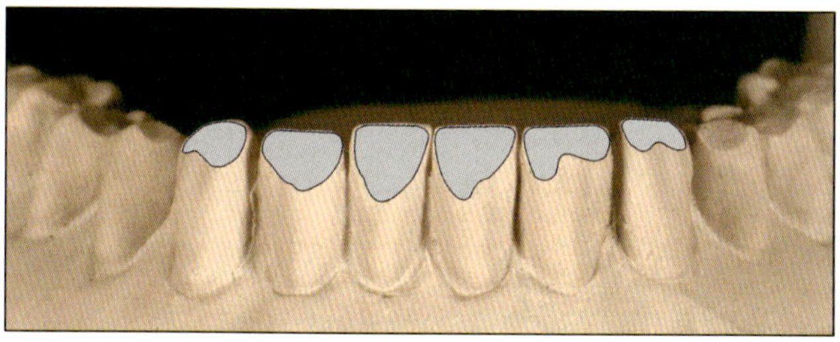

그림 4-4-9. 마모된 표면의 윤곽을 표시한 모습.

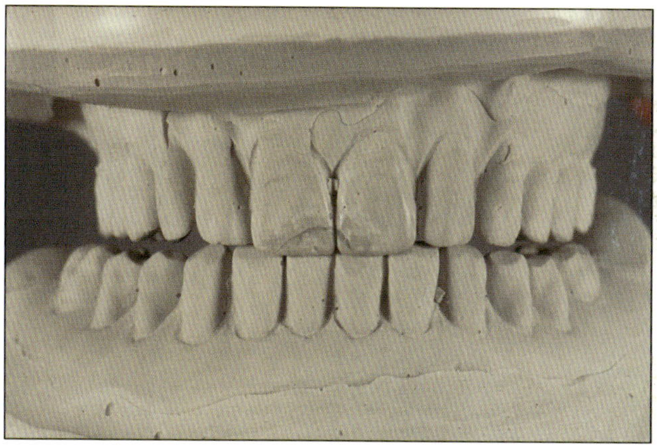

그림 4-4-10. 전방운동 시에 중절치와 측절치에서 유도가 일어나고 구치부는 이개한다.

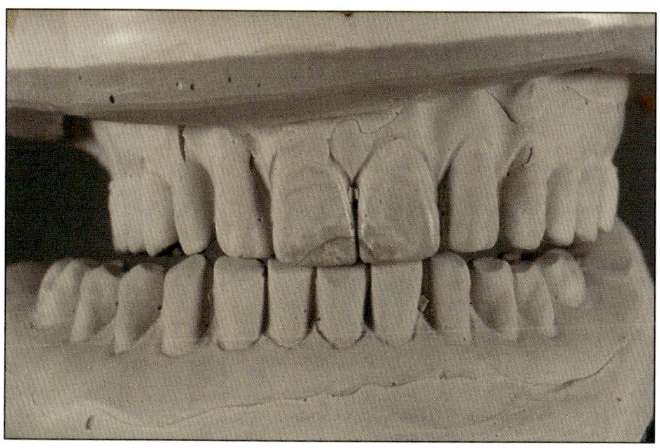

그림 4-4-11. 우측으로의 측전방 시에는 중절치와 측절치에서 유도가 일어나며, 견치에서도 미약하게 유도가 일어난다. 양쪽 구치부는 이개한다.

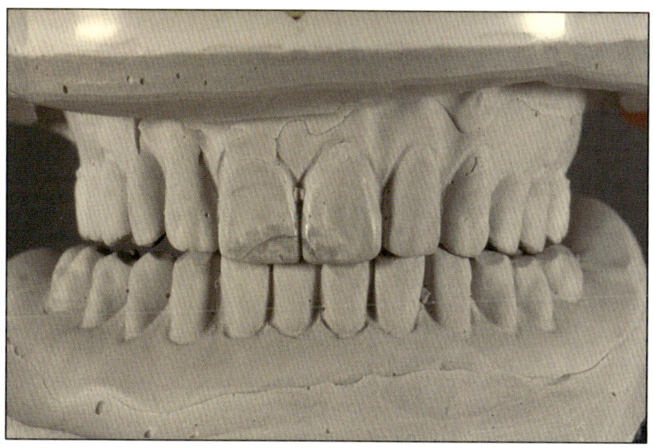

그림 4-4-12. 여기서도 마찬가지로 또 다시 전치에서만 기능이 일어난다. 작업측뿐만 아니라 균형측에서도 구치부 치아가 전혀 지지해주지 못한다.

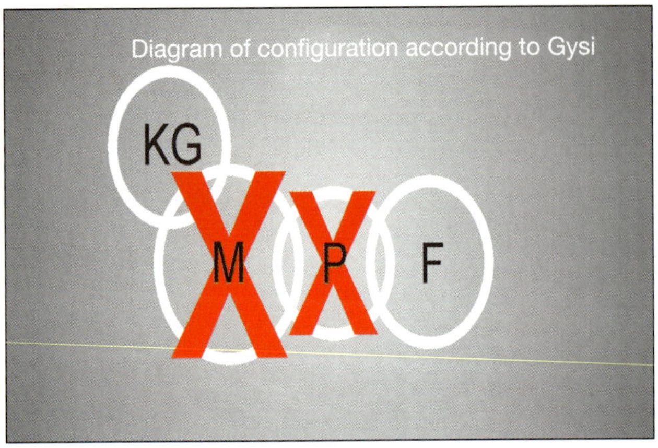

그림 4-4-13. 악관절(KG)과 대구치(M), 소구치(P), 전치(F)가 모두 조화로운 기능 관계를 갖는 순간은 정역학적 상태(중심위)일 때 밖에 없다. 이 보철물의 경우에는 유감스럽게도 동역학적 상태에서 대구치와 소구치가 제 기능을 못한다.

그림 4-4-14~18. 기존의 보철물과 새로 제작한 보철물의 비교.

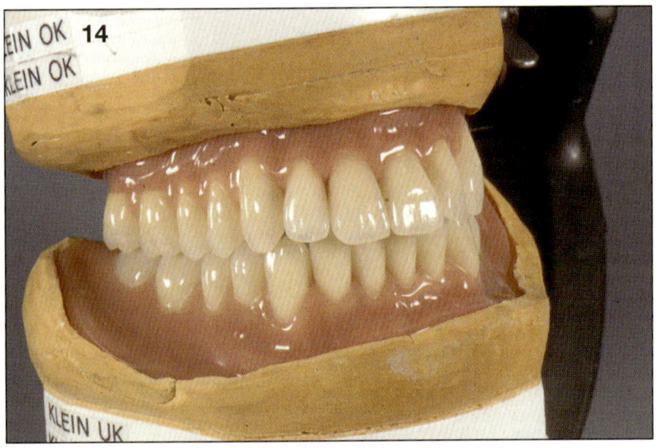

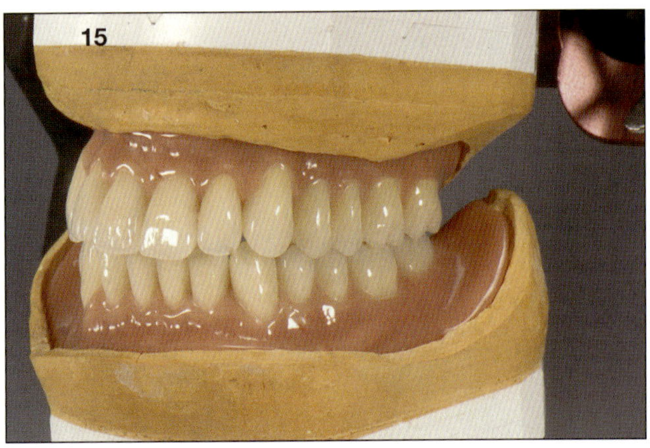

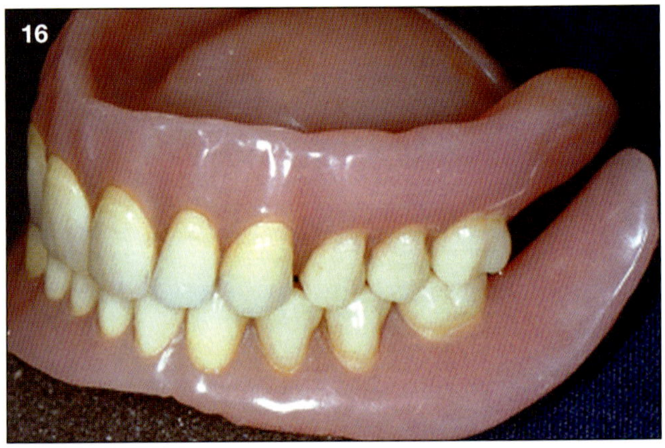

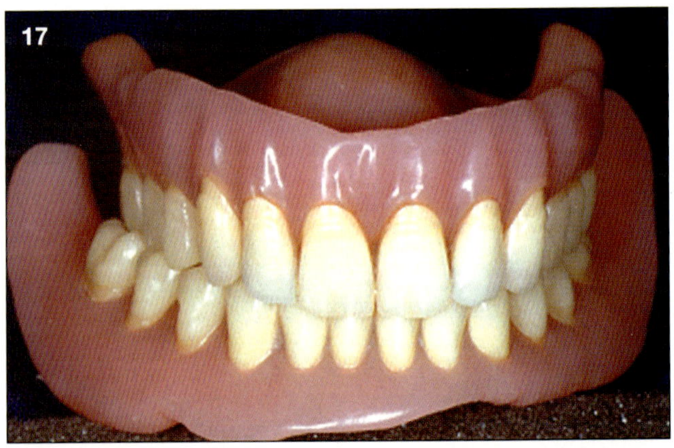

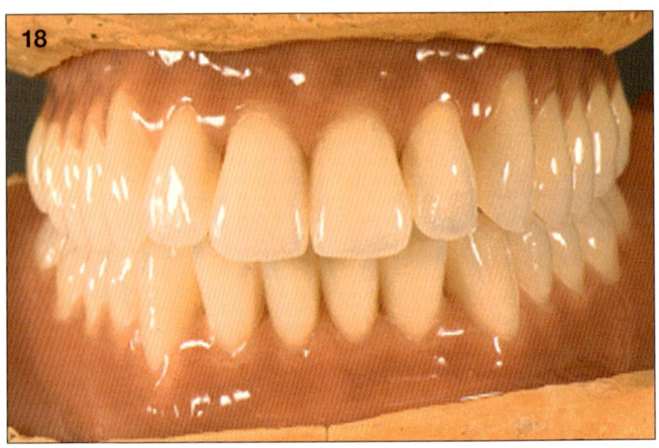

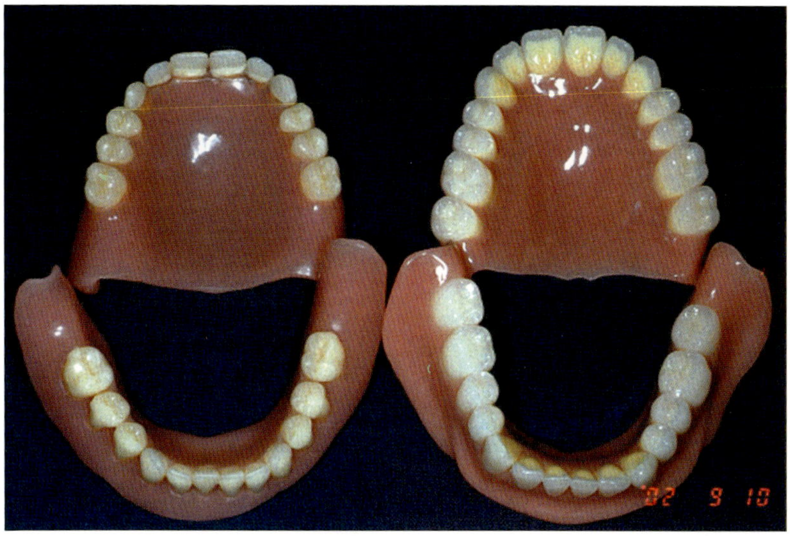

그림 4-4-19. 기존의 보철물과 새로 제작한 보철물을 비교한 사진을 살펴보면 구조와 기본 디자인에 있어서 큰 차이가 있음을 알 수 있다.

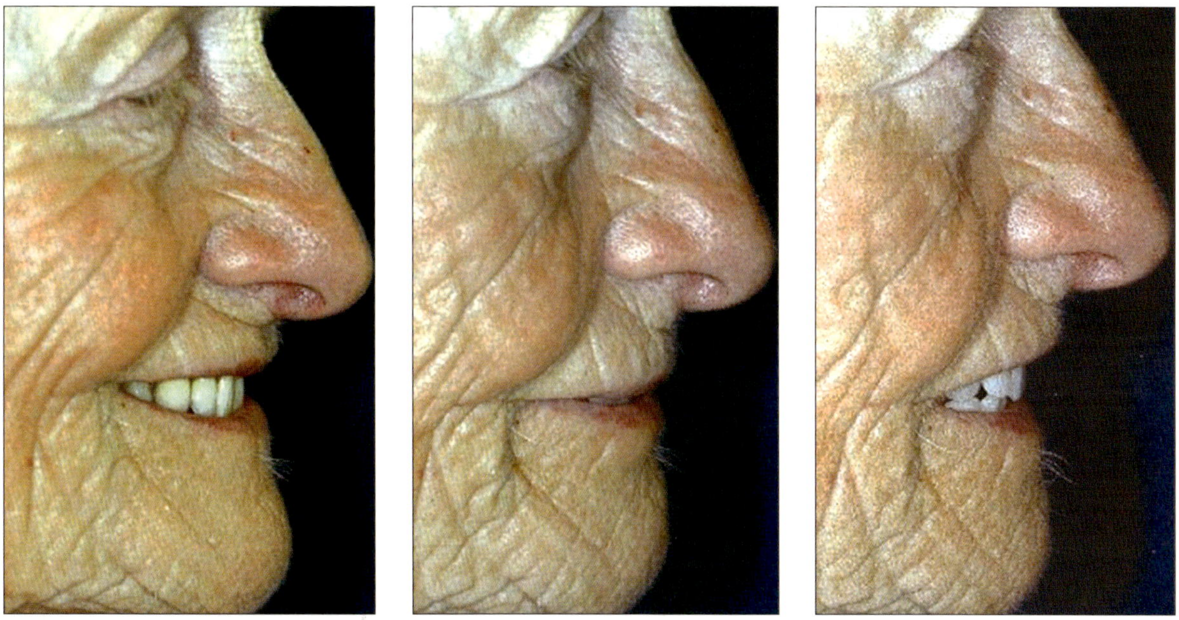

그림 4-4-20~22. 측면 얼굴 모습을 보면 심미적으로도 개선된 것을 확인할 수 있다.

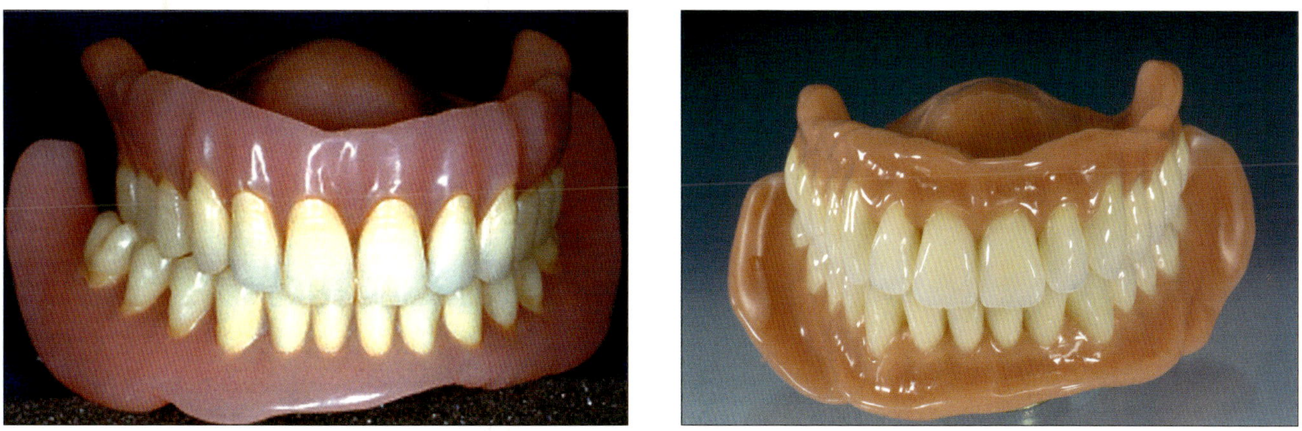

그림 4-4-23, 24. 심미성은 주관적인 감성이다? 하지만 기능성은 그렇지 않다!

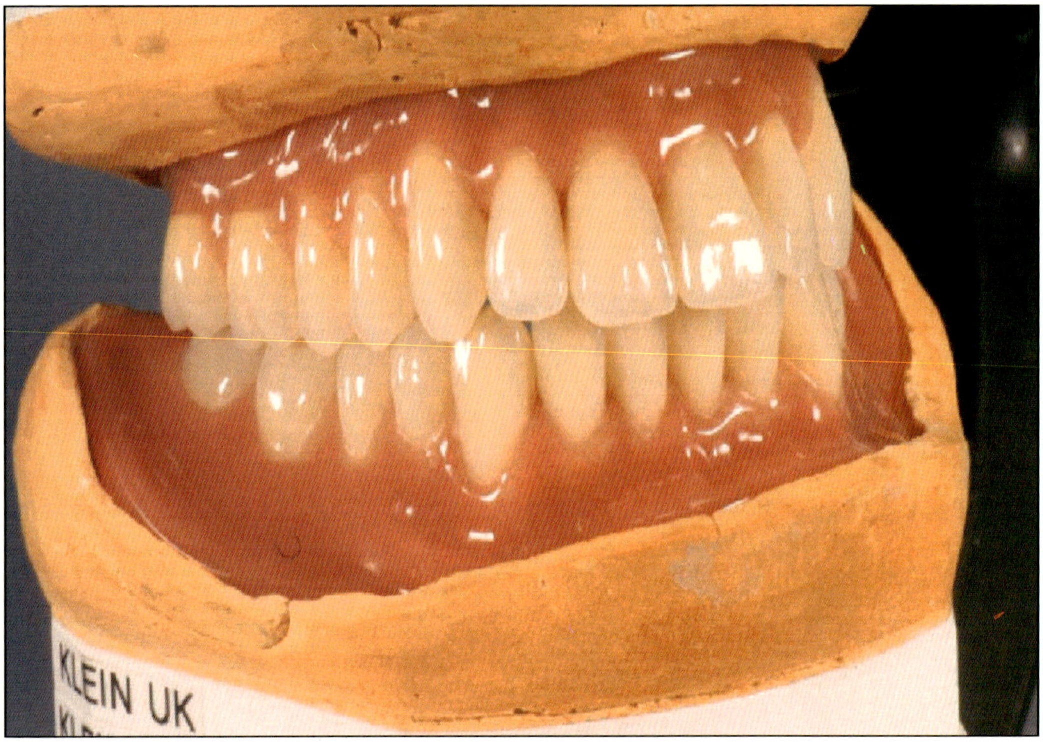

그림 4-4-25. 새 의치 모습.

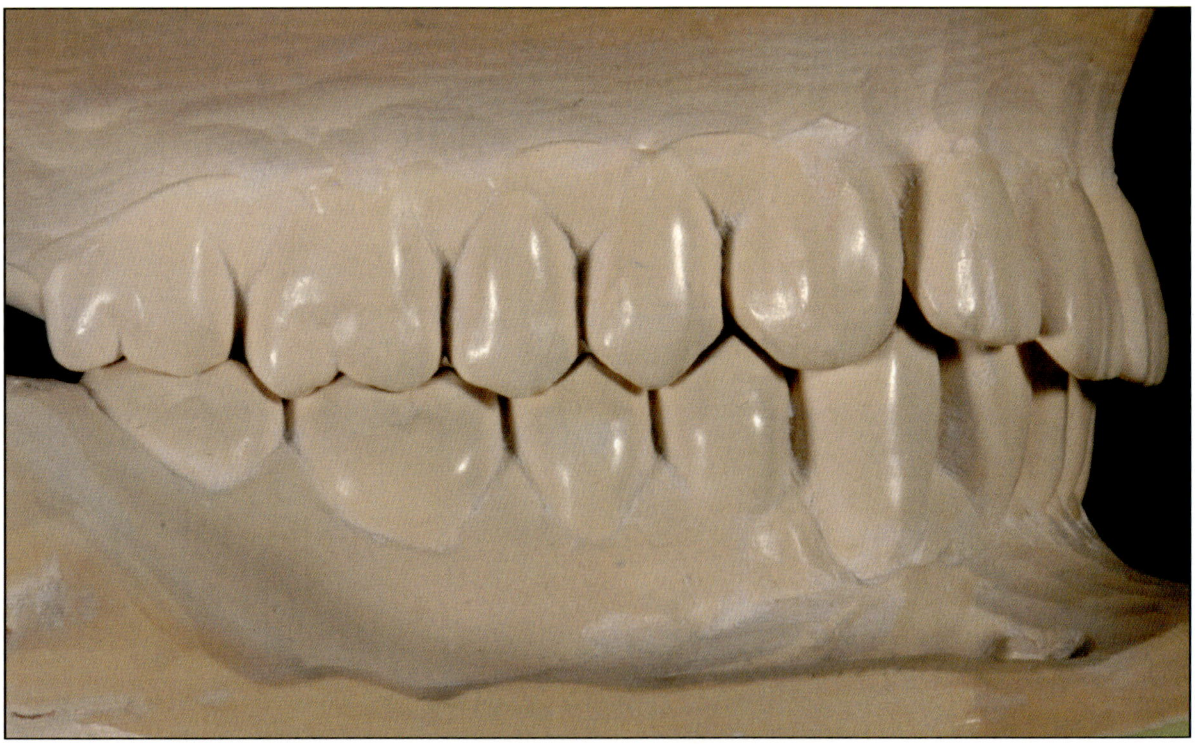

그림 4-4-26. 이 의치의 인상을 보면, 여러 해 동안 사용하면서 사분악이 마모되어서 서로 적합되었다는 것을 알 수 있다.

환자가 수주일 동안 시적해 본 후 정원을 가꾸는 것이 취미인 자신이 다시 자기 정원에서 수확한 열매를 먹을 수 있게 되었다고 연락해 왔다. 마지막으로 도해와 분석을 통해 환자가 어떻게 자신의 치아를 '이용'하는지 살펴보겠다.

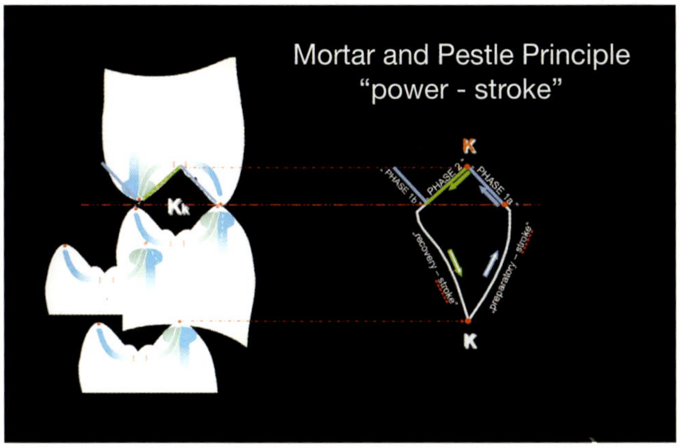

그림 4-4-27. Schulz와 Kullmer가 수정한 Dr. W. Maier 교수에 따른 저작 사이클.

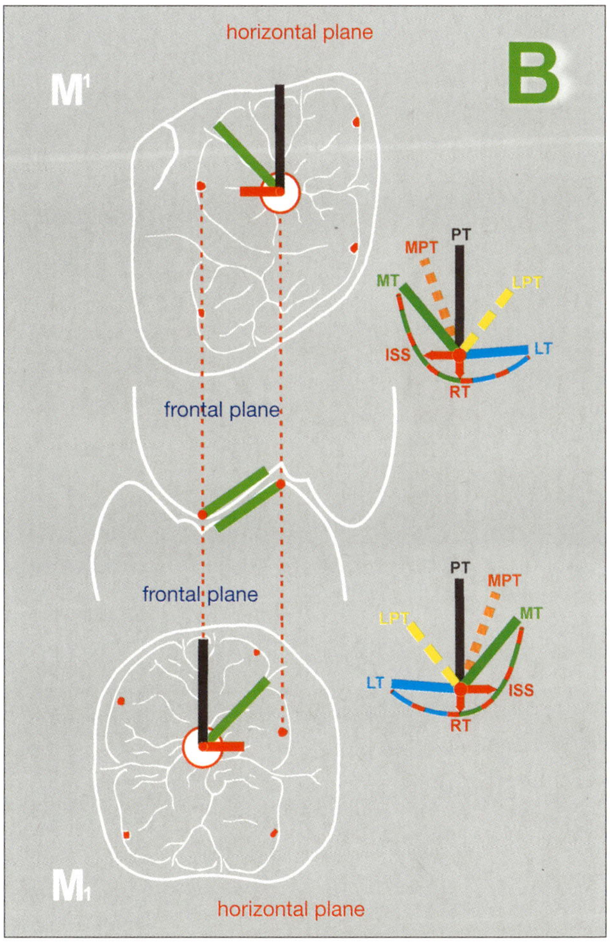

그림 4-4-29. 교합기의 균형측 관절을 조절할 수 있는 방법과 그것이 미치는 영향.

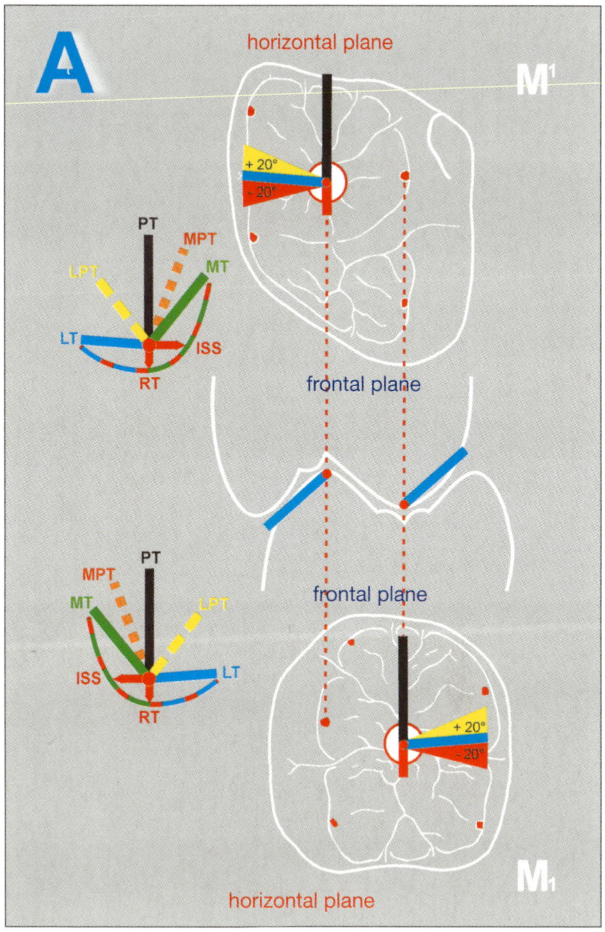

그림 4-4-28. 교합기의 작업측 관절을 조정할 수 있는 방법과 그것이 형태에 미치는 영향.

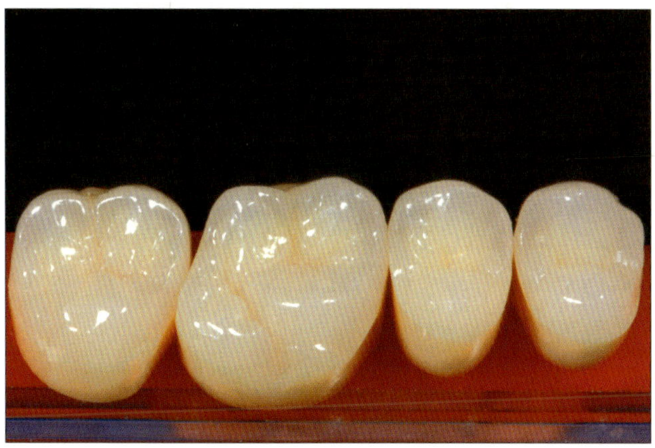

그림 4-4-30. 기능면(functional surface)이 미리 마련되어 있는 상악 구치부용 기성 치아.

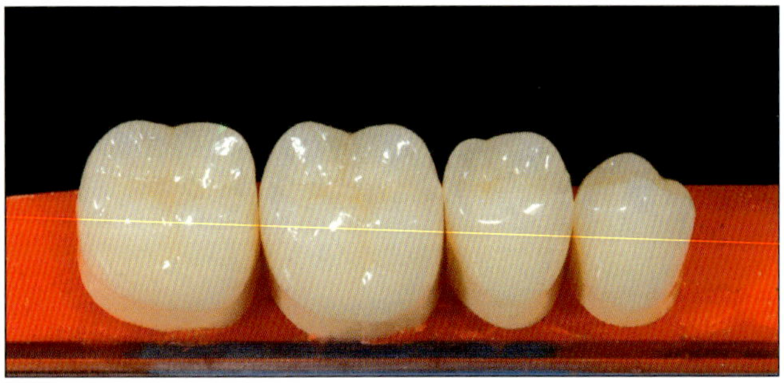

그림 4-4-31. 상응하는 하악용 기성 치아.

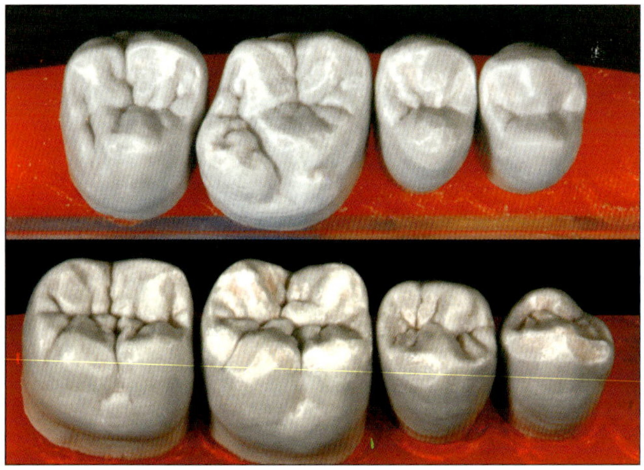

그림 4-4-32. 기성 치아의 프로토타입(prototype). 이들 치아에는 작은 기능면 구성(functional area formation)이 갖춰져 있다.

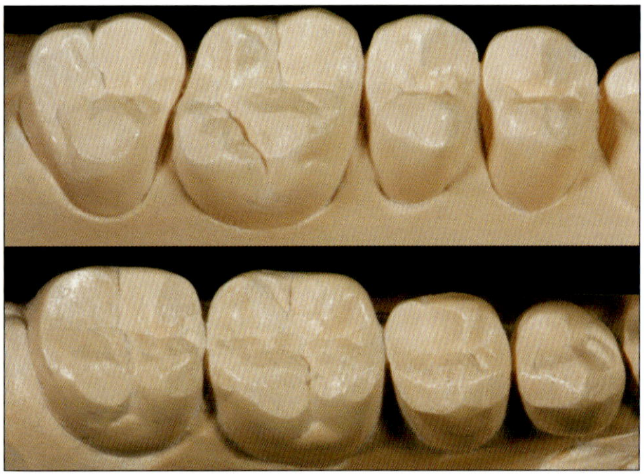

그림 4-4-33. 동일한 치아를 보철물에서 여러 해 동안 사용한 후의 모습. 인상 채득 후에 드러난 상태.

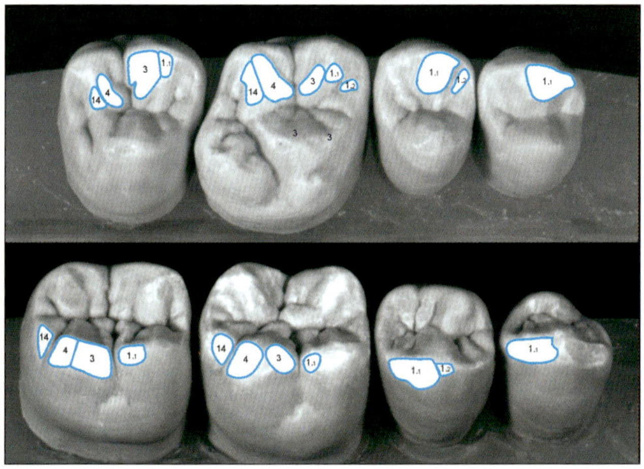

그림 4-4-34. 1a단계의 상응면(complementary phase)을 표시한 것: 견본 치아 상의 마모면(wear facet).

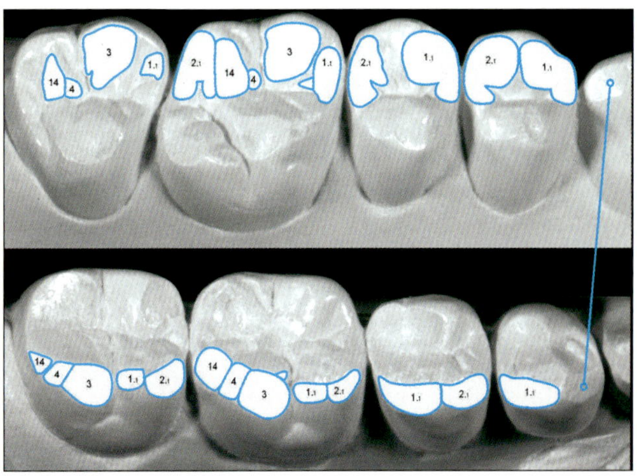

그림 4-4-35. 1a단계의 상응면(complementary phase)을 표시한 것: 보철물상의 마모면(wear facet).

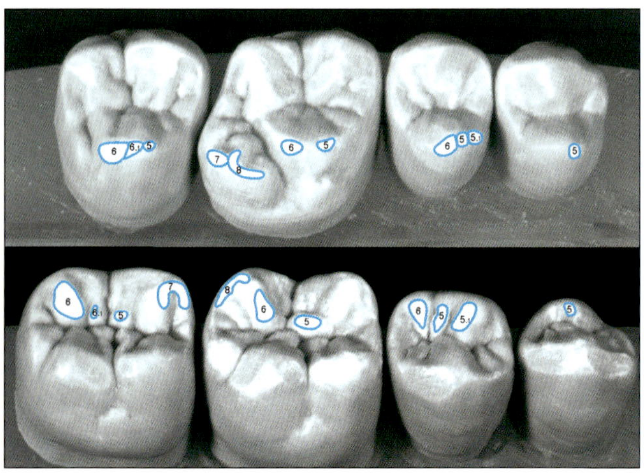

그림 4-4-36. 1b단계의 상응면(complementary phase)을 표시한 것: 마모면(wear facet).

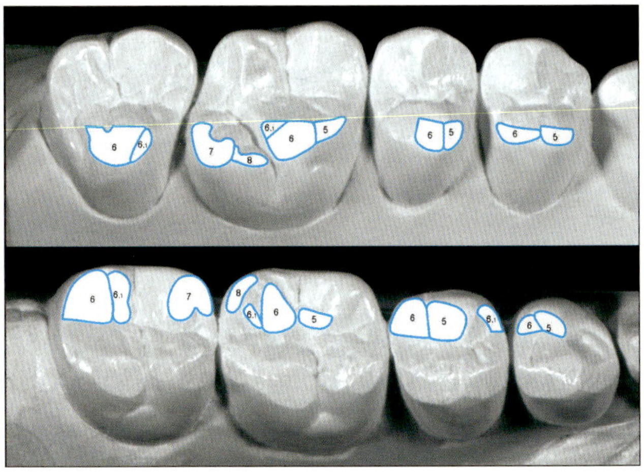

그림 4-4-37. 1b단계의 상응면(complementary phase): 보철물상의 마모면(wear facet).

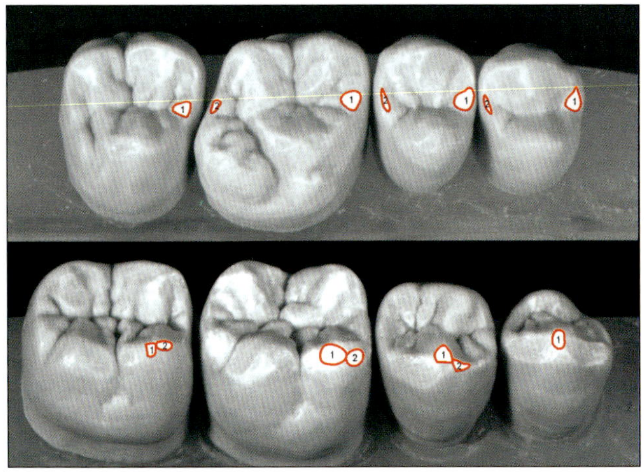

그림 4-4-38. 이들 상응 마모면은 열렸다 닫히는 전환 시점인 1단계와 2단계 사이에서 발견된다.

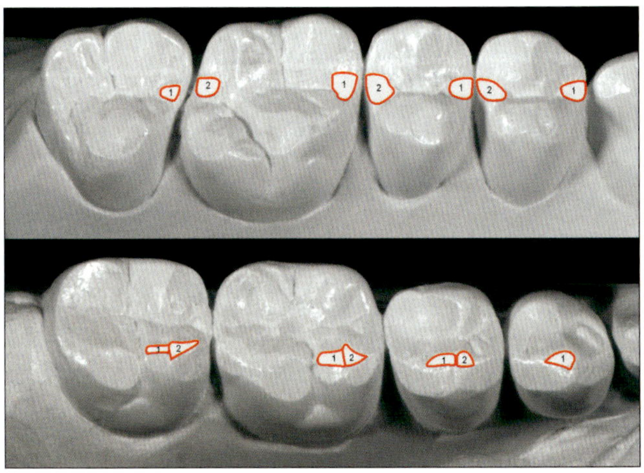

그림 4-4-39. 동일한 마모면이 보철물에서 약간 변형된 것을 확인할 수 있다.

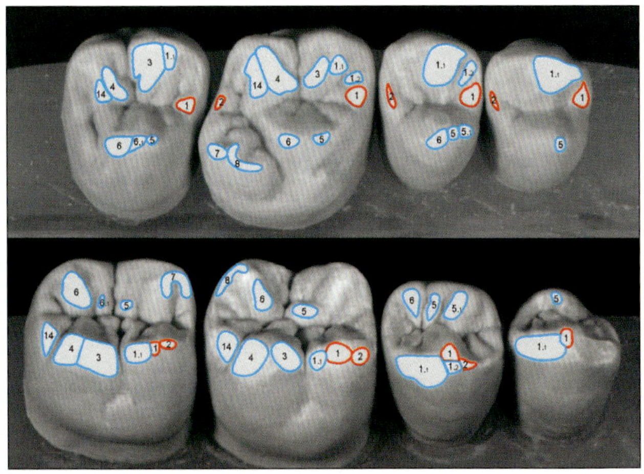

그림 4-4-40. 전환 시점까지의 작업측의 1a단계의 마모면과 1b의 마모면을 모두 표시한 모습.

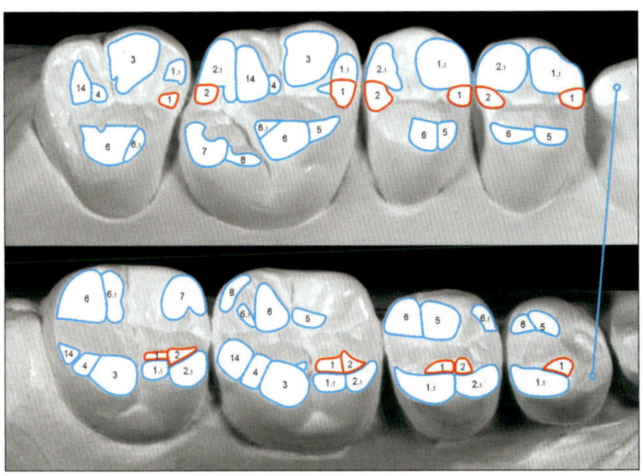

그림 4-4-41. 보철물상에 나타나는 변형된 마모면을 모두 표시한 모습.

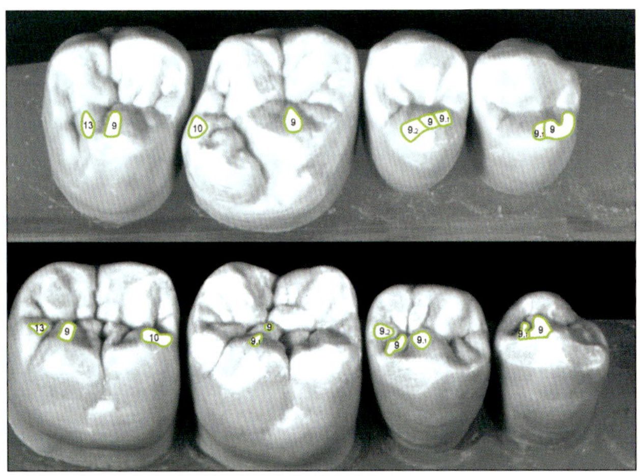

그림 4-4-42. 균형측의 2단계의 마모면 구성.

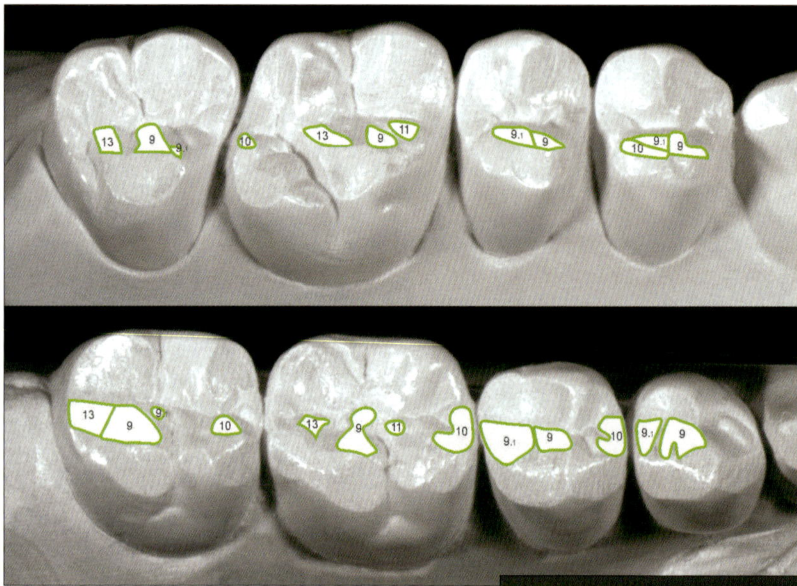

그림 4-4-43. 환자의 사용으로 인해 변형된 2단계의 마모면.

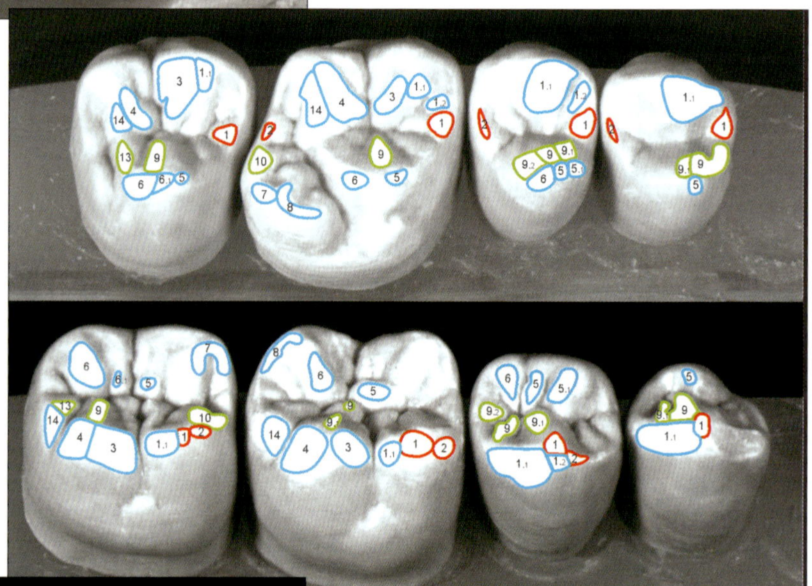

그림 4-4-44. 모형 치아상에 구성되어 있는 전체 마모면.

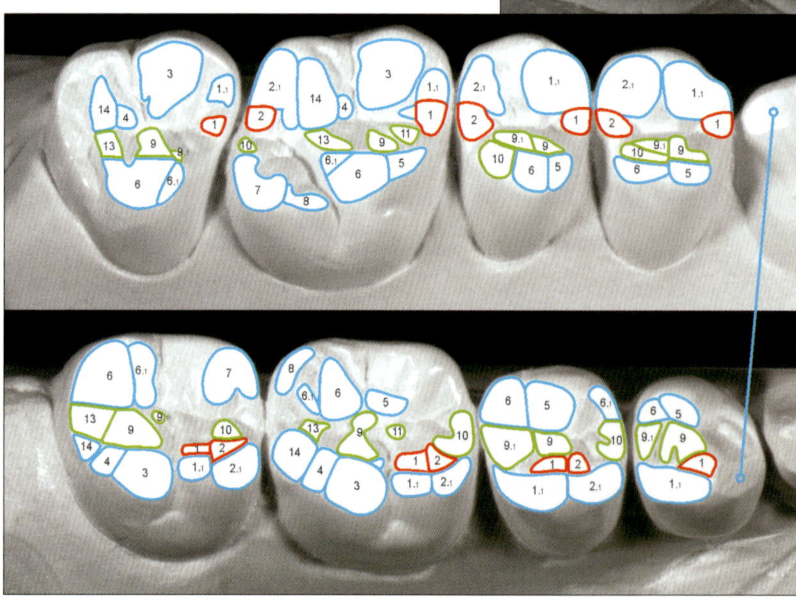

그림 4-4-45. 환자가 사용하는 과정에서 상응면(complementary surface)이 확장되거나 변형된다. 변형은 경사각이나 경사방향에 달라지는 형태로 나타난다.

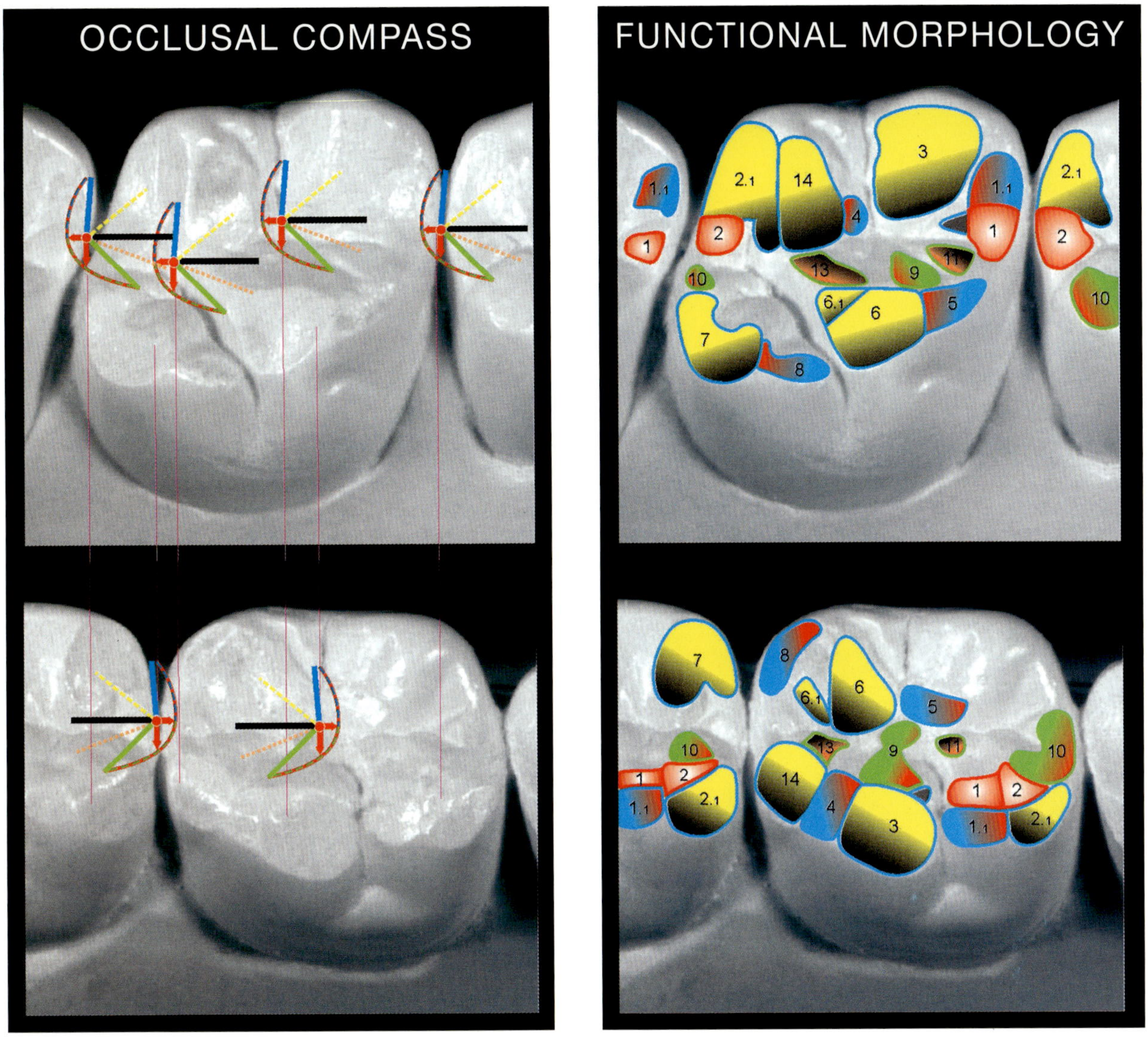

그림 4-4-46과 47에는 운동 방향과 상응면(complementary surface)이 색상으로 표시되어 있다. 교합나침반은 수평면상에서의 운동 방향을 알 수 있는 가이드라인 역할을 한다. 각 면에는 색상 부호가 적용되어 있다. 다시 말해, laterotrusion은 파란색, mesiotrusion은 녹색, protrusion은 검정색, lateroprotrusion은 노란색, mesioprotrusion은 오렌지색, retrusion과 transversal 방향은 빨간색으로 표시되어 있다.
면 7, 6, 6.1, 2.1, 14, 3은 파랑, 검정, 노랑으로 표시되어 있다. 이들 면은 주로 lateroprotrusion 시에 발생한다.
면 1.1, 4, 8, 5는 파랑과 빨강으로 표시되어 있다. 이들 면은 주로 lateroretrusion 시에 발생한다.
면 9와 10은 녹색과 빨강으로 표시되어 있다. 이들 면은 medial쪽 transversal 방향으로 mesiotrusion(ISS) 시에 발생한다.
면 11과 13은 녹색과 오렌지, 검정으로 표시되어 있다. 이들 면은 Bennett 각 안쪽에 위치하며, 주로 mesioprotrusion 시에 발생한다.

4.5 총의치와 Ball clasp 임플란트

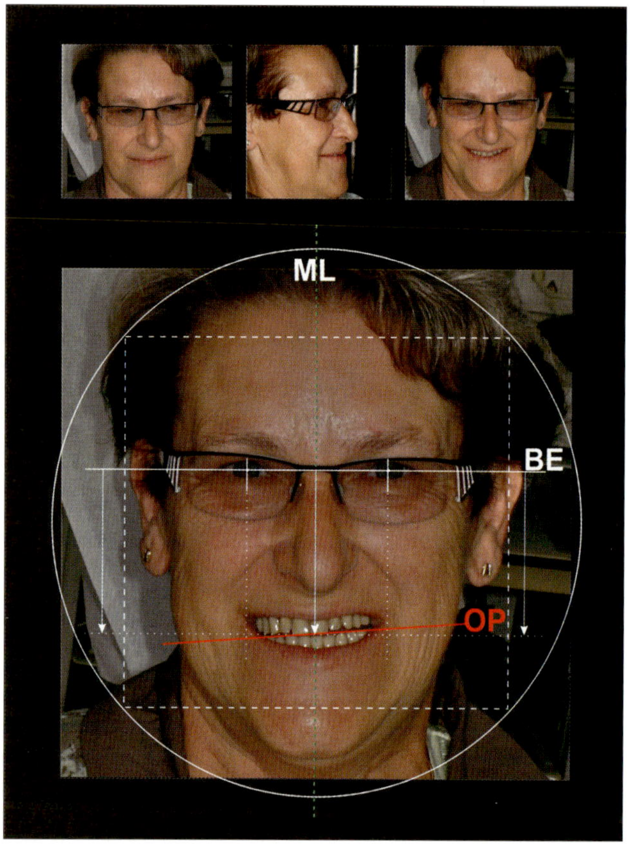

그림 4-5-1. 안면 사진과 안면 분석.
ML – 중심선(midline)
BE – 기준 평면(reference plane)
OP – 교합 평면(occlusal plane)

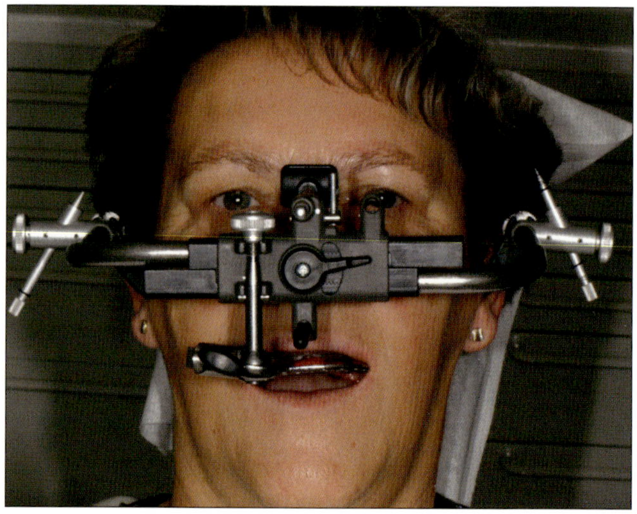

그림 4-5-2. Facebow 장착 – 전면 모습.

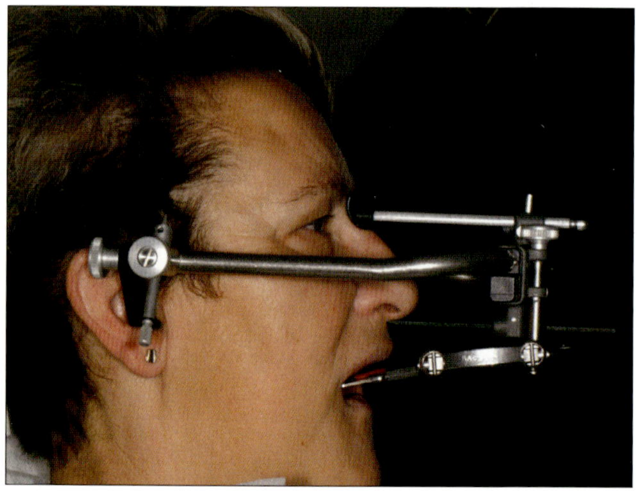

그림 4-5-3. Camper 평면에 의거해 정렬.

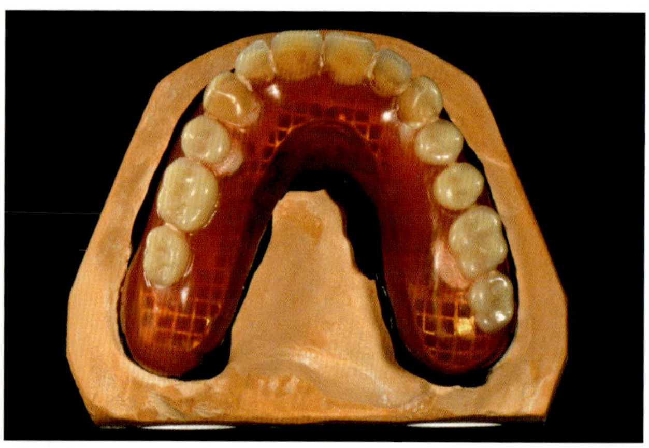

그림 4-5-4. 기존에 사용하던 상악과 하악의 보철물에는….

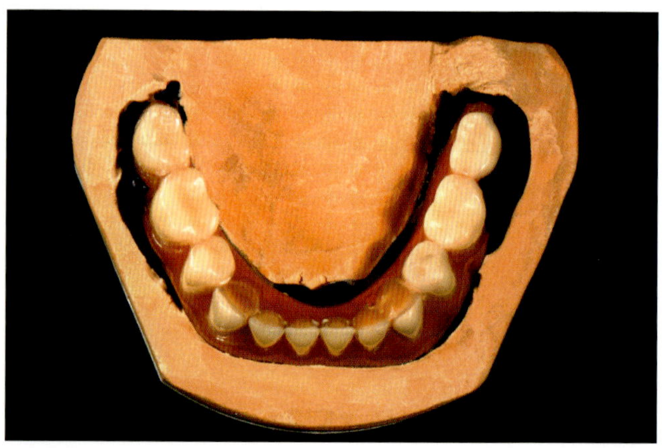

그림 4-5-5. 담겨 있을 중요한 정보가 담겨 있을 수 있다.

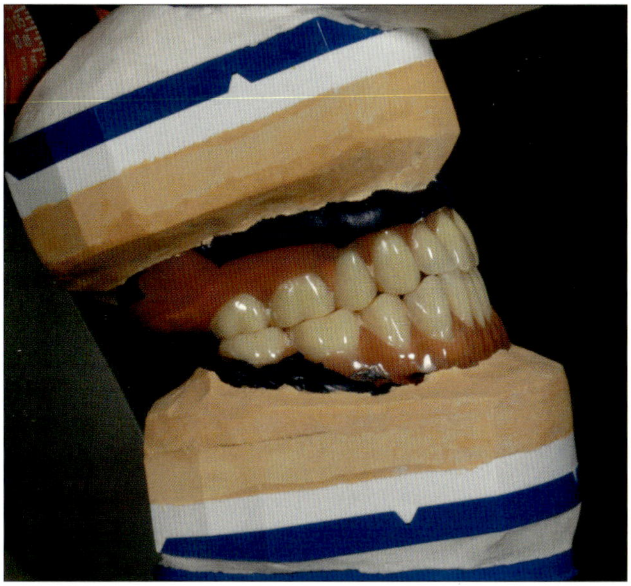

그림 4-5-6. 교합기에 장착된 의치의 우측면 모습.

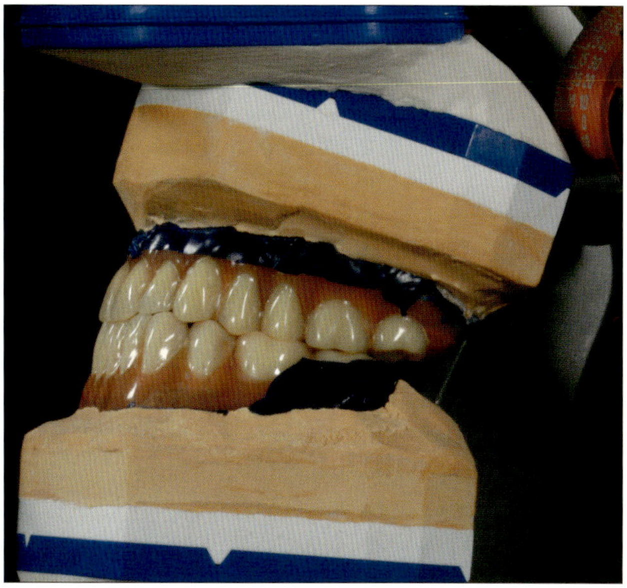

그림 4-5-7. 교합기에 장착된 의치의 좌측면 모습.

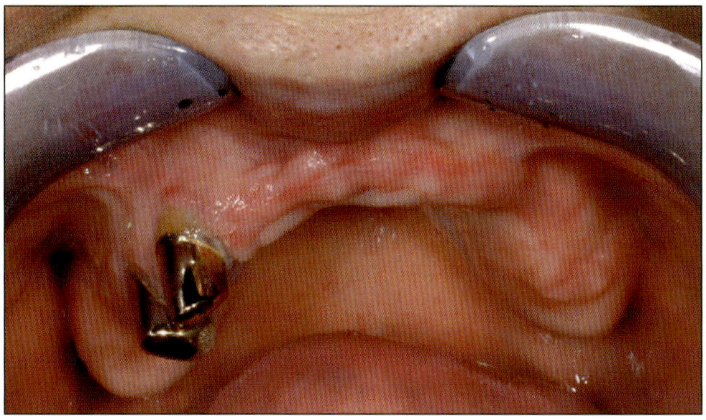

그림 4-5-8. 상악의 초진 모습. 이 두 치아를 발치해야만 했다.

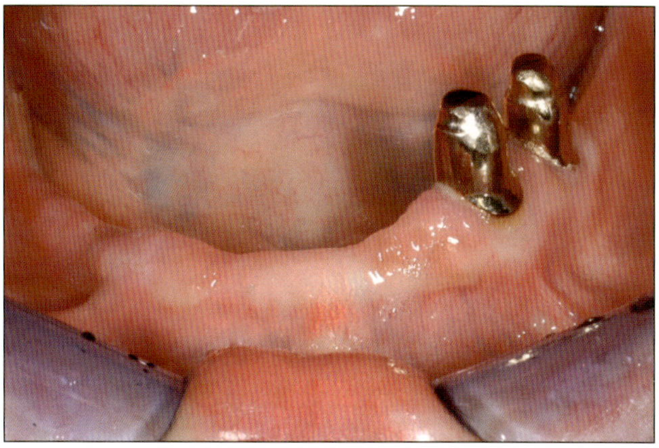

그림 4-5-9. 하악에서는 33번 치아를 남겨 두었다.

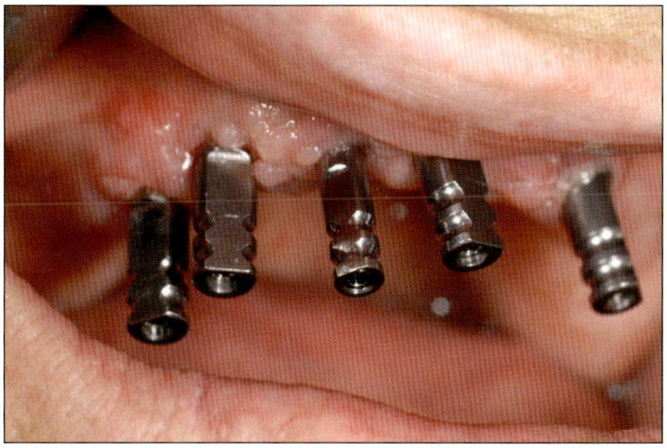

그림 4-5-10. 상악 임플란트 인상 코핑이 체결된 모습.

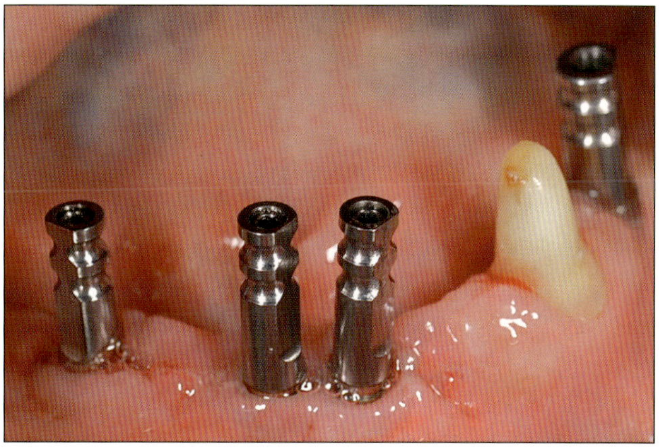

그림 4-5-11. 하악 임플란트 인상 코핑이 체결된 모습.

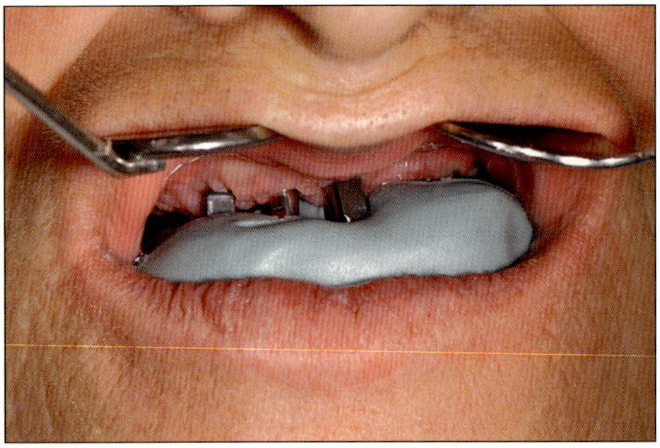

그림 4-5-12. 실리콘 인덱스를 사용해서 상악과….

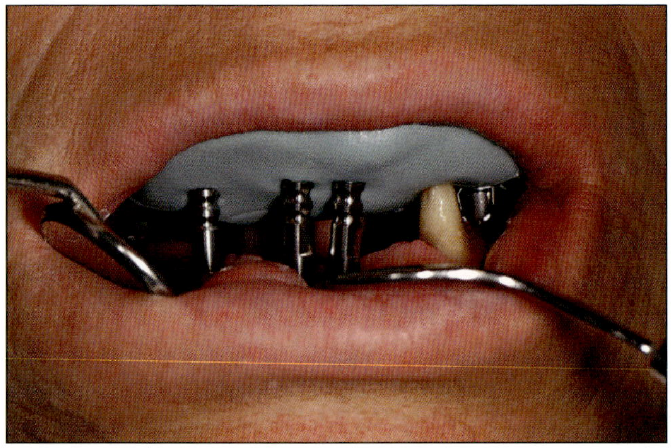

그림 4-5-13. …하악 간의 악간 관계를 처음으로 기록하고….

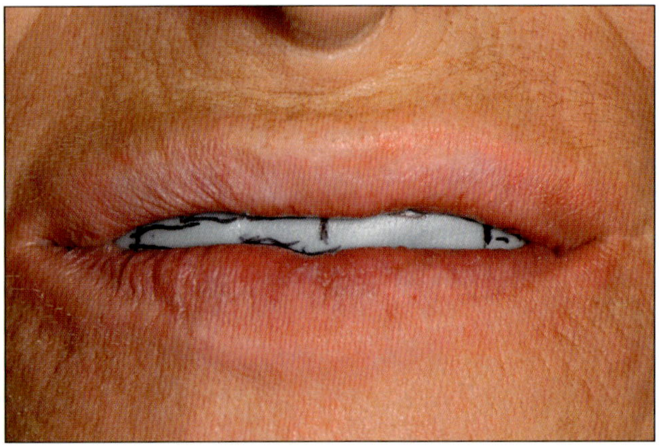

그림 4-5-14. …실리콘 인덱스에 1차적으로 표시했다.

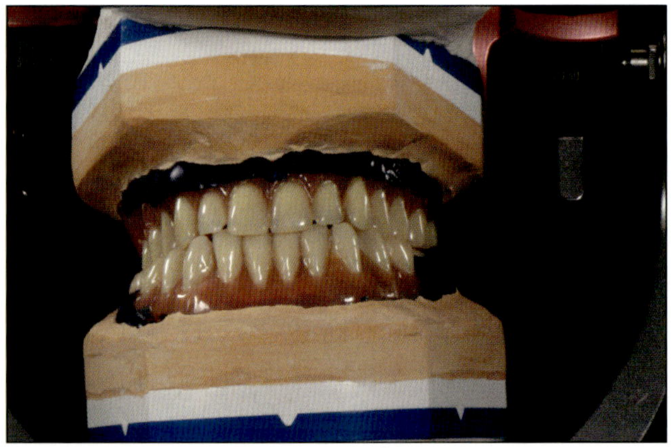

그림 4-5-15. 이 모형 시스템의 파란색 split cast plate를 사용해서 모형 또는 기존의 보철물을 교합기에 장착한다.

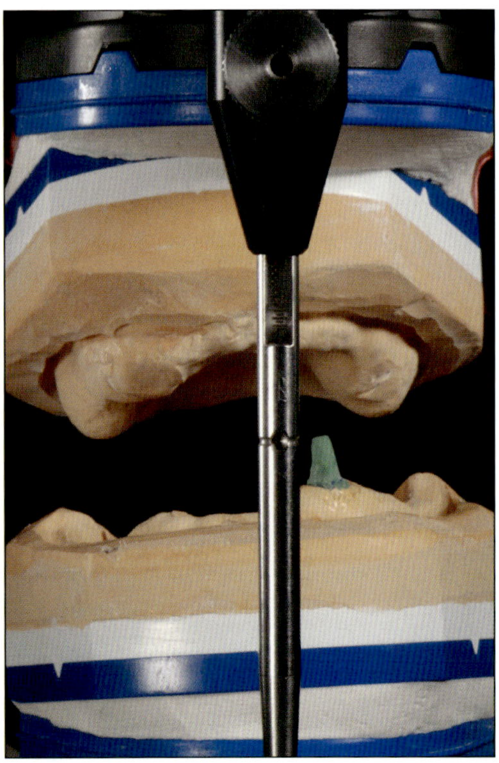

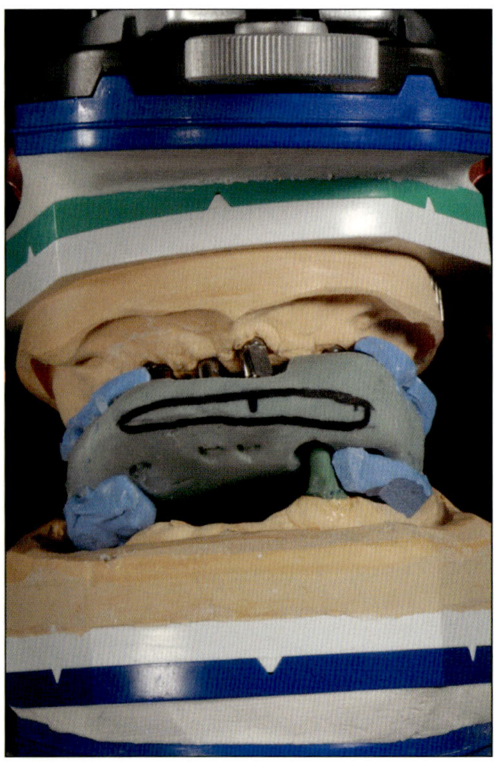

그림 4-5-16. 의치를 제거하고 나면 상악과 하악 사이의 공간 상태를 확인할 수 있다.

그림 4-5-17. 상악 모형의 장착. 녹색 split cast plate. 작업 모형상에는 파란색 split cast plate.

그림 4-5-18. 하악 모형의 장착. 이번에도 face bow를 사용하지 않았다.

그림 4-5-19. 간단한 수단을 이용해 구강 내의 상황을 교합기로 이전한다.

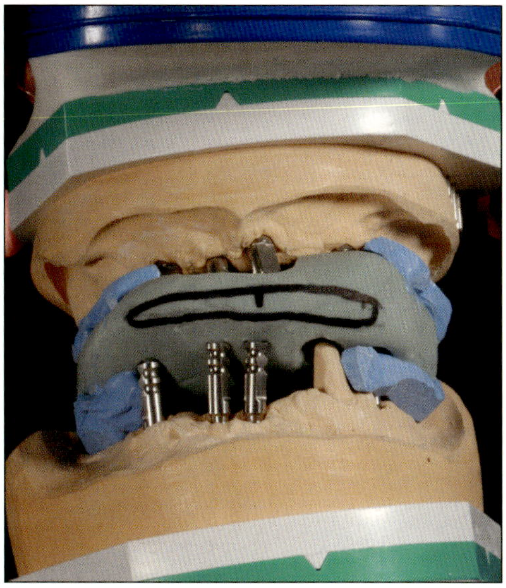

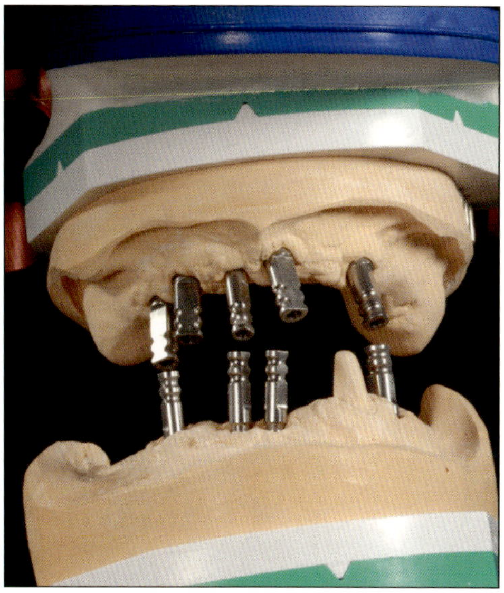

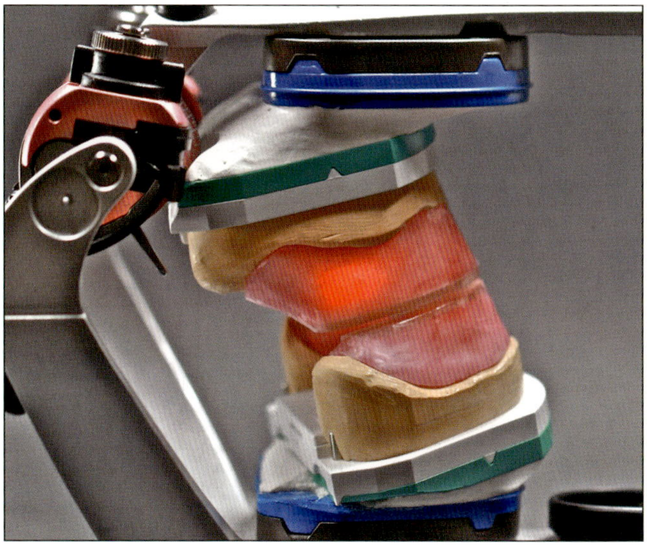

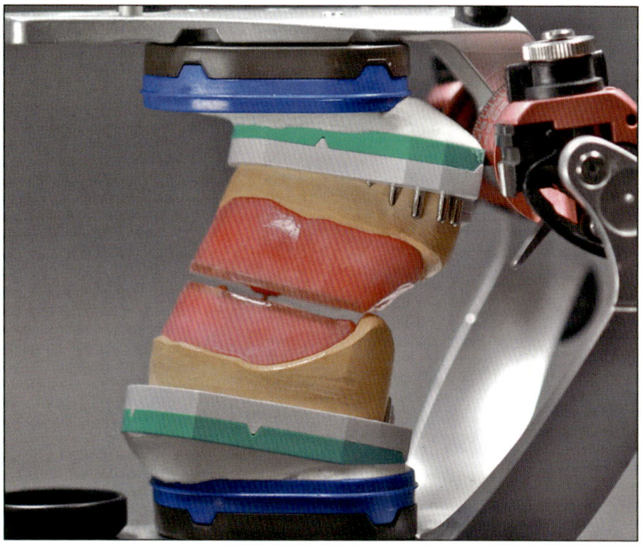

그림 4-5-20, 21. Incisal pin record의 우측 및 좌측 측면 모습.

그림 4-5-22. Incisal pin record의 전면 모습.

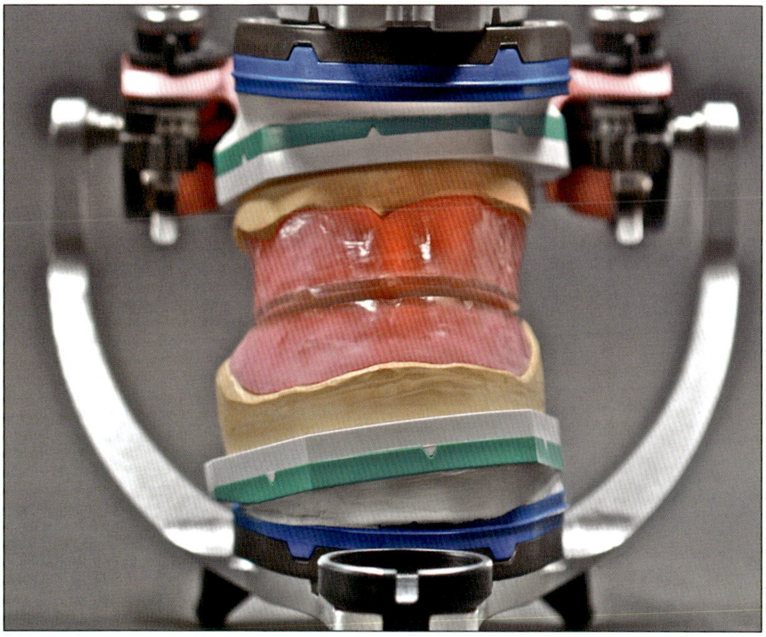

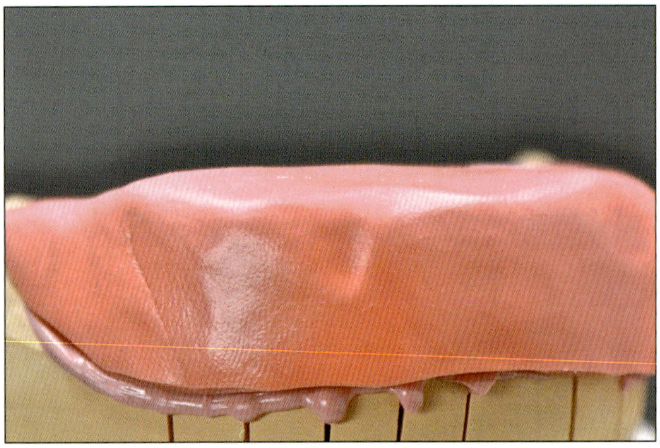

그림 4-5-23. 개별 다이 모형 상에서 치은마스크를 제작한다.

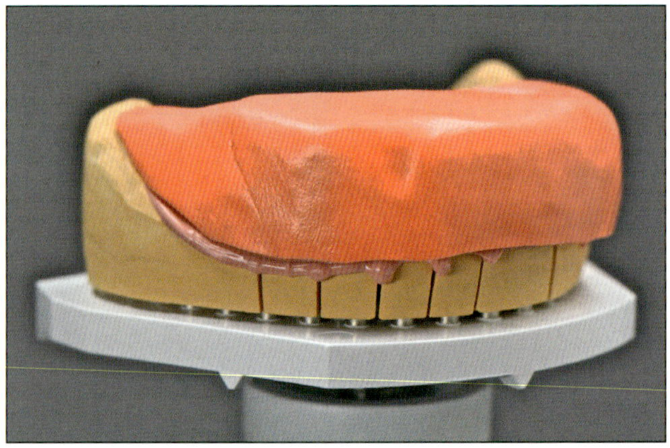

그림 4-5-24. 이 리프트(lift) 장치를 사용하면 치열궁과 개별 다이를 쉽게 제거할 수 있다.

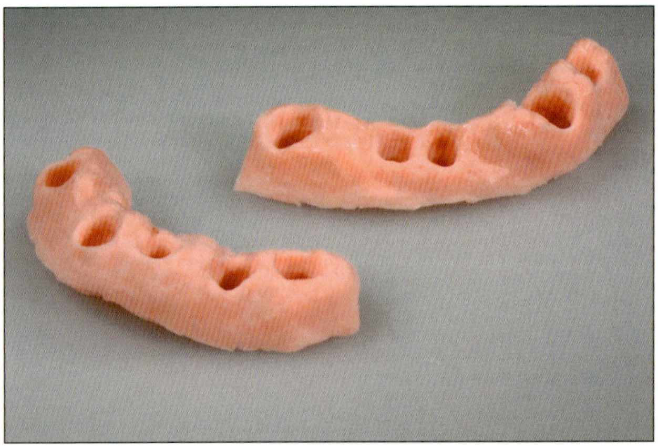

그림 4-5-25. 상악과 하악 전치 부위용 치은 마스크.

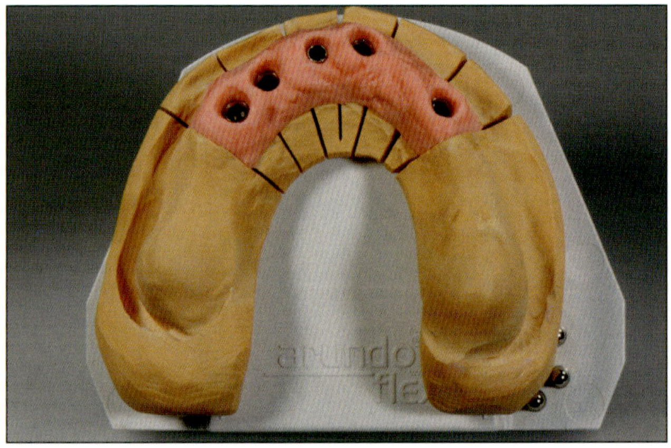

그림 4-5-26. 치은 마스크가 장착된 상악 주모형.

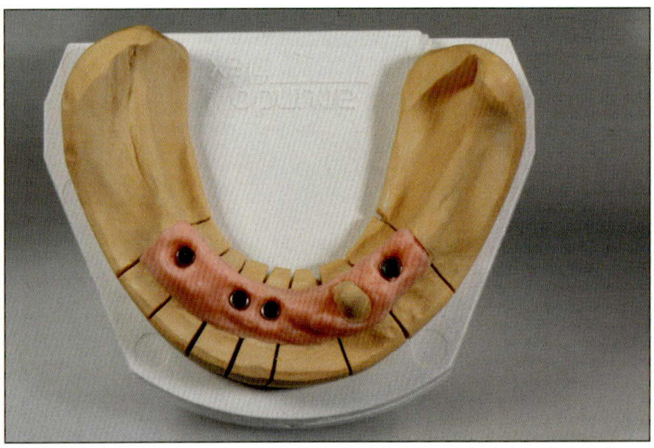

그림 4-5-27. 치은 마스크가 장착된 하악 주모형.

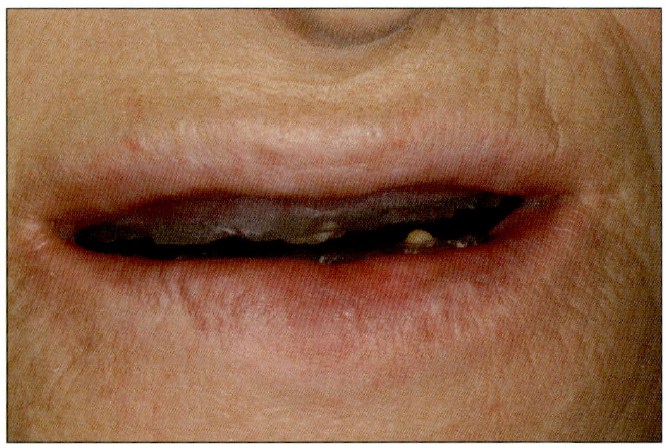

그림 4-5-28. 구강 내에 장착된 incisal pin record.

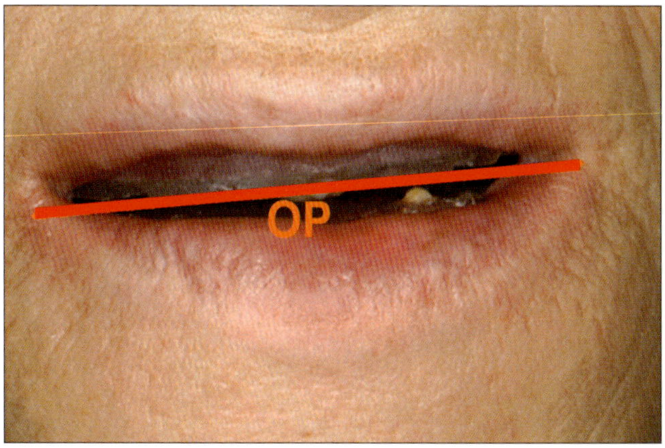

그림 4-5-29. 기존의 교합 평면(OP)의 진행 방향.

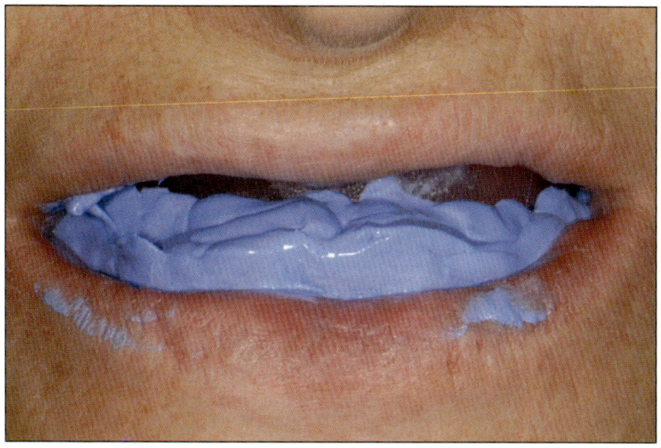

그림 4-5-30. Incisal pin record를 인상 채득한다.

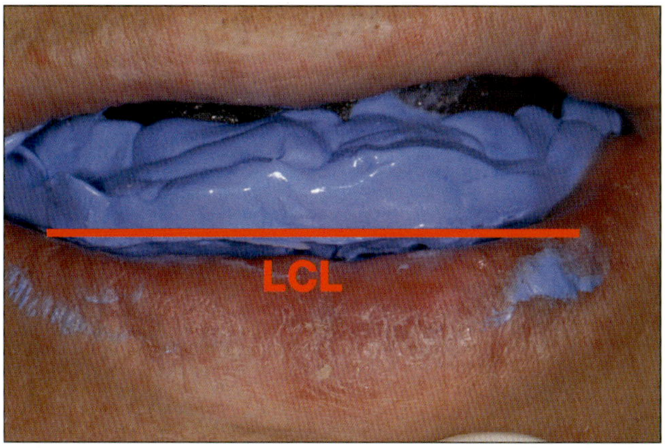

그림 4-5-31. 입술폐쇄선(LCL) 표시.

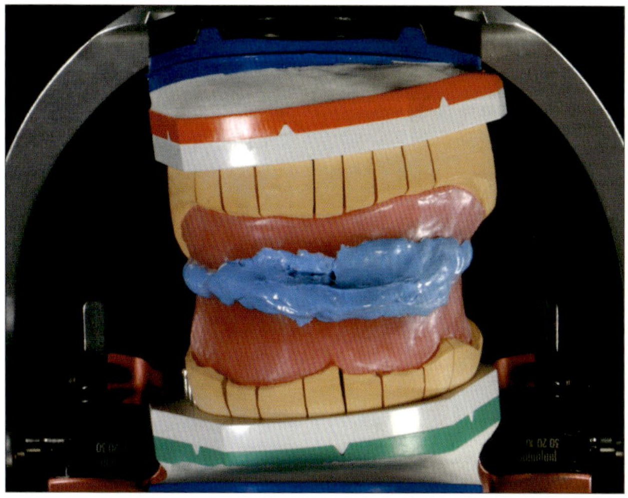

그림 4-5-32. 하악을 다시 마운팅. 빨간색 split cast plate.

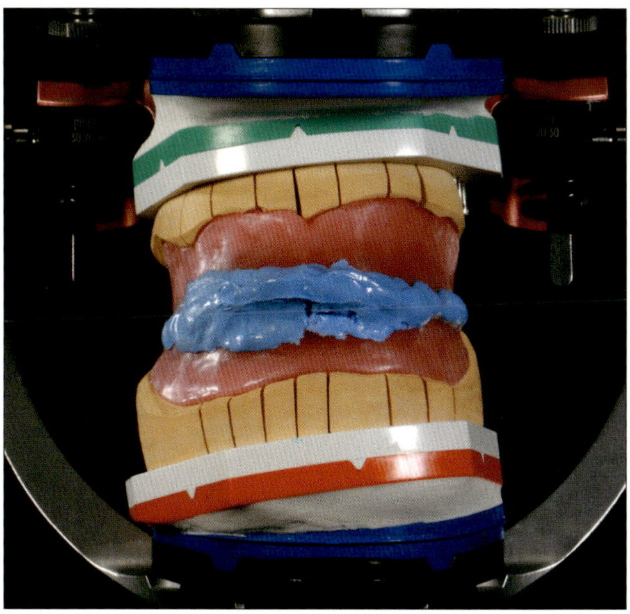

그림 4-5-33. 실리콘 인덱스와 입술폐쇄선의 진행 방향이 포함된 incisal pin record를 사용해 구성된 새로운 모형 상황의 전체 모습.

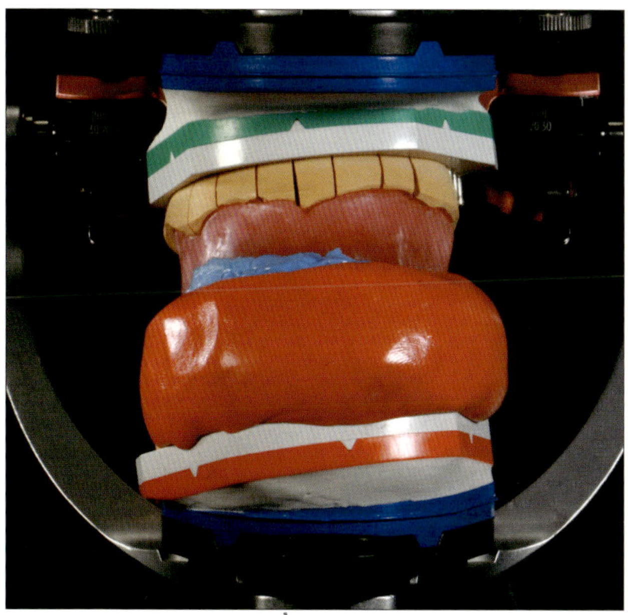

그림 4-5-34. 입술폐쇄선을 실리콘 인덱스로 이전한다.

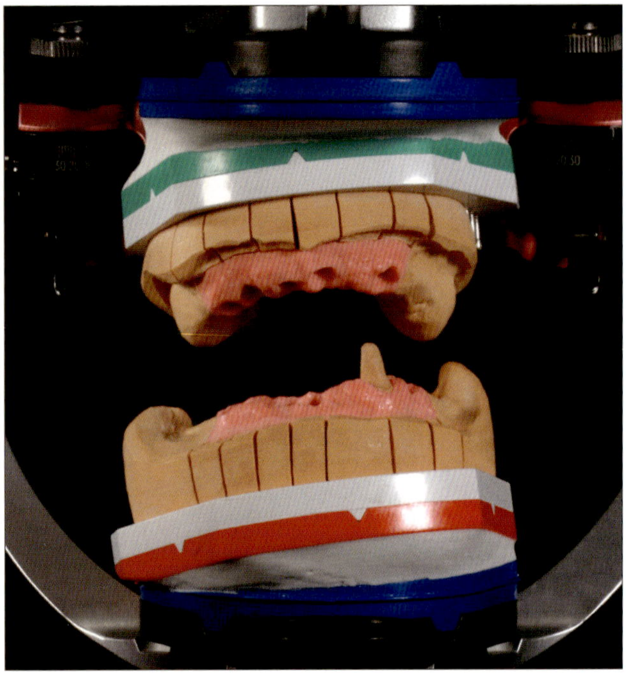

그림 4-5-35. 교합기 내에서의 위치 관계와 공간 상황을 볼 수 있는 전체 모습.

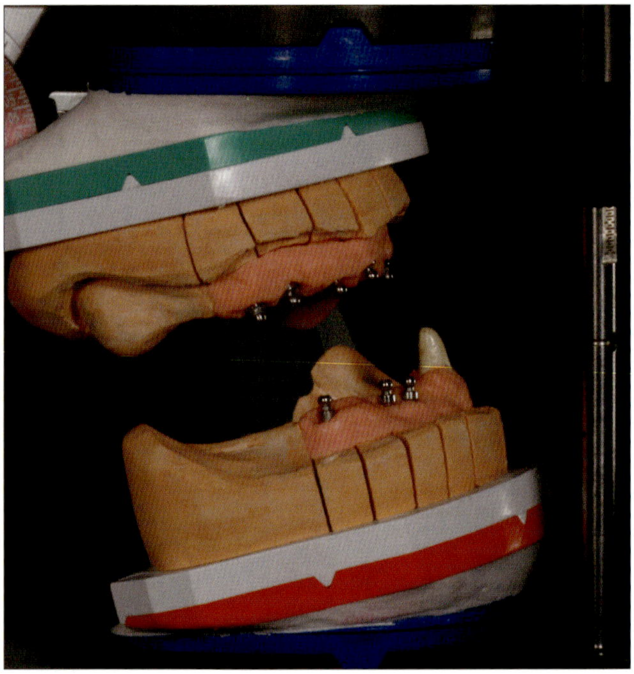

그림 4-5-36. Patrice를 체결(screw-in)한다.

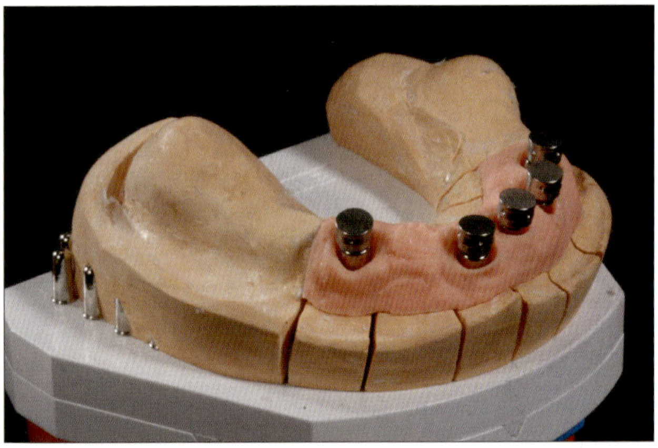

그림 4-5-37. Matrice를 장착한다.

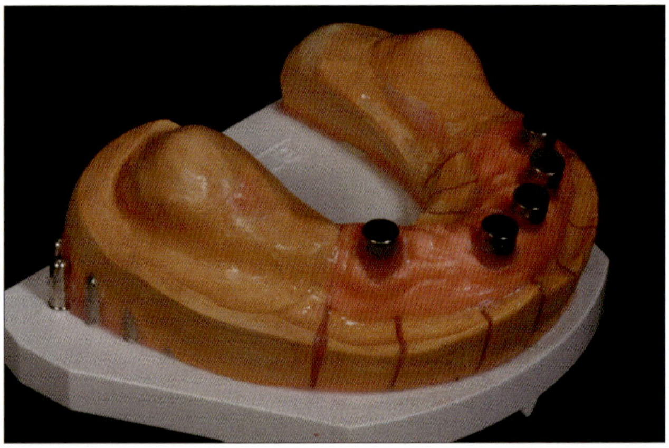

그림 4-5-38. 복제하기 위한 준비.

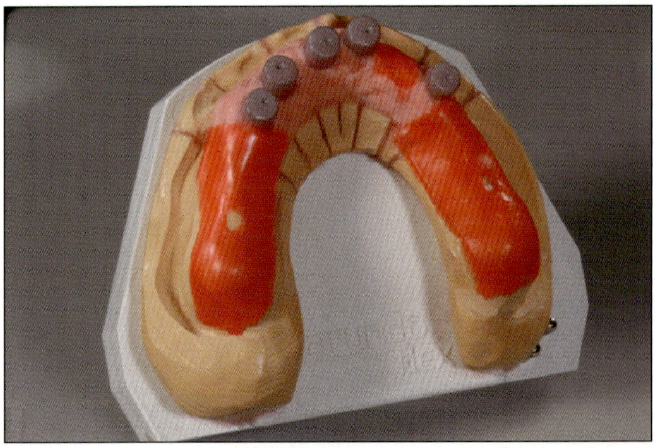

그림 4-5-39. Casting하기 위해 상악에 준비 조치를 취한다.

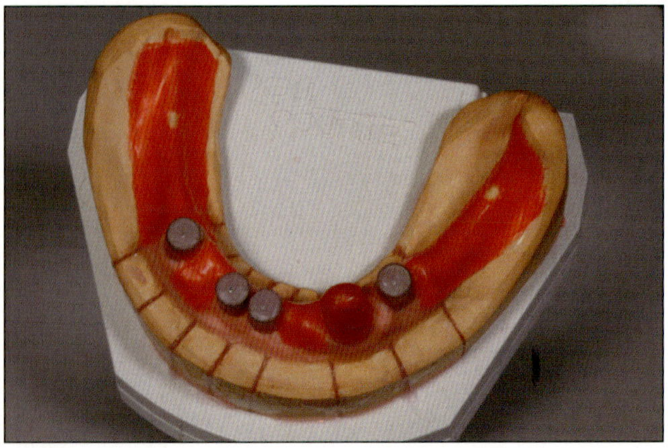

그림 4-5-40. Casting하기 위해 하악에 준비 조치를 취한다.

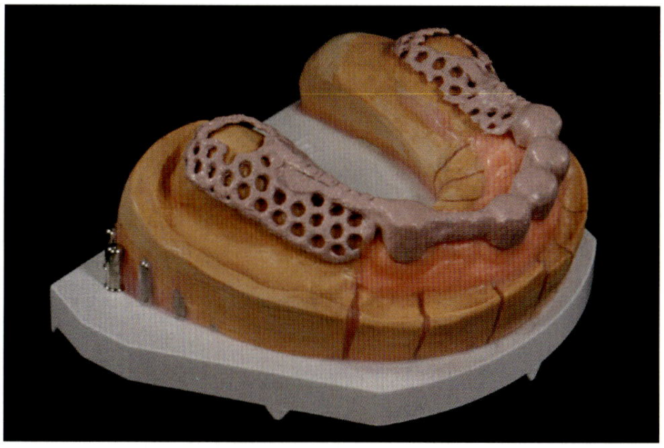

그림 4-5-41. 크기를 최소화한 보철물 base를 보강하기 위한 상악의 cast.

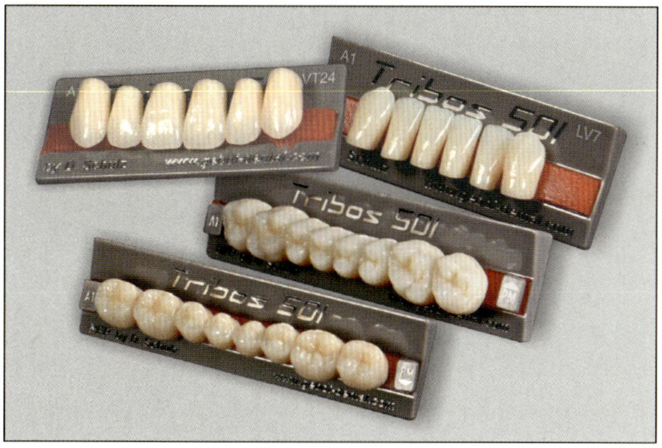

그림 4-5-42. 특히 전치 부위에 있어서는 적합한 기성 치아를 선택하는 것이 성공의 열쇠이다. 이 환자의 경우에는 환자가 몇 종류의 견본 치아를 집으로 가져가서 가족과 친지와 상의했다. 최종적으로 선택한 치아가 사진에 나와 있다.

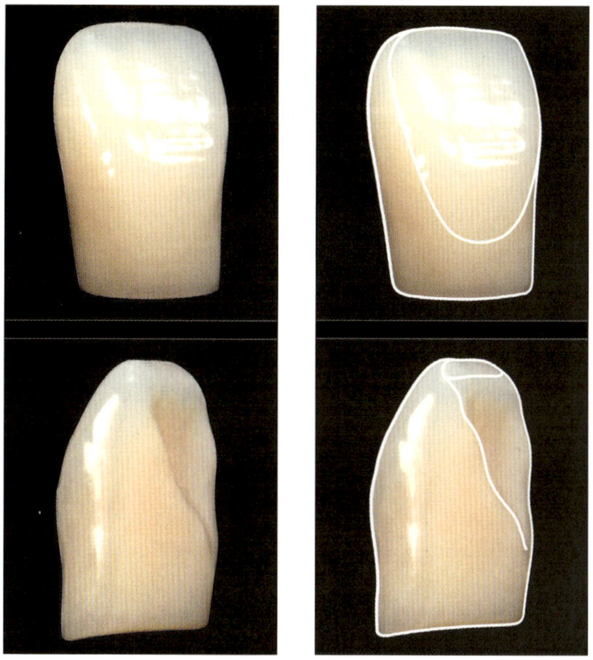

그림 4-5-43a. 새로운 세대의 Tribos 501 전치는 지극히 자연스러운 표면 광택이 특징적이다.

그림 4-5-43b. 구개측과 절단면측의 기능 영역을 표시한 그림.

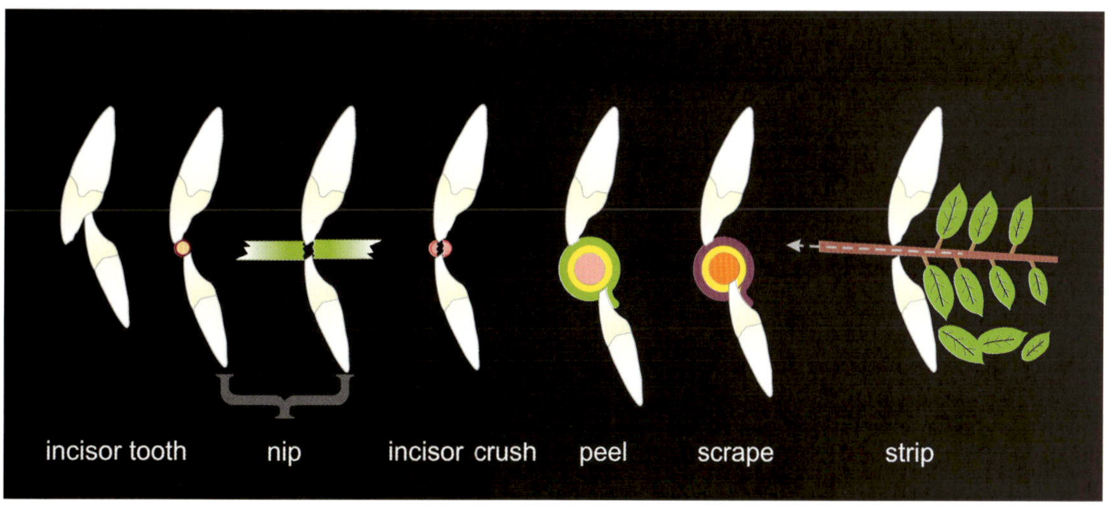

그림 4-5-44. Agrawal & Lucas, 2003년 5월, "The mechanics of the first bite"에 의거해 수정한 도해.

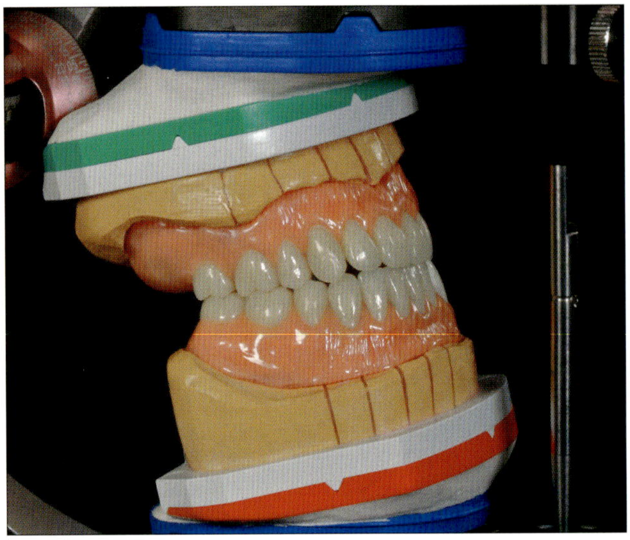

그림 4-5-45. NFP(Natural and Functional Prosthetics) 원칙에 의거해 처음으로 set-up한 총의치. 구치의 교합면이 손상되는 것을 방지하기 위해 최초 try-in 때까지는 치아의 교합면을 갈아서 수정하지 말아야 한다.

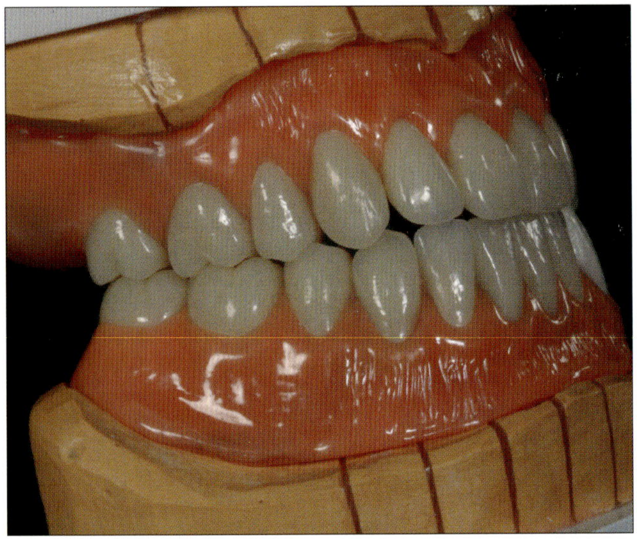

그림 4-5-46. 오른쪽의 상하악에서 일어나는 cross bite를 조정하였다.

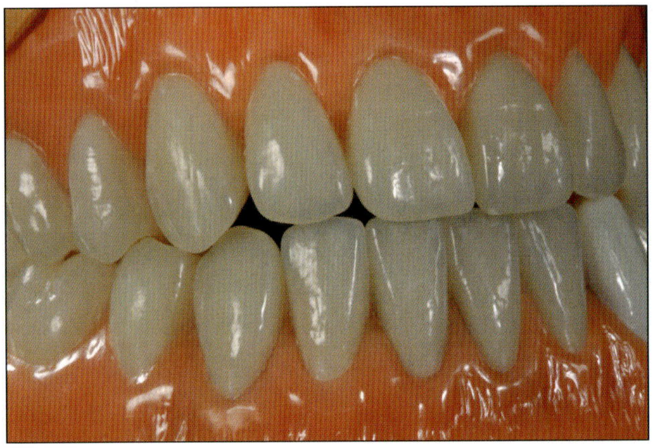

그림 4-5-47. 초진 모습으로 인해 전치 부위에서 제한적인 overbite가 일어난다.

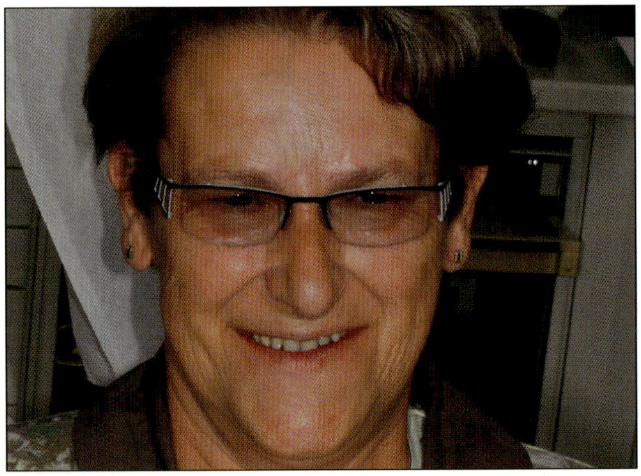

그림 4-5-48. 초진 모습.

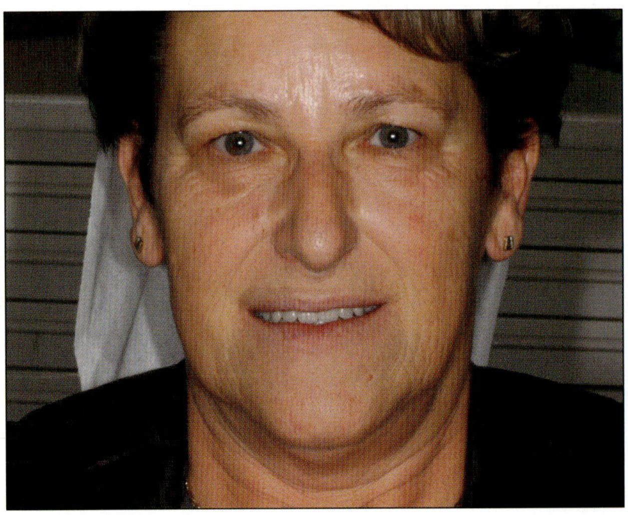

그림 4-5-49. 최초 try-in.

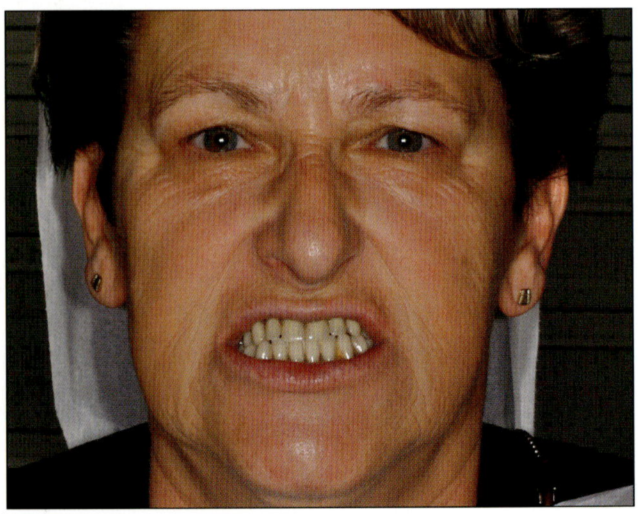

그림 4-5-50. 초진 모습.

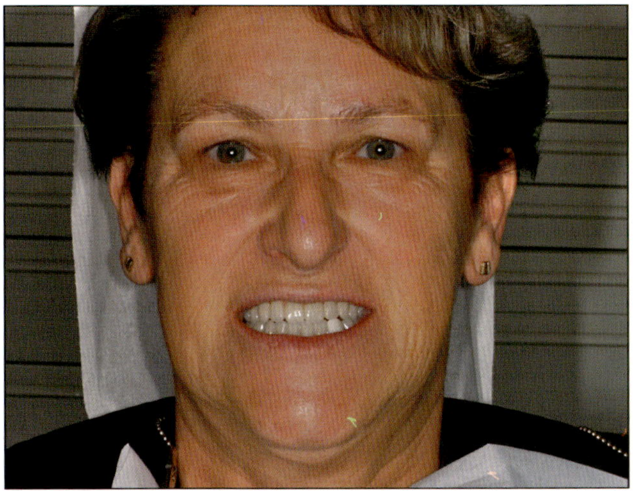

그림 4-5-51. 최초 try-in, 44번 치아.

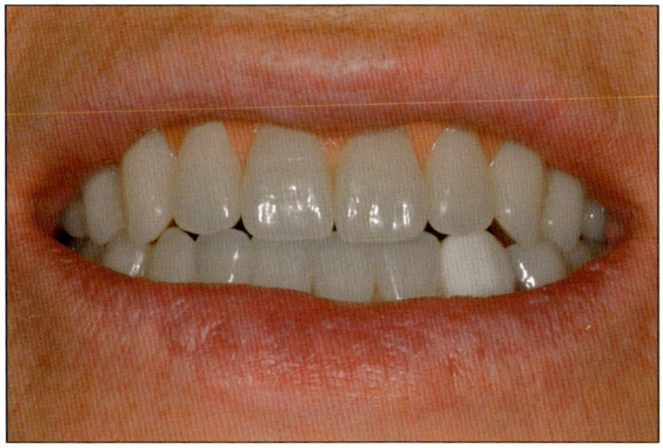

그림 4-5-52. 최초 try-in. 33번 치아는 diagnostic wax로 이루어져 있다.

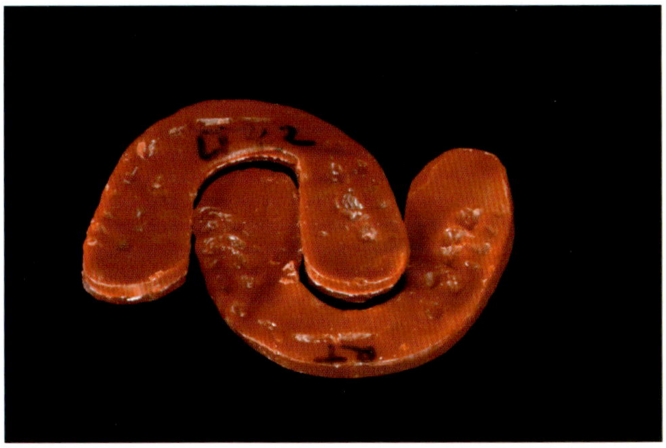

그림 4-5-53. Lateral registration과 set-up을 동시에 완성한다.

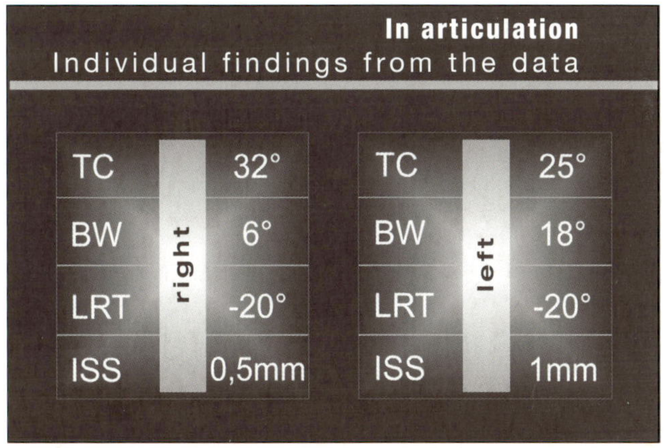

그림 4-5-54. 교합기에서 평가한 lateral registration 데이터.

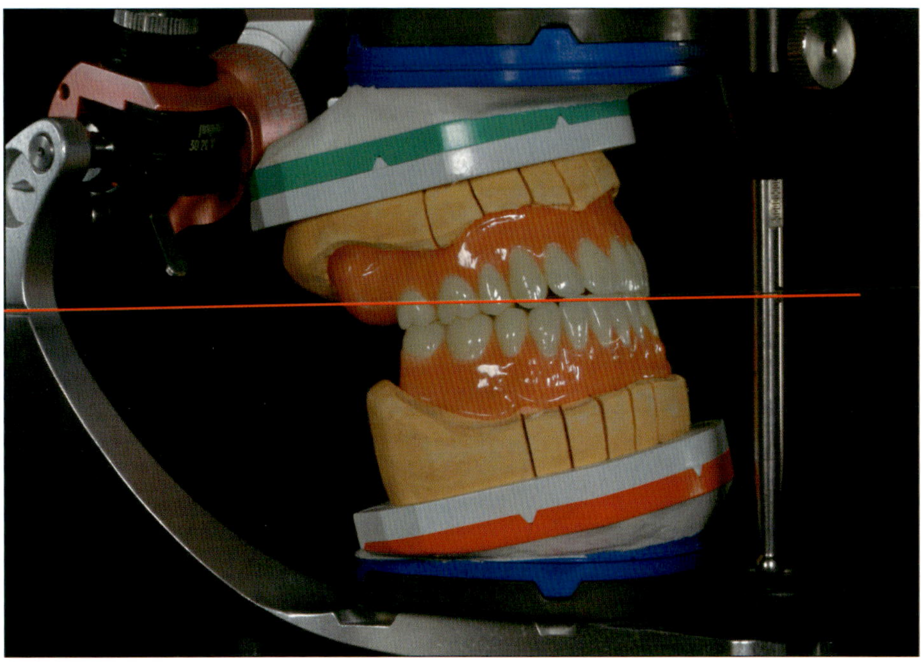

그림 4-5-55. 교합기에 장착한 아크릴 레진의 보철물. 개별 환자의 데이터가 제작하는 데 척도 역할을 했다. 표시된 빨간 선은 교합기의 교합평면을 나타낸다.

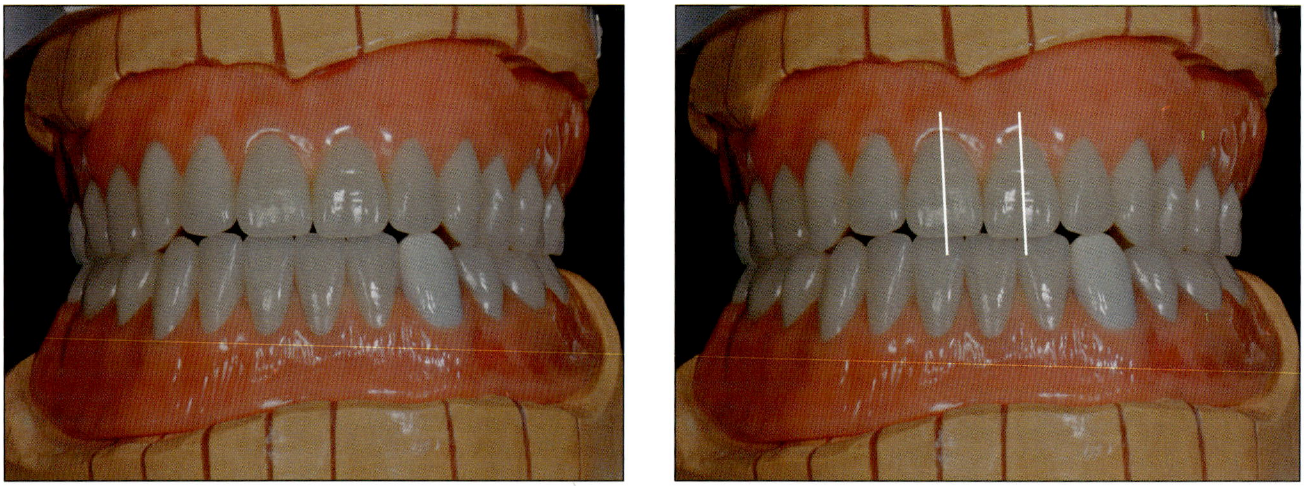

그림 4-5-56a, b. 중절치의 치아 중심축을 표시한 것을 보면 수정이 필요하다는 것을 알 수 있다.

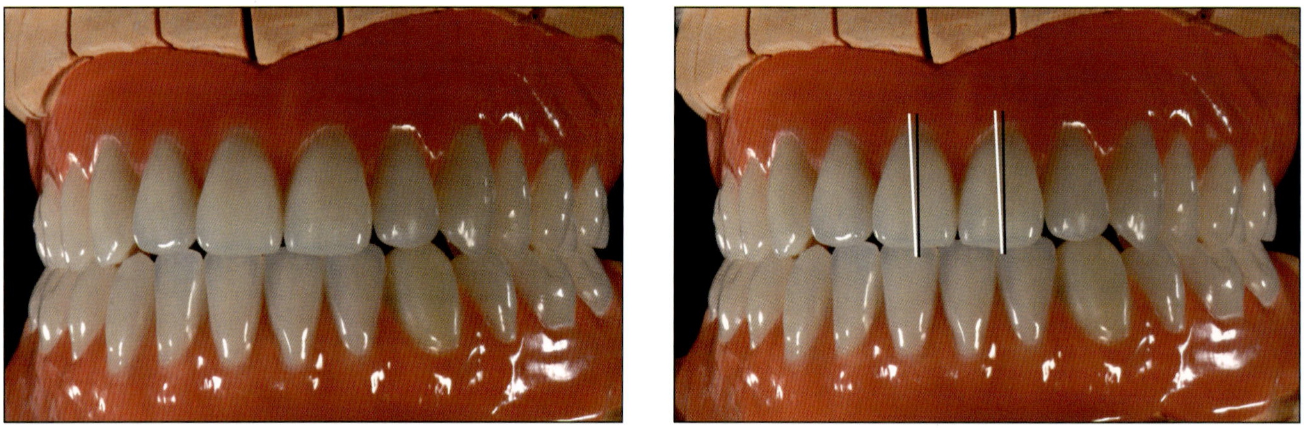

그림 4-5-57a, b. 중절치의 위치를 수정하고 나자 전체적인 모습이 훨씬 개선된 것을 확인할 수 있다.

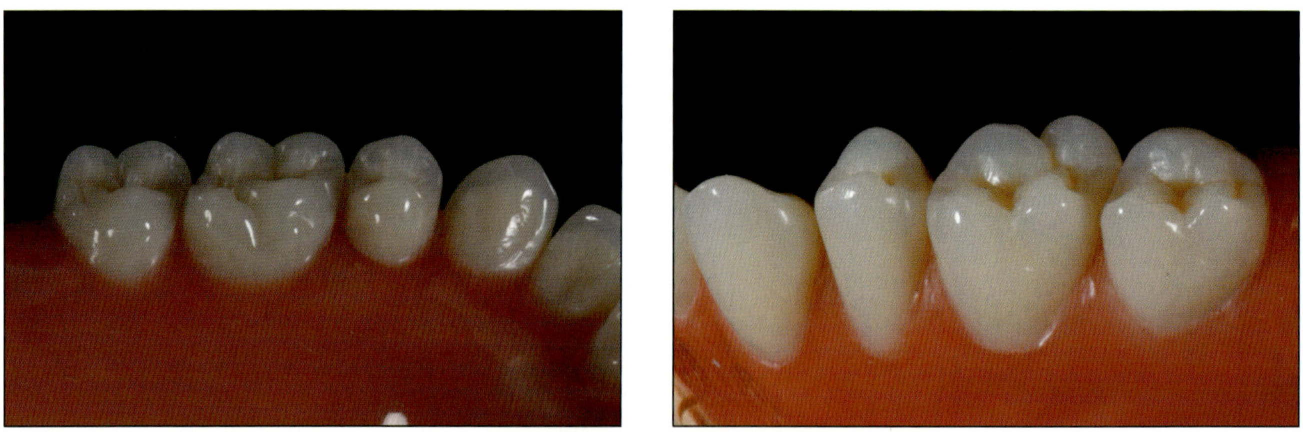

그림 4-5-58a, b. 구치부의 치아는 excursion 운동에 관한 환자 데이터를 이용해 단지 미세하게 수정하였다.

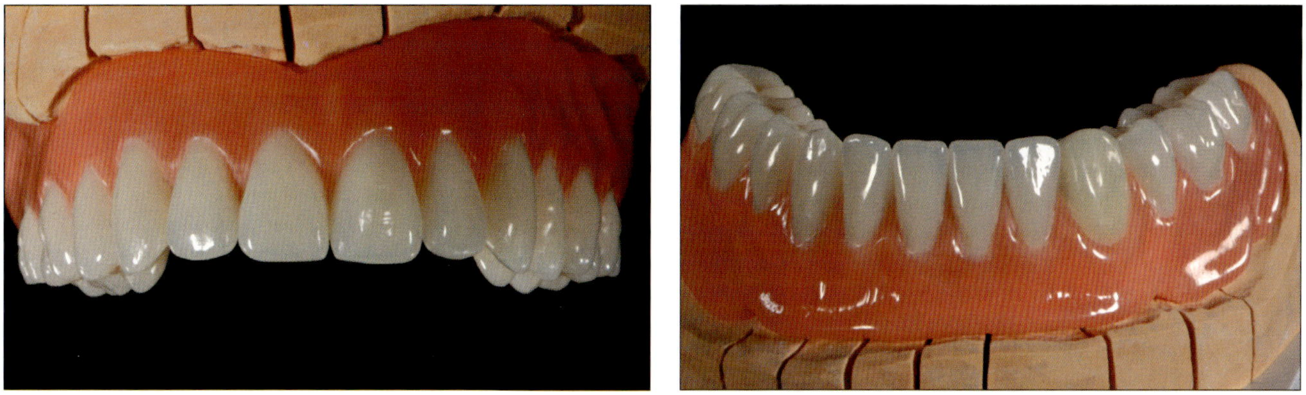

그림 4-5-59a, b. 환자의 개인 데이터가 교합만곡(Spee 만곡과 Wilson 만곡)에도 반영되어 있다.

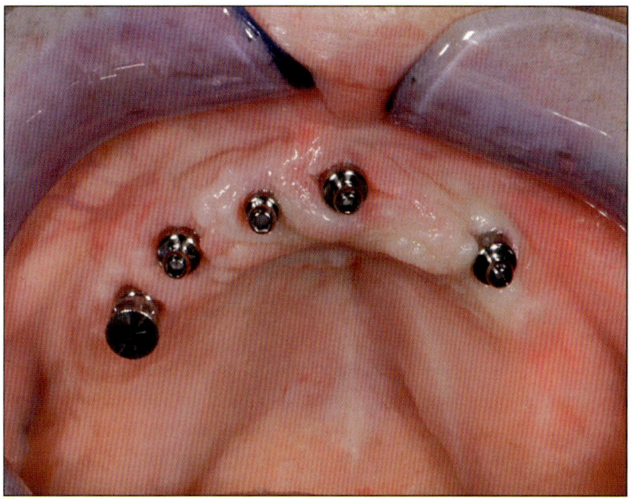

그림 4-5-60. Matrix를 장착하고 patrice를 체결한 상태의 상악.

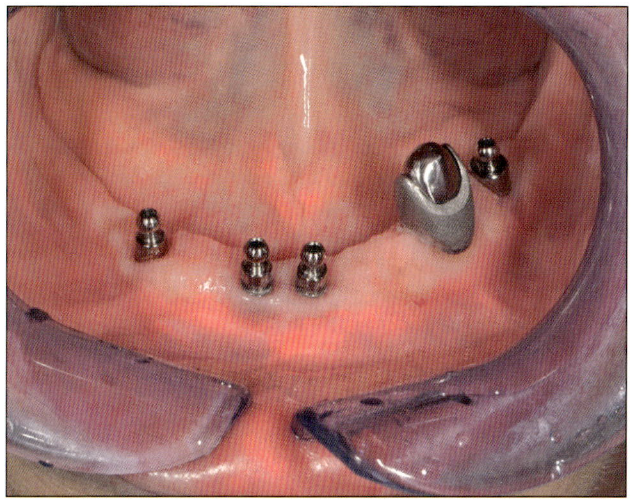

그림 4-5-61. Veneering 할 공간을 확보하기 위해 33번 치아의 primary crown을 reducing한다.

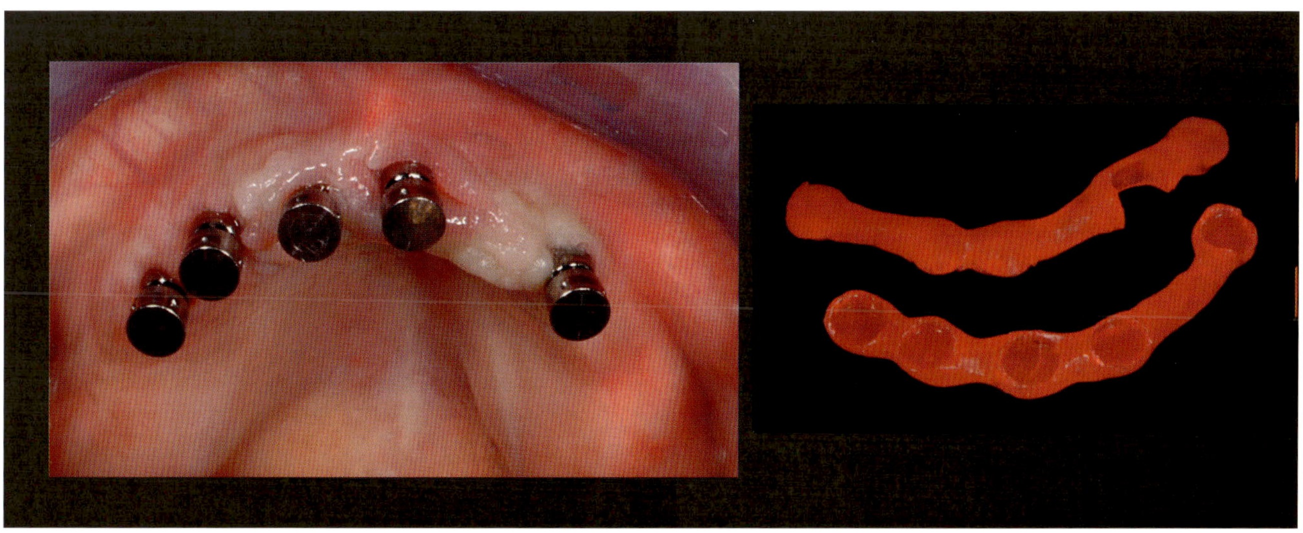

그림 4-5-62, 63. Matrix를 구강 내에서 framework와 접착시키기 위한 이상적인 위치를 잡는 데는 아크릴 재료의 작은 인덱스가 큰 도움이 된다.

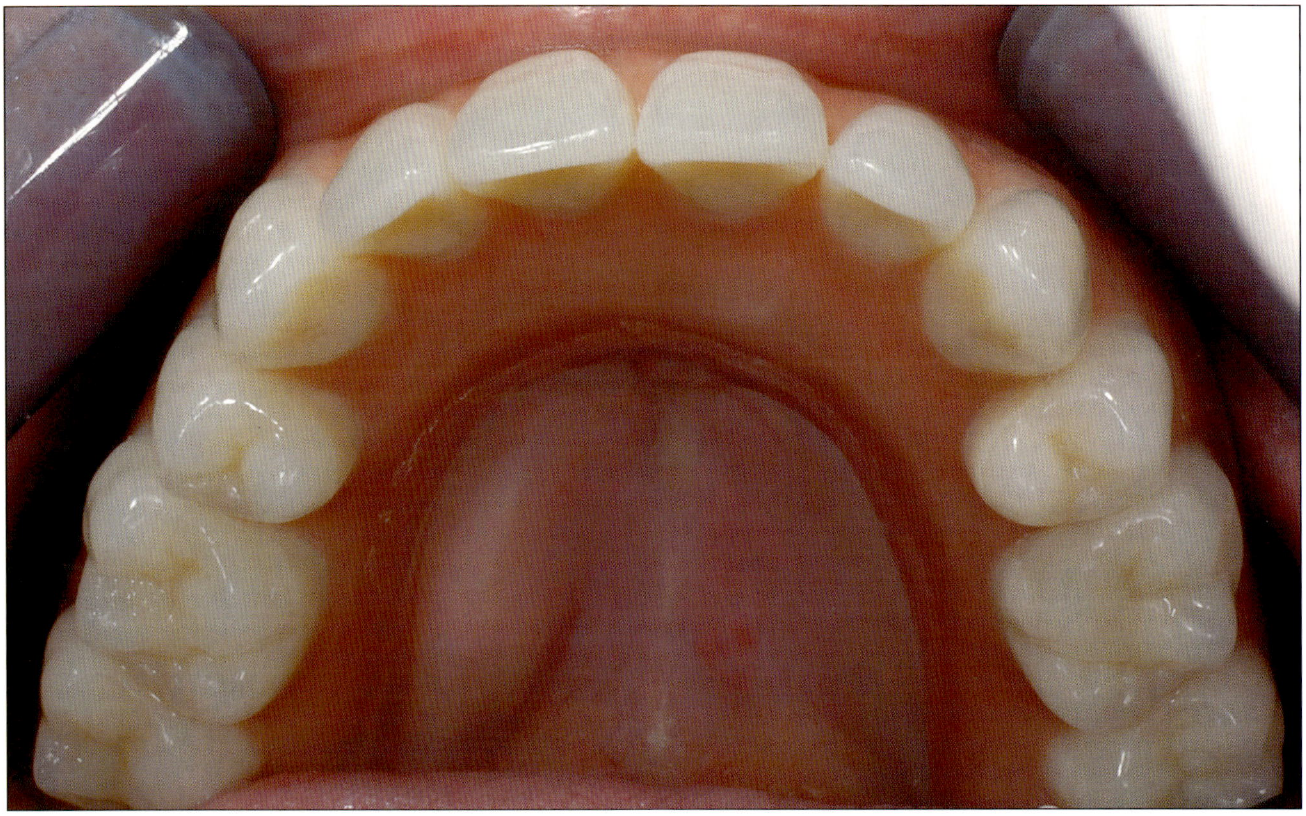

그림 4-5-64. 환자 개인의 운동 패턴이 감안된 자연에 부합하는 형태(natural morphology) 덕분에 이상적인 음식물 섭취가 가능하다.

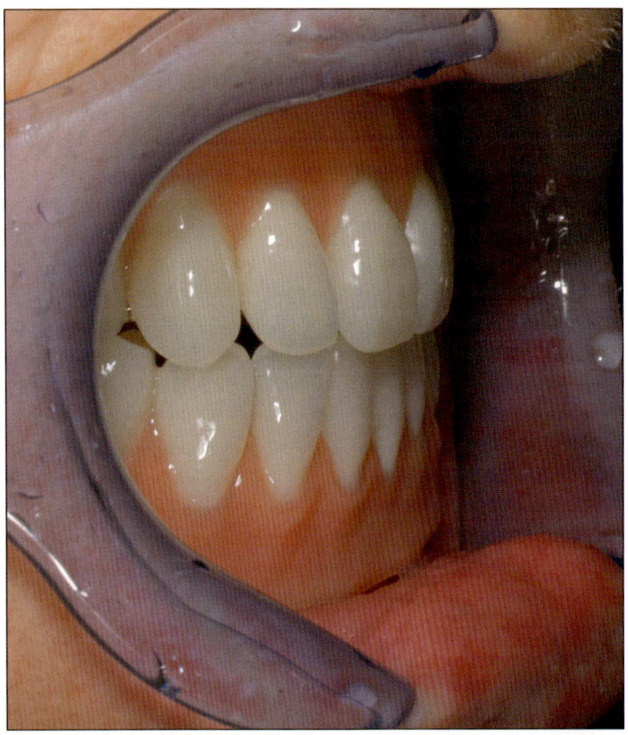

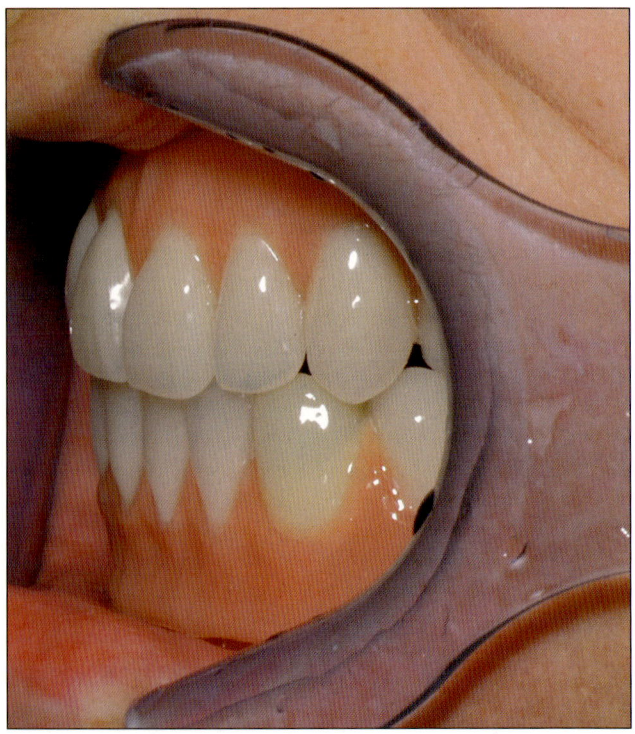

그림 4-5-65a, b. 의치의 전치 부위를 측면에서 본 모습.

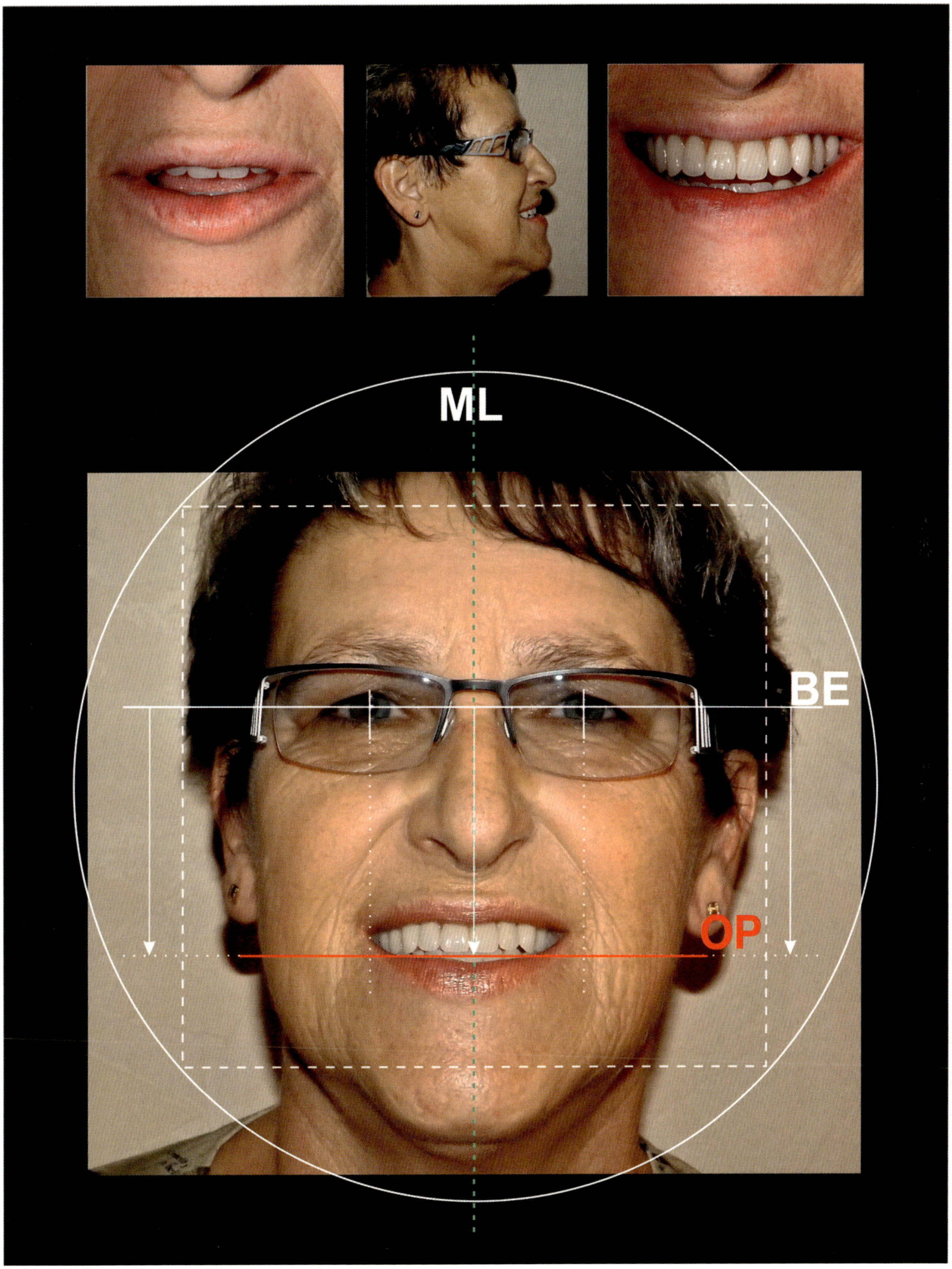

그림 4-5-66. 최종 모습과 안면 분석. ML: 중심선(midline), BE: 기준 평면(reference plane), OP: 교합 평면(occlusal plane).

[역자약력]

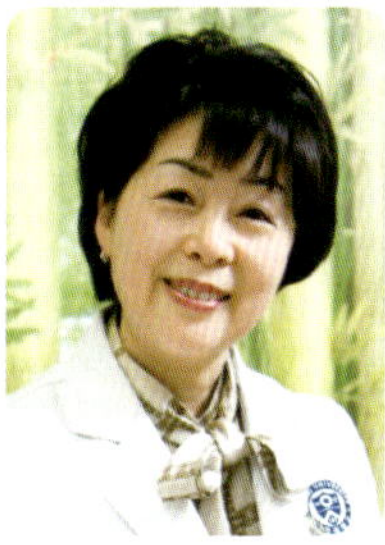

정 승 미 교수

독일 괴팅엔 대학교(Goettingen University) 치과대학 졸업 및 치의학박사
독일 괴팅엔 대학교(Goettingen University) 치과대학 보철과 임상교수
스위스 쥬리히 대학교 (Uni. of Zurich) 치과대학 심미컴퓨터수복과 객원교수
현) 연세대학교 치과대학 보철과 겸임교수 및 원주의과대학 치과보철과 교수

중요저서 Flapless Implantology (대한나래출판사, 2008)
Flapless Implantology (Quintessence Publishing, 2010)
Dental Prosthodontics (대한나래출판사, 2013)
Digital Flapless Implantology (지성출판사, 2015)

NFP
자연과 기능에 부합하는 총의치

Natural and Functional Prosthetics

발행일 2016년 9월 5일
저 자 Dieter Schulz
역 자 정 승 미
발행인 최 용 원
편 집 김 애 선
표 지 김 애 선
발행처 **대한나래출판사**
등 록 제2012-000051호(1994.6.10)

주 소 서울특별시 성동구 성수이로 147 (성수동2가 289-319번지)
아이에스비즈타워 903호
전 화 (02) 922-7080
팩 스 (02) 922-0841
이메일 nrpub@naver.com

ISBN 978-89-5741-472-9 **정가 60,000원**

www.dhpub.com